# 自己欺瞞の
# 精神療法

ナラティヴの背面へ

Psychotherapy of Neurotic Character

D. シャピロ 著 *David Shapiro*
田澤 安弘 訳 *Tazawa Yasuhiro*

北大路書房

父ジャックと母エラを偲んで

PSYCHOTHERAPY OF NEUROTIC CHARACTER
by David Shapiro
Copyright © 1989 by Basic Books Inc
First published in the United States by Basic Books,
a member of Perseus Books Group
Japanese translation rights arranged with Perseus Books Inc.,
Cambridge,Massachusetts through Tuttle-Mori Agency,Inc.,Tokyo
本書はペルセウス ブックス グループのベイシック ブックス社より米国で初版された。
日本語翻訳権については，東京にある株式会社タトル・モリ エイジェンシーを通じ，マサチューセッツ
のケンブリッジにあるペルセウス ブックス社との間で合意がなされている。
On the Psychology of Self-Deception
in Social Research：Fall 1996 ; 63(3),785-800.
Copyright ©1996 by The New School for Social Research
65 Fifth Avenue, Rm344, New York, NY 10003
http://www.socres.org

# 謝　辞

　特に友人たちに感謝の気持ちを述べたい。マサチューセッツ州アルフォードに在住する，ニューヨーク大学のジーン・G・シメク博士，そしてコネチカット州レイクビルのブローニングに在住するデボラ・L・ブローニング博士には，本書の執筆にあたって深甚なる御厚意を賜り，感謝いたします。彼らには，草稿全体を批判的に通読していただき，有益な示唆を頂戴した（シメク博士の場合，本書の多くの部分について，一度ならず議論していただいた）。惜しみない援助を与えてくれた，妻のジェリー・シャピロにも感謝したい。ロス・アンジェルスに在住する友人のデイヴィッド・ゴードン博士にも，言語哲学に関する草稿を仕上げるにあたって，御厚意を賜った。

# 序　文

　私の師，ヘルムート・カイザーは，精神療法を教えることについてまわるジレンマを，あるとき私にもらしたことがある。彼は，治療者が行ったり話したりすることの意味と効力は，それに付随して発現する態度によって左右されるわけであるから，何をすべきか，何を言うべきか教えても無駄なことなのだと言った。治療者側に正しい態度が備わっていれば，その他のことはすべて容易に事が運ぶと彼は考えていた。本当にそうなのか私には確信がもてないが，それはともかくとして，態度について教えるにはどうすればよいのであろうか？　たとえば，どうすれば患者を敬愛する態度を教えることができるのであろうか？　たんなる礼儀作法ではなく，感傷に流された関心でもない，患者の心理への敬愛を。さらに言えば，どうすれば患者への関心を教えることができるのであろうか？　彼を変化させることへの関心にとどまらない，彼そのものに対する関心を，そして彼とコミュニケートすることへの関心を。私は，こうした態度や関心を育むことができる（ある意味で教えることができる）と思っているが，無論それは直接的にできるものではないし，そうするように推奨することによってできるものでもない。そうしたことは，ある種の患者理解を通じてのみ育むことができる。理解することによって，治療的態度が生まれるのである。

　私の初期の業績は，「現象学的」であると言われることもあった。われわれの分野では，たいていこの言葉が意味しているのは，主観的体験という直接的データに依拠し，そのうちにとどまるということである。確かに私は，多様な神経症状態の特徴として，思考の形式的側面，態度，さまざまな主観的体験，それからさまざまな行動について研究することに関心をもってきた。しかし，私の関心は，純粋に記述的なものであったわけではない。むしろ私は，神経症的パーソナリティが機能する仕方について研究することに，とりわけ特殊な症状がこのような神経症的スタイルから生成するものであることや，その特殊例であること（言い換えれば，症状というのは特有の精神性の所産であること）を示すことに，関心をもってきたのである。たとえば，投影という妄想的防衛機制は，基本的な装置ではなく，ある種の硬直的パーソナリティ，つまり一定の態度や考え方を身につけたパーソナリティが，一定の主観的緊張状態の下で機能する仕方が行き着くところの，特別な結末であることを示すことができる。

# 序　文

同様にして，意識的に分節化しているわけではないが，強迫的儀式や，奇妙で，不快であることの多い強迫思考といった症状というのは，正常な合理的生活と思われるところへの侵入ではなく，一定の個人の主観的生活を特徴づける一種の几帳面さから生成する，特別な所産であることを示すことができる。簡潔に言えば，症状のみならず，症状が現われるその人の主観的生活や精神性をも含めて研究すると理解されるのだが，日常生活における合理的な思考や態度への不合理な侵入に見えたり，そのように感じられたりする症状や症候性のリアクションによって，実は何らかの主観的感覚が作り出されるということである。

ここで1つの疑問が生じる。つまり，パーソナリティの非神経症的なありよう，あるいはパーソナリティの非神経症的な特質から，神経症的スタイルまたは神経症的キャラクターを区別するものは何であろうか？　いったん分かってしまえば，どうということもないのだが，最初のうちは，はっきりと答えることがまったくできなかった。神経症的パーソナリティ，あるいは神経症的キャラクター（これらの用語は互換可能なものとして用いるつもりである）というのは，おのれに抗って反応するものである。つまり，それ自体に備わっている一定の諸傾向に抗うようにして，反射的に反応するのである。神経症的パーソナリティというのは，葛藤のうちにあるパーソナリティのことである。したがって，神経症的ダイナミクスの実態は，神経症的スタイルを研究することによって見えるものとなる。だがそれは，もっとなじみのある衝動や防衛のダイナミクスとは違っていて，ずいぶんと見慣れないものである。

神経症的スタイルのダイナミクスとは，パーソナリティのダイナミクスのことであり，パーソナリティが機能することである。それには，特定の願望と防衛とのあいだにある葛藤だけでなく，全体的な抑制的態度でもって主観的体験のクラス全体に向けて反応するようなリアクションも含まれている。神経症的スタイルのダイナミクスとは，全体としての神経症者のダイナミクスのことであり，その人に影響を及ぼす中核神経症葛藤のダイナミクスとは区別されるのである。

全体的な人間のダイナミクスという図式のなかでは，主観的体験は，そうみなされることもあるが，本質的な力動プロセスのたんなる反映，あるいはその結果というわけではなく，むしろこうしたダイナミクスの中核をなすものである。主観的感覚と流れる観念，関心と注意のそのつどの方向づけ，独特の不快感，そのほとんどは認識されることも分節化されることもないであろうが，パーソナリティの制止したリアクションを触発する中心的な役割を演じている。したがって，パーソナリティのダイナミクスとは，主観的体験のダイナミクスのことでもある。それは，意識的にはっきりと分節化しているのでもないし，厳密に言えば無意識的なものでもないような，そう

したリアクションやプロセスと絡み合っているのである（これについては明らかにするつもりでいる）。

　神経症的パーソナリティ，すなわち神経症的キャラクターをこのようなかたちで捉えると，神経症的な問題というのは患者のなかにあるのではなくて，患者そのもののことであるという指針に，実質的な意義が与えられることになる。とすれば，当然の帰結として，患者が提示するものだけでなく，患者自身が治療マテリアルなのであるという指針にも，実質的な意義が与えられることになるであろう。この原則それ自体は，疑いなく大部分の治療者に受け入れられるであろうが，これがかくのごとく理解されて確実に適用されるとすれば，精神療法の実施や患者理解に想像以上の重大な影響をもたらす。治療者は患者に関心をもつものであるが，その関心の性質にこの原則が作用すると，治療者は患者に対してそれまでとはちょっと違った仕方で注意を向けるようになる。この原則によって治療者の関心は拡大し，患者が口にすることを精査するような通常のテキスト分析を超えて，患者の主観的世界全体に関心がもたれるようになる。治療に効果があるとすれば，それは，治療者がこうした世界へと（患者が自分で生きているにもかかわらず，そうしていることを知らずにいるような主観的体験へと），患者を導き入れるときなのである。

　本書は3部構成になっている。まず第1部「神経症的キャラクターと精神療法：一般原則」である。第1章では，神経症的パーソナリティと精神療法との関連について，特に神経症者が自分自身から疎外されることに焦点を絞って簡潔に提示し，発展的に論じるつもりである。第2章では，神経症的パーソナリティという概念について，詳細に論じるつもりである。第2部「治療マテリアル」は，3つの章から構成されている。第3章と第4章では，すでに言及している治療マテリアルという概念について説明し，それを応用するつもりである。第5章では，治療マテリアルとしての治療関係について検討を加える。第3部「治療プロセス」には，治療的変化の心理学に関する一章（第6章）が含められており，そのような変化をもたらす治療関係の意義について述べた章（第7章）が続いている。それから，精神療法における発生論的解釈という重要な問題に関して，一章（第8章）を設けている。本書の最終章である第9章では，治療展開の一定の側面について詳細に検討を加える。

　ここで，本書全体で用いた臨床例について付言しておきたい。当然のことであるが，患者（私が治療のスーパーヴィジョンを担当していた，直接的に関与していない患者も含まれている）が特定される恐れのある情報については，変更や省略によって修正を加えたうえで記載している。このように手を加えたからといって，例証の（科学的価値とは区別されるものとしての）教示的価値に深刻な影響が及んだとは思われない。

## 序　文

私が臨床例を利用するのは，比較的基本的な性質を備えているという点で，精神療法を受けている患者だけでなく，すべての人間にも一般的に認められるような心的プロセスについて例証し，それを明確化するためである。そうするためには，生活史に関わる詳細なマテリアルは無用であるし，関連する総体的症状もありふれたものなのである。

# ペーパーバック版の序文

　精神分析療法と精神力動療法は変化しつつあるが，全体としてそうした変化が向かっている方向は，はっきりとしている。個人史を再構成しようとする関心が，信頼できる，中心的な位置づけを失ってしまったのである。現在を過去の反復として理解する従来的な意味での「洞察」には，もはや唯一の治療因子として信頼を寄せることができない。われわれには，もっとも重要な（唯一重要な，という人もいるのかもしれない）治療の主題というのは，治療の場そのもののうちにあることが，つまり「いまここ」における，患者の直接体験であることがしだいに分かってきた。こうした認識とともに，中立的であると考えられている治療者に向けて投影されるような一方的な空想的関係だけではなく，ふたりの生きた人間のあいだにあるアクチュアルな関係のことでもあるのだが，そうした治療関係の重要性がますます高く評価されるようになっている。「いまここ」に治療的関心を向けることと，治療関係に関心を向けることは，明らかに似通ったことである。つまり，治療者と患者の関係というのは，結局のところ「いまここ」における体験それ自体に不可欠の要素なのである。あわせて考えると，こうした2つの治療的関心には，治療をもっと影響力のあるもの，それゆえもっと効力のあるものにするという，一般的目標が反映されている。

　ところが，直接体験の重要性や治療関係の重要性を認識することと，そうしたことを実現してその意義を的確に理解することは，まったく別のことである。いずれにせよ，それが本書の目指すところである。基本的に，どんな精神療法の方法であれ，現存する方法の改訂であれ，それは精神病理についての考えに，もしくは修正された精神病理についての考えに基礎をおいている。治療法ないし治療法の修正にはこうした精神病理についての考えが含み込まれているものだが，そうしたことはしばしば暗に示されているだけであり，修正それ自体は実用主義的に取り入れられてきたというのは事実である。しかしながら，そのような場合には，そうした治療上の改訂が断片的で首尾一貫しないものになってしまい，知識として教えることは困難である。私が本書で示そうとしたことは，特殊な欲動−防衛葛藤なる従来的な考え方に対立するものとして，神経症状態に関わる独特の考え方，つまりキャラクターのダイナミクスという考え方のほうが，治療的直接性の問題と治療関係の意義の双方を解明するために役

## ペーパーバック版の序文

立つということである。

　基本的な態度のダイナミクスを含んでいるが，精神病理というのはキャラクターのダイナミクスと絡み合っているのだという見方をすることによって，治療者は，自分の注意を大幅に拡大することが必要となってくる。必要なのは，患者が関心を向ける特定の焦点や，患者が提示する特定の内容をうちに含みつつも，それを超えた注意を払うことである。治療者の注意は，一緒にいる患者本人や，関心をもっている対象に向けられる患者の態度にまで拡大されねばならないし，自分のしていることに気がつかないまま，いま話しているというそのことによって，患者が行っていることにまで拡大されねばならない。たとえば，自分の妻とのあいだに問題を抱えている患者がそれについて説明している場合，こうした治療的な注意は，そのような問題を超えて，どう見ても解決することなどできない問題なのだと治療者（それから自分自身）を説得しようとして患者のなす努力や，彼が椅子から身を乗り出す仕方にまで拡大するのである。

　治療的関心をこのようにして拡大するからといって，治療的変化へといたるルートとしては，不必要に本題を外れた回り道であると考えてはならない。それとは逆に，患者が気にかけていることや，そうしたことと目が合わないようにしている努力について理解するためのもっとも確実な方法であり，したがって変化へといたる最短のルートなのである。また，患者の問題が発生する起源に向けられる関心とは対照的であるのだが，話される主題がどんなにありふれたものであるにせよ，そのとき患者が気にかけていることや，ちらりと顔を出す自己欺瞞に対して首尾一貫した関心を向けることが，皮相的なもののうちに関心をとどめることであるとみなされてはならない。というのは，抑制的な神経症的キャラクターの起源を探究したからといって，もはやそうしたキャラクターのダイナミクスについて説明がつくわけではないからである。病的なダイナミクスは，いまとなっては抑制的なキャラクターそのものに内在しているわけであるし，劇的で一見深そうなことと同じくらい，ありふれたことのうちに含み込まれていることが多いのである。

デイヴィッド・シャピロ
ニューヨーク市，1999年

# 日本語版の序文

　この日本語版に，私の論文「自己欺瞞の心理について」が収録されたことを，とてもうれしく思っている。というのは，この論文は本書が米国で出版された後に執筆されたものであり，原書には収録することができなかったからである。思うに，自己欺瞞というテーマは，精神療法にとって非常に重要なものなのである。
　誰しも自分自身をあざむくことがある。ある人は，自分はためになる本を本当に読みたいのだと考えているものの，なぜかしらそこまで手が回らないままでいる。またある人は，友人が抱えている困難に対して，実際そうある以上に自分は同情しているのだと信じている。さらにまたある人は，パートナーが口にした約束を自分は信じているのだと真摯に話すものの，それに対する懐疑の念が少なくとも表情には現われてしまう。ところが，このような例と比較しても，神経症状態の場合，自己欺瞞はもっと全面化していて，その人に固有の特徴として理解される。現実に自己欺瞞がかなり全面化していて，それが顕著な特徴になっているのであれば，その人は自分自身の主観的体験に備わっている全体的な質から切り離されてしまうであろうし，自分が真に感じていたり信じていたりすることが何であるのか，そうしたことも多方面にわたって本人には理解されていないであろう。その意味で，神経症者は自分自身から疎外されているのである。たとえば，硬直的で強迫的な人は，自分はこうす「べき」であるとか，こう感じる「べき」であるということに関わる，一般的なルールに支配されて生きている。彼らは，実際にはそうすべきであると考えているにすぎないというのに，自分は本当にそうしたいのだとおのれに言い聞かせるのであるが，本人の自発性はどうなるのかといえば抑えこまれてしまい，真の願望やフィーリングの多くからもすっかり切り離されてしまうのである。精神療法がなすべきことは，そうした自己欺瞞や自己疎外を減じたり，取り除いたりすることによって，真に自分が感じたり，信じたり，そうしたいと欲したりする経験が十分なものに，なおかつ自信に満ちたものになるように，患者を回復させることである。言い換えると，精神療法がなすべきこととは，患者を自分自身へと導き入れることなのである。
　本書で論じている心的ダイナミクスの像は，従来的な精神分析学のそれとは異なるものである。神経症状態においては，その人の意識的な自己体験を多様な仕方で制限

## 日本語版の序文

する抑制的スタイルが構築されているのだが，それは自己保全的なものである。こうした抑制したあり方を揺るがすような行為や，考えや，フィーリングによって，何らかのかたちで不安が活性化され，その不安を払いのけたり未然に防いだりする自己防御のリアクションが次々に誘発される。たとえば，硬直的な人がさらに硬直的になるということであるが，一般的にこのリアクションには，特徴的な抑制したあり方が悪化してしまうことも含まれている。このような自己防御的ダイナミクスに対する従来の精神分析像というのは，一般的には特定観念の意識的覚知を妨げるようにして無意識的に働き，原則的には意識的な人間が関与することなしに働く，特殊な防衛機制（退行や投影など）の視点から描かれてきた。一方，本書で私が述べている自己防御のダイナミクスは，全体的な意識的人間のスタイルに合致するリアクション，つまり個別的な特徴をもち，知らぬ間に抑制的に作用し，なおかつ自己を欺く，そうしたリアクションの要となるものである。精神療法に関して言えば，このことが意味するのは，精神療法自体が，不安を追い払ったり未然に防いだりするような仕方で患者が考え，そのようにしてふるまう場なのだということである。それで治療者は，自分が信じてもいないことを確信しようとして，患者がいつもより大きな声で話すことに気がつくわけであるし，患者が自信たっぷりにふるまったとしても，あるいは誇張された不自然な従順さでもって話したとしても，その表情にそうではないことを見て取るのである。

　近年にいたって，治療者たちはしだいに気がつくようになってきたのだが，もっとも効果的な治療的コミュニケーションというのは，「いま，ここ」に何よりも直接的に姿を現わす患者の心に注意を向けることである。本書は，そうしたことを実現する治療法を提案し，その明快な理論が確かなものであることの根拠を示そうとするものである。それは，患者の心の営みが治療者の目の前に姿を現わしたときに，そこに治療者の注意を向ける手法である。つまり，何かを言うことによって患者が行っていることに対して，治療者の注意を方向づけるのである。この手法に皆様が興味をもち，臨床実践のなかで真価が発揮されることを願っている。

デイヴィッド・シャピロ
2008年，ニューヨーク市にて

# もくじ

謝辞　　i
序文　　iii
ペーパーバック版の序文　　vii
日本語版の序文　　ix

## 第1部
## 神経症的キャラクターと精神療法：一般原則

**第1章　神経症的自己疎外と精神療法**・・・・・・・・・・・・・・・・・・・・・・・・・・・・・・・3
　　自己疎外　　3
　　精神療法　　9
**第2章　神経症的キャラクター**・・・・・・・・・・・・・・・・・・・・・・・・・・・・・・・・・・・・13
　　歴史と問題　　14
　　症候的行動，意識，自己疎外　　22
　　神経症的なリアリティ喪失　　28
　　主観的体験のダイナミクス　　31

## 第2部
## 治療マテリアル

**第3章　言葉と話し手**・・・・・・・・・・・・・・・・・・・・・・・・・・・・・・・・・・・・・・・・・・・45
　　治療マテリアルとは何か？　　45
　　患者が治療マテリアルである　　48
　　言うことは行うことである　　52
　　2つの患者像　　57
　　テキスト分析の過誤　　60
　　観察自我への疑問　　61

もくじ

## 第 4 章　患者と患者の問題 …………………………………………… 67
「提示される問題」と患者が期待していること　67
問題に関する 2 つの見方　71
同一問題が二様に現われること　74
特別な切迫感とともに提示される問題　76
患者の語るストーリーは本当なのか？　79

## 第 5 章　治療者に対するリアクション ………………………………… 81
どうして「転移のマテリアル」はユニークなのか？　81
葛藤の主題としての治療者　84
治療関係の現われ　90

# 第 3 部
# 治療プロセス

## 第 6 章　治療的変化の心理学 …………………………………………… 97
自己理解　98
主観的体験の分節化　101
分極化　104
自己に対するリアクション　112
児童期における自己覚知の発達　116

## 第 7 章　治療関係 ………………………………………………………… 119
自己と接触すること，治療者と接触すること　120
治療的態度　128
従来的な分析関係　133
コラボレートする関係からコミュニカティヴな関係へ　139

## 第 8 章　発生論的解釈の問題 …………………………………………… 141
発生論的理解か，それとも性格学的理解か？　143
不安の起源　146
転移という概念　151
発生論的解釈　157

## 第 9 章　治療的変化の行程 ……………………………………………… 163
変化への抵抗　164
抵抗という概念　169
治療の行程　173

もくじ

　　治療展開の特質　176
　　治療を終結すること　191

事項索引　197
人名索引　208


付　録：自己欺瞞の心理について……………………………………213
　　パラドックス　214
　　自己を欺く発話　216
　　リアリティの喪失　218
　　強　制　223
　　自己欺瞞の限界　227

訳者あとがき　231

# 第 1 部

# 神経症的キャラクターと精神療法

## 一般原則

本書に登場する事例のすべての名前，個人が特定される恐れのある特徴，その他の詳細には，変更が加えられている。

# 第1章
# 神経症的自己疎外と精神療法

**自己疎外**

　神経症においては，パーソナリティがパーソナリティそれ自体に抗って反応する。注目すべき結果をもたらすのであるが，そのような人には，自分自身のキャラクターがおのれに耐えることができずに，反動を示してしまうような諸傾向があるようである。われわれが後に詳細にわたって検討を加えるつもりでいるのは，このようなリアクションである。それを発見して少なくとも科学的に理解したのは，フロイトのもっとも根本的な業績であったのかもしれないが，ここでは，そうしたリアクションの重要性（もっとも著しい重要性）について，1つだけ触れておきたい。私が言っているのは，おのれに背くパーソナリティのこうしたリアクションのせいで，リアクションを体験している本人が，ある仕方で自分自身から疎外され，切り離されてしまうということである。患者には，自分が何を求めているのか，どうしたいのか分からない。彼には，自分が何を感じているのか分からない。また，自分には激しいフィーリングやリアクションがあるのだと気がつくときもあるが，恐怖症の場合のように自分の判断や態度や常識と不可思議に反目しあってしまい，そうしたフィーリングやリアクションも奇妙に思えてしまうのである。

　このような自己疎外は，おそらく神経症的パーソナリティの，それから神経症症状の，もっとも確実な特徴であるのかもしれない。確かに，強迫的儀式の奇妙さのように，行動やリアクションの奇抜さがあるだけで，そのこと自体が内的な神経症プロセスを暗示し得るのだが，だからといって，それは絶対的に信頼のおける指標というわけではない。傍観者にとっては奇妙に映る行動をはっきりとした意味をなす見地から捉えると，結局のところ風変わりな行動が意味しているのは，われわれがその目的（た

第1部　神経症的キャラクターと精神療法：一般原則

とえば宗教的な目的）をよく知らないという，ただそれだけのことなのかもしれない。その一方で，自分がしたことや現にしていることは，意図したわけでも望んだわけでもないというフィーリングについて言えることだが，結果として神経症のプロセスによって，自分自身の行動には目的があるのだという主観的感覚が失われたり，あるいはそうした行動と自分が結びついているのだという主観的感覚が失われたり，あるいは自分自身のフィーリングや衝動やリアクションに対する疎外感が生じたりすることになる。この種の体験は，多様な主観的形態をとりながら，神経症に（それから精神病に）現われるものである。なかには，自分の意志に背いてまでも何らかの儀式の遂行を余儀なくされる体験や，「抗いがたい衝動」に襲われる体験のように，主観的に際立って見えるものもある。他の形態の自己疎外体験は，とりわけそれが事実上ずっと続いていて，長いあいだ慣れっこになっているのであれば，主観的にはほとんど気づかれることもない。このように，一部の人たちに決まって認められることだが，そこにあるのは，そうすることを望んでいなかったり，そうする「つもりはなかった」にもかかわらず，自分が身をおいている状況に強いられたり，自分の抵抗する力が及ばずにどうしてもそうしたくなってしまうというフィーリングである。あるいは，これまでの人生は自分が望むように生きてこられなかった，その人生全体を自分が望むように生きるのではなく，義務の命じるまま，他人の期待を押しつけられたまま生きてきたのだというフィーリングである。あるいは，ただたんに，自分がどうしたいのか全然分からないというフィーリングである。

　ここで，症候性の自己疎外の一例を提示する。とても知的で野心のある若いキャリア・ウーマンであるが，彼女は悩み苦しんでいて，同居している男性ときわめて不安定な関係を結んでいた。その説明からすると，彼女が来る日も来る日もはやる思いで帰宅するのは，容易に分かることである。それでもなお，たいてい男性のふるまいに対する不満から始まるのだが，彼女が家のなかに足を一歩踏み入れたとたんに口論が噴出する。

　彼女は動揺した様子で口火を切る。すなわち「私ったら，何やってるんだろう？　こんなのもう終わりにしなくちゃ！　何にもならないわ！　いいことなんて何もない！　口をきくこともできない！　彼ったら，何も言わないの！　つまらない人！　いいことなんて何もないけど，やめられそうにないわ！　どうして一緒に住んでいるのかしら？　まるで悪い癖みたいだわ！……」と。

　この女性は「いいことなんて何もない」と言うのだが，そんなはずはあるまい。このことは，毎日はやる思いで彼女が帰宅することには気がつかなくても，われわれには分かるはずである。それでも「いいことなんて何もない」と口にするとき，彼女は

このうえなく正直である。連れ合いに対する愛情のこもったフィーリングは治療者には明らかなことであったし，毎日はやる思いで帰宅することに反映されていたのだが，そうしたフィーリングは，彼女の覚知のなかでは「悪い癖（addiction）」という質に還元されている。この現象について，どう説明すればよいのであろうか？

　手がかりになるのは，彼のこともさることながら，自分自身のこと（「私ったら，何やってるんだろう？」）を口にする際の話し方である。彼女は，この関係を続けることについてガミガミ小言を言ったり，自分自身をひどく叱りつけたりしながら，腹立たしげに，非難するように話している。治療者に向けて話しているというよりも，誇張された根拠（「つまらない人！」）を用いて自分の言いたいことを強調しながら，むしろ自分自身に苦言を呈しているのである。彼女の言うことは，どれもこれも自分に対する命令のようなものであり，代名詞を入れ替えるだけで，わがままな子どもに対する説教がましい両親の警告（「［お前ったら］何やってるの？」）が再現される。彼女が不満に思っているのは，彼というよりもむしろ自分自身である。（正確に言えば，彼女が不満に思っているのは，自分のしていることだけではない［不満なら，やめてもよいはずである］。自分が，ふたりの関係を終わりにしたくないと思っていること，つまりこれからも続けていきたいと思っていることにも，不満をもっているのである。）こうした不満は，他人の目にははっきり見えるにもかかわらず，患者本人にしてみればその大部分が見えないものである。体験するのは自分であるが，彼女にとっては見えないものなのである。彼女の考えでは，何もいいことがない関係への「悪い癖」のせいで，つまり訳の分からない弱さのせいで欲求不満になっているだけである。彼女の考えでは，何か不満があるとしても，この「悪い癖」に不満をもっているだけなのである。われわれの考えでは，事実はその逆である。すなわち，彼女の不満が強烈であるがために，自分自身のフィーリングを悪い癖としか理解できないところまで，その覚知が狭隘化してしまうのである。

　面接はさらに続く。すなわち

患　者：やめられそうにないわ！　どうして一緒に住んでいるのかしら？　まるで悪い癖みたいだわ！
治療者（まったく明らかで心理学的にはもっと分かりやすい—患者には歓迎されないかもしれない—可能性を示唆しながら）：おそらく，彼のことを愛しているのでしょう。
患　者（少し狼狽しているようにも見えるが，憤慨して）：そんなことあり得ないわ！
治療者：「そんなことあり得ない」は「愛していない」と，少し違った感じがします。

## 第1部　神経症的キャラクターと精神療法：一般原則

　まだいやいやながらのところはあるが，ようやく彼女は彼のことを口にする。そのときの彼女はすっかり見違えるようである。つまり，その前はまるでスピーチでもしているかのように聞こえたのに，もっとくだけた感じに聞こえるのである。まだモジモジしているが，彼女は，彼についてまったく情愛のこもった態度でさえ話し始める。彼は魅力的で，おもしろくて，いい男。でも，自分が思い描く理想の男性ではまったくないし，自分にとって「ぴったりの」とか「ふさわしい」といった類の男性ではないのだと，彼女は言うのである。

　自分の願望や関心に不満をもっていて，そのことで葛藤を感じているのだとしても，驚くには値しない。このような葛藤があるからといって，それが神経症を意味するわけでもない。むしろ驚くべきことは，自分自身のフィーリングに背くような未分化で反射的なリアクションが，こうしたフィーリングの覚知を違和感のようなものをともなう「悪い癖」にまで狭隘化してしまうように影響を及ぼしているはずだということである。言い換えれば，この女性のリアクションは，「ふさわしくない」男性に対する自分の愛情に向けられているのだが，それによって，彼と一緒にいたいという願望の覚知が消し去られてしまうであろうということが，驚くに値するのである。それでこの患者は，自分がウキウキしていることには気づいていないが，仕事を終えて毎日はやる思いで帰宅するのである。家が近づくにつれて，面接のときにそうしていたように，彼女はそのことに気づかないまま自分自身に苦言を呈し始める。そして，家に到着したとたんに，彼が自分には「ふさわしくない」存在であることに怒りを感じて，喧嘩を吹っかけるのである。彼女には，彼と別れることなど「できそうにない」。というのは，自分では気がついていないのであるが，彼と別れたくないからである。けれども，彼と一緒では，くつろいですごせるわけでもないのである。

　すでに述べたように，人間が内的葛藤を体験するのは，驚くべきことでもなければ，神経症的なことでもない。可能性の世界というのは，それに，誰のものであれそうしたもろもろの可能性に向けられる関心に備わっている性質というのは，結局のところ単純な問題ではないのである。しかし，神経症の葛藤は独特であり，もっと複雑なものである。それは，はっきりとした外的可能性同士がぶつかり合うような葛藤ではない。神経症的な葛藤というのは，そうしたもろもろの可能性に自分が関心をもっているのだという覚知を歪曲するような，自己に背くリアクションを含んでいるのである。そのため，この葛藤に固有の性質のせいで，葛藤の解消が妨げられてしまうことになる。それには奇妙な性質があるので，葛藤の主題を解決しようとしても，援助がなければうまくいかないことだけは確かである。

　次の例証は，いくつかの点で類似する事例である。過度に誇張された「いかつい

(manly)」男性が，ちょっと身構えるようにして，自分に対する妻の不平（まったく会話のないこと）について口にする。どうやら，彼はぶっきらぼうに「分かったよ，何を話し合おうっていうんだい？」と妻の不平に反応し，それで彼女は傷ついて立ち去るようである。しかし，この場面を治療者に説明してから，ややしぶしぶといった風体で，彼女が本当は何を求めているのか自分には分かっているのだと述べる。彼女がよく口にしていたことだが，愛していると言ってほしいのである。ところが彼は，どうしても「できない」（「どうしてなのか分からないけど，できない」）と付け足している。しかしながら，そうすることができないと彼が悔やんで言っているのか，意地を張って言っているのかは，はっきりしない。

治療者：では，できることならば，そうしたいということですか？
患　者：うーん，分かりません。……たぶん，言えないと思います。本当に愛しているのか自信がないもので。私は彼女を愛していないのかもしれません。
治療者：確かに，愛していないということもあり得るでしょう。でも彼女と話すときには，あなたは言いすぎないように言葉に十分気をつけているようですね。

　患者は真摯に考え込んでいるように見え，それから「たぶん」彼女を愛していると口にする。けれども，もしそうであったとしても，彼女に愛していると言うことはできないと付け足している。
　治療者は，彼女に言えないのはもちろんだが，ましてや愛しているなんてここではとても言えそうにないであろうと意見を述べる。それから，「たぶん」彼女を愛していると言ったが，それはまるで何かを受け入れようとしているかのように言っていたと伝えている。
　これを聞いて患者は沈黙する。それから彼は，あっと驚くようなことを口にする。彼は，若かった頃，愛していないことがはっきり分かったときに，交際している女性たちに対して愛していると告げたことを想起するのである。それは言うべきことなのであった。女性たちは愛しているという言葉を期待していた。だからこそ彼はそう言ったのである。しかし，自分の妻に愛していると言えば（ここで彼の声は少し震える），「メロメロ」「ソフト」な感じで，センチメンタルになってしまうかもしれない。
　言い換えれば，彼にとっては嫌悪を催させることなのであろうが，まさに彼が本気であり，本当に愛しているからこそ，そんなことは妻に言えないのだ，ということが判明するのである。ソフトで男らしくない感じがするのである。
　ここでもまた，この人は自分自身に葛藤を抱いており，葛藤それ自体のせいで葛藤

## 第1部　神経症的キャラクターと精神療法：一般原則

から切り離されたり，葛藤を引き起こす主観的世界から切り離されたりしている。「ソフト」になってしまうことに不安を感じていたのであるが，当初のそうした未分化な不安のせいで，彼はもっと「いかつく」ふるまうべく，したがって自信を取り戻すように，ほとんど反射的な仕方で駆り立てられてしまう。そのようなリアクションによって自信を取り戻した結果として，彼は，リアクションに駆り立てた不安の性質を認識しないように保護されるのである。

　普段の人と人との交流のなかで，われわれはいつもと違った場面に遭遇することには慣れっこになっている。われわれが誰かのしたことを理解できなかったり，あまり共感できなかったりする場合，その人に対して期待するのは，どんなことを考えているのか，あれやこれやの行動やリアクションはどういうことであるのか，あるいは自分のしたことがどうして無理からぬことであるのか，そうしたことをわれわれに話して，少なくともわれわれが分かるように自分の考えを述べることである。バスの車内で席を確保しようとしてわれわれを乱暴に押し退ける女性がいたとしても，彼女が一日中立ちっぱなしであったことを説明するのであれば，それでわれわれの怒りは鎮まる。たとえ彼女がわざわざ釈明しなかったとしても，彼女個人としては自分のしたことを理解しており，われわれはそうならないにせよ，自分のしたことは仕方のないことなのだと支持する気持ちになるであろうと，普通はそう考えることができる。けれども，私が述べた例証では，ここで言っていることと逆の現象が起こっているようである。

　神経症者は自分自身の根拠（reasons）から疎外されているが，というのも，こうした根拠自体が葛藤の対象であるからである。患者は，自分でも気がついていないリアクションやとらわれのある考えのために，自分自身の根拠から疎外されている。つまり，多くの場合，自分には根拠があるのだと，自分を思いやって首肯する気にさえならないのである。しかしながら，われわれは患者の葛藤やとらわれのある独特の考えの外部にいるのであって，このことが患者を援助する際の多大な強みになる。われわれに精神療法の心得があるからといって，類似する神経症的な事態に自分が陥ったとしても，それが役に立つというわけではない。けれども，われわれは患者を援助する視座に身をおいている。われわれは予断することなしに，とりわけ患者が自分自身に向けているような，他のことに対応できなくするリアクションや意識を歪曲するリアクションなしに，彼に関心をもつことができる。われわれは，自分には根拠があるのだと患者本人が想定することができない場合でも，彼には根拠があるのだと想定することができる。われわれは，先に引用した若い女性がわれわれに向けて話しているのではなくて，むしろ自分自身に苦言を呈していることを認識する。彼女は，そのと

き自分を理解しようとしているのではなく，やっきになって自分をいさめているからこそ，そのことを覚知することができない。彼女にはできないが，われわれは，彼女の不満が強烈なものであるにもかかわらず，それが心からのものではないことに気がつくことができるし，彼女の声に，おそらく好意以上のものが宿っていることさえ気がつくことができる。われわれは，先に引用した男性が，まるで何かを受け入れようとしているかのように，妻のことを愛しているかもしれないと口にするのを認識することができる。彼にしてみれば，受け入れるべきことであるからこそ，どうしてもそのことを認識することができない。このように，われわれは，こうした人たちを援助する立場にある。われわれには，彼らの心を読心術のように読み取ることはできない。しかし，だからといって臨床家としての資格を剥奪されるわけではない。われわれは，彼らを自分自身へと導き入れる立場にある。われわれは，自分自身の願望やフィーリングに対する患者の覚知はもちろんのこと，そうした願望やフィーリングに向けられるリアクションに対する覚知をも，修復することができる。このようにして，われわれは，そもそも解決不可能な神経症的葛藤を，つまり反射的に機能してアクセスしがたいおのれに背くリアクションを，ありふれた葛藤に変容させたいと思うのである。

　私が選んだ例証は，かなりの透明度のおかげで葛藤や自己疎外の原理が直接的に見て取れる，という条件を備えているのだが，もちろんこうした透明性が，神経症の症状にいつも認められるというわけではない。それにもかかわらず，症状は葛藤から生成する所産であり，葛藤の対象は大部分が葛藤自体から切り離されてしまう，という一般的形式は，あらゆる症状（強迫思考や強迫行為などの古典的な症状だけでなく，もっとも広い意味で言う，あらゆる症候的行動や症候性のリアクションのこと）に備わっている。この自己疎外は，かならずしも患者本人が明確に見て取れるものではない。自分の症状をいろいろな仕方で合理化する人や，症状がまったく慣れっこになっている人では，まず無理である。しかし，自己疎外というのは，神経症にいつの場合もあてはまることである。まったくもって，分かりきったことである。というのは，自己疎外というありようが，症候的行動すなわち症候性のリアクションの意味を明確にするものに他ならないからである。

## 精神療法

　精神療法でわれわれが考えているのは，神経症者を自分自身へと導き入れることである。ただしそれは，たんにあなたはこうであると教えたり，内的な葛藤があると伝えたり，それどころか葛藤の性質やそれが形成された経緯についてもこうであると教

第1部　神経症的キャラクターと精神療法：一般原則

えたりする，ということではない．それでは診断名を告げることとあまり変わらないので，おそらく患者の力添えにはならないであろう．われわれが実際に目指すのは，患者の自己体験を拡大すること，特に内的葛藤と絡み合っているフィーリングや考えに関わる体験を拡大してそれが分節化することを可能にし，これによって葛藤が解決するための諸条件を創出することである．

　私の考えでは，ある意味ではすでに意識されていて主観的体験の内部にアクチュアルに存在しているにもかかわらず（われわれがいま検討を加えるつもりでいる，ある理由のために）十分に分節化し得ないで患者本人も十分に認識することができないような，そうしたフィーリングや態度があるのだが，患者の自己体験が拡大するプロセスは，治療者がそのようなフィーリングや態度を認識すること（ときには治療者が分節化すること）によって生じる．上記のことを提案するにあたって（すぐに事例を提示するつもりである），一種の自己疎外，それから主観的体験と精神活動の一水準に注目してみよう．それらのことは，われわれにとってすでに周知のことであると思うが，精神療法の文献ではたいてい明確に論じられていないし，心的プロセスを意識，前意識，無意識に分割する従来的な精神分析学においても，はっきりと解明されているわけではない．直接的な治療効果が生み出されるとすれば，それは，この種の未分化で，認識されていない，非内省的な主観的体験が分節化することによるのである．

　**（1）** カール・ロジャーズ（Carl Rogers）はこのことをはっきりと明示しているわけではないが，彼の精神療法はこの水準の主観的体験（少なくともそのいくつかの側面）に焦点を合わせているように思われる．また，患者が自発的には分節化することのできない主観的体験も，そうすることが可能な主観的体験も，彼は明確に区別していないように思われる．

　**（2）** もちろん，精神分析学の文献においては，意識体験にいくつかの水準と多様性のあることがよく知られていることと思う．たとえば，デイヴィッド・ラパポート（David Rapaport, 1951）の「非常に多くの…多種多様な意識体験」についての議論や，特に彼の覚知（awareness）と「内省的覚知（reflective awareness）」の区別を参照せよ．"States of Consciousness: A Psychopathological and Psychodynamic View," in *The Collected Papers of David Rapaport*, Merton M. Gill, ed. (New York: Basic Books, 1967), pp.385-404.

　ここで精神分析用語である「前意識」を用いると便利であるし，そうすることで精神分析技法との整合性がすぐさま築かれるのかもしれないが，残念ながら，いまひとつしっくりしない．「前意識」とは，たいてい意識的覚知の外部にあるものを言っているのだが，そう呼ばれていることには力動的な根拠があるわけではなく，たんに注意が欠如しているからなのである．それとは対照的に，私が言及している主観的体験というのは，力動的な理由があるために，意識的な分節化を自発的に行うことができない．しかしながら，この点に関して「前意識」が少し曖昧であることは確かなことであって，フロイトが

第1章　神経症的自己疎外と精神療法

言っていたのは，意識と前意識とのあいだの「二次的検閲」のことなのである（Sigmund Freud, "Unconscious" [1915], *Standard Edition*, 14：193 [ London：Hogarth Press,1957] を参照せよ）。ここで提示した精神療法的作業は，このような用語を用いて表現することを望むのであれば，その「二次的検閲」に影響を及ぼすものとして説明することができるのかもしれない。それどころか，効力のある治療的解釈というのは，厳密な精神分析の立場からすると，そのような水準で作用してこそ可能なのであると言うことができるのかもしれない。オットー・フェニーヘルは「最初にわれわれが行うのは，二次的検閲に抗して作業することだけである」と述べている（"Concerning the Theory of Psychoanalytic Technique," in *The Collected Papers of Otto Fenichel, First Series*, ed. Hanna Fenichel and David Rapaport [New York: W. W. Norton, 1953] を参照せよ）。しかし，最初にそうするのがよい実践であるのなら，後になってどうしてそれを捨て去ってしまうのか，そのことについて理解するのは困難である。というのは，二次的検閲は存在し続けるものとみなされるからである。

　次の例証では，患者は偶然にも，あるフィーリングや考えを無頓着に分節化してしまうのであるが，それにもかかわらず，そうしたフィーリングや考えが存在していることについては自発的に認識することができないままである。働くように求められていたわけではないが，この若者は，職に就くべきか決心がつかないことを話している。彼は，誇張された，不自然な感じのする確証的な断言でもって結論を下す。

　患　者：こうするのが正しいはずです！……おそらく。
　治療者：おそらく。

　もともとは，しだいに小さくなっていく自分の声にその意義を微塵も気に留めることなく付け加えたものであるが，そうした患者の言葉をたんになぞって浮き彫りにしただけであるのに，それが直接的な効果を生み出す。彼は驚いて，まごついているようである。彼は抗議しはじめるのだが，すぐに笑っている。彼は自分が心配していること（上司についていけるだろうか？　もっといい仕事が見つかるだろうか？　など）についてまだ気乗りしない感じで話し続けたのであるが（心配の種や神経症的な弱さで「押しつぶされてしまう」かもしれないと恐れていることが判明する），いまはもっと穏やかな，本来の仕方で話している。
　この男性の最初の主観的体験がどんなものであったかというと，それが自信に満ちたものであるはずはない。彼は，自分には自信があるのだと考え，そうなのだと主張し，自信たっぷりにふるまおうとしていた（自分に自信があることを，感じようとしていたのかもしれない）。しかし，その目つきや，声の質や，とりわけ誇張されている自

# 第1部　神経症的キャラクターと精神療法：一般原則

己確信的な主張それ自体が，自分を疑っている人の感情表出であったのである。自分は自信をもって決断しているのだと，自分自身と治療者に納得させようとする努力（もちろん，この努力は自己欺瞞のプロセスとして認識されているわけではないし，そのようなものとして分節化することもないはずである）を誘発していたのは，実際には，ぼんやりと感じられるまさにこの疑いの感覚であったのかもしれない。

　そうした否認のプロセスによって，自己覚知が歪曲したり，自分自身の主観的体験や思考のアクチュアルな質から疎外されたり，アクチュアルな心の枠組みから疎外されたりするようなことが生じる。また，このプロセスが，客観的状況の質から患者を疎外してしまうような影響を及ぼすことも，注目に値する。この実例では，そうした主観的体験を暗にほのめかすような，さりげない患者の言葉をひろい上げて強調しているにすぎないのであるが，この治療者の分節化によって，患者は直接的に自分の主観的体験と接触するにいたっている。言い換えれば，治療者の分節化によって，患者は自分自身と接触するのである。少なくとも，当面は，さまざまな疑いを否認しようと努力するようなことは放棄され，否認されているかぎりきっと一瞬にして覚知を通り抜けて認識されていなかったようなことに関心が払われるので，そうしたことを言葉に表わして考えることができるのである。このようなかたちで，葛藤は，以前とは違う仕方で解消されることになる。自分の疑いを否認していてそれが意識的に分節化していないとすれば，患者は，そうした疑いと，その疑いを否認する同じく分節化していない必要性の両方によって，矛盾する2つの方向に駆り立てられてしまう。その両者は，分節化するとすぐに，どちらも考えるべき問題となる。アクチュアルな主観的体験と反目する不自然な自信から，より純粋で統合された状態へとこのようにして転換することは，治療的変化の特質を示す好例である。

# 第2章
# 神経症的キャラクター

　精神療法の手法というのは，当然のことであるが，神経症の問題をどう捉えるかによって左右されるものである。しかしながら，明確で，整合性があって，広く一般に認められているような考え方があるはずであると思われているかぎり，精神療法について議論を続けることは不可能である。そのようなものは，ないのである。唯一広く受け入れられていて，論理的に整合している今日の神経症理論といっても，それは依然として，精神分析学の古典的な葛藤理論を残したままになっている。それには卓越した説明能力のあることが示されてきた。しかし，いまやそうした葛藤理論には深刻な欠陥があると言え，実際，いくつかの点は，精神分析学それ自体の新しい展開に取って代わられている。精神病理に関わる研究というのは，明確に規定された諸原則，論理的整合性，世界的に承認されたデータ，それに臨界実験からなる，物理学のような分野をなしているわけではない。そのような分野においては，はっきりと異が唱えられ，妥当な時間内に決定的な結論が導き出される。ところが，われわれの分野はルーズであり，論理的に整合してはいない。ある領域における結論が，他の領域に応用されるのも簡単なことではない。理論的な進歩に思われることであっても，それが実践に応用されることはまったくないようである。というわけで，もはや支持し得ない老朽化した考えが流布し続け，それが論理的に両立し得ないもっと新しい考えと一緒に教えられることさえある。捨て去られたはずの考えは，絶えずふたたび姿を現わす。一般にわれわれの分野は，いまとなってはあまり必要のないものが溢れているのである。
　本章においては，神経症的諸状態の特質について，さらに詳細に検討を加えるつもりである。とりわけ，神経症に関する性格学的な理解を提示するつもりである。性格学的に理解するということは，神経症が，その人の内部にある（特定の無意識的衝動と防衛とのあいだに認められるような）中核葛藤から成り立っているのではなくて，パーソナリティ全体が歪曲していることから成り立っているものと理解することであ

第1部　神経症的キャラクターと精神療法：一般原則

る。神経症は，パーソナリティが機能する抑制的で葛藤産出的な一定の仕方から，つまり，すでに述べたようなパーソナリティがおのれに背くように反応する一定の仕方から成り立っている。私の言う「神経症のスタイル（neurotic style）」とは，そうした意味である。この視点から言えば，「症状神経症」と「性格障害」とのあいだに引かれている昔ながらの区別は，消失してしまうことになる。つまり，あらゆる神経症が性格学的なものとして理解されるのである。

　（1）David Shapiro, *Neurotic Styles* (New York: Basic Books, 1965).

## 歴史と問題

　神経症に関する私の考えをもっとはっきりさせるために，歴史的に重要な点について（神経症に関してフロイトが示した，精神分析が誕生する以前の最早期の考え方と，古典的な精神分析学の葛藤理論の発展について）いくつか述べるつもりである。この理論的発展に含まれるいくつかの側面には，このようにして性格学的に理解する傾向性が示されているのである。

　もともとはブロイアーとの共同作業であったが，19世紀末において，神経症に関するフロイトの最早期の理解がパーソナリティとはあまり関係のなかったことを忘れてはならない。それは，ヒステリー性の麻痺，チック，あるいは特定の制止といった特殊な症状には，はっきりとした原因があるという理論であった。フロイトは実際に，初期に受け持っていた患者たちが尊敬すべき人たちであるだけでなく，基本的には（症状を除いて）正常であると力説するように心をくだいていた。彼は，神経症を生物学的な欠陥がある人の兆候であるとか，道徳的な欠陥がある人（仮病のように）の兆候であるとする当時の精神医学的見解（実際ある意味で，より性格学的な見解）から，自分の見解を区別することを明らかに望んでいたのである。後に性的外傷論と父親による誘惑理論へと発展するが，周知のようにフロイトの最早期の理論というのは，偶発的に被るような，多様な心的外傷に関するものであった。心的外傷すなわち神経症は，犠牲者のパーソナリティとは何ら関係のない外的状況と関連しているという意味で，偶発的なものであったのである。おそらくそこには，患者がそうしたことを事細かに述べるので，外的状況がより細心の注意を払うべきものになっていた，ということがほのめかされているだけである。

　心的外傷論によれば，症状とは，貯留した情動の象徴的顕在化，つまり一種の中毒状態のことであった。心的外傷とは，そもそも同化されることのない，そのためパー

第2章　神経症的キャラクター

ソナリティから解離された出来事の所産であったのだが，それは（性的誘惑理論にしたがえば）思春期に復活し，その後ときとして症状内に象徴的に噴出することになる。このようにして，神経症と症状の双方がパーソナリティから基本的に隔離されることになってしまった。フロイトが解決しようとしていた問題の特質について考えると，そうであったとみなすのが唯一妥当なことである。意識的な心の働きや，その他の点では特に変わったところのないパーソナリティとは，見たところまったく関連がないからこそ不可解なのであるが，何にもましてフロイトが課題としていたのは，そうした不可思議な症状について説明をつけることであった。フロイトは，疾患の原因を，パーソナリティへの侵入を引き起こすものを追究していたのである。疾患は，区域の限局された感染症である膿瘍のような，解離された記憶のなかに発見され，その原因は心的外傷であった。治療は，カタルシスつまり除反応で，このような膿瘍を排出するというものであった。神経症の理論も，それに対する治療法も，いまよりずっと単純明快なものであり，どんな治療を行うかは，論理的に，病気の性質によって無条件に決められたのであろう。

　フロイトが間もなくこの理論に不満を感じるようになったのは，周知の通りである。一般的にはそういうものとして認知されているのだが，彼は，あらゆる神経症患者は実際に誘惑された体験があるのかもしれないと述べたことに，自信を失ったと語っている。それがどんなことをほのめかしていようが，新たに提出されたもうひとつの理論（すなわち，抑圧された性的記憶が実際に体験されたものではなく，空想であるということ）は，心理学的に言って，はるかに問題の核心をつく，広範囲に及ぶ視野を備えたものであった。というのは，新しい理論において神経症は，外的な，受動的に体験された偶発事の結果ではもはやないからである。つまり，いまや神経症は，かならずしもパーソナリティそのものに発する所産ではないが，確かにその人の内発的な所産であるとみなされるようになったのである。空想理論をとって心的外傷論を放棄することは，空想を生み出すと考えられているリビドーの発達論が，つまり精神性的発達に関わる理論が幕を開ける前兆である。加えて，心的外傷の放棄によって，古典的なかたちの神経症の内的葛藤理論がもたらされることになる。すなわち，神経症の起源は，欲動とそれに対する防衛とのあいだにある幼児期の葛藤なのである。

　（2）最初の病原的な性的誘惑に関するフロイトの証言には，そうした記憶が疑わしいところなしに取り戻されることなど実際には盛り込まれていなかったのであるが，フロイト本人は，治療状況において，そうした出来事の「再生産」とみなされるものに大きく依存していたことを，ジーン・G・シメクが指摘している。"Fact and Fantasy in the Seduction Theory: An Historical Review," *Journal of the American Psychoanalytical Associa-*

*15*

## 第1部　神経症的キャラクターと精神療法：一般原則

*tion* 35, no. 4 (1987): 937-965.

　この展開(多様性のある心的外傷論から性的外傷論へ，父親の手による性的外傷論へ，幼児期の性的空想論へ)のなかでたどったフロイトの思考のそれぞれのステップには，より深く，より内在的に，神経症を個人の心理に基づけることが構想されているのだが，それ以上に，全体的な人間の心理に対する興味が増大していることも反映されている，といっても過言ではないであろう。加えて，幼児期葛藤の派生物が姿を現わすのであればどんな連想的関連づけに対しても関心を払うことと一体になっているのだが，その概念的展開は，心的外傷の復元と除反応を直接的に狙った催眠の利用から，指示的連想法へ，最後には自由連想法を用いた精神分析技法へ，という治療的変遷に一致している。よく知られているように，当時の精神分析学の関心は，意識下にある空想や衝動を発見することや，そうした空想や衝動が症状だけでなく，夢，芸術作品，洒落，言い間違いなどの，心の非精神病理学的所産にも（象徴的，派生的な仕方で）表現されることを見出すことにあった。精神病理においても他の領域においても，当時の印象的な諸発見というのは，このようにして下層から現われたものであったのである。

　こうした展開は重要なことであるが，神経症の心的外傷概念にもともと含まれていたいくつかの基本的な特徴が，そこに残されたままになっているということも，もちろん同じくらい重要なことである。神経症は，もはや外的原因によって引き起こされたり偶発的に引き起こされたりするものではなく，その人に内在する源泉から生じるものとみなされたのであるが，当初は，構想としては（正当な理由があって）パーソナリティから大部分が隔離されたままであったのである。合理的な成人の意識から(成人のパーソナリティや態度から）神経症的な葛藤が隔離されたり解離したりするという考え方は，結局のところ，成人のパーソナリティにとってそれ自体が違和感のある（あるいはそう思われる）症状を説明するために必要不可欠なものであり続けた。そのため，幼児期の神経症的葛藤というのは，そのダイナミクスが指向する「目的」と一致するように，つまり自分の無意識的幼児的目的の派生物と一致するように患者が（たとえば強迫的儀式の場合のように）行動するような結果を生じさせる，中核的な病因に相当したのである。幼児期葛藤から派生するこうした無意識的目的は，合理化されることもあればされないこともあろうが，いずれにせよ，その人の意識的目的からは区別され続けていた。神経症の症状は，抑圧された願望と抑圧する諸力とのあいだで無意識的葛藤が妥協形成することによって顕在化したものであるが，それは，成人の意識的態度への不合理な侵入であると，依然として考えられていたのである。

　こうした考え方やいろいろな発見によって，そこにパラドックスが生じてしまった

ことを見て取ることができる。一方では、この古典的な神経症像のおかげで、科学的に理解可能なものであるというだけでなく、患者の意志的コントロールを超えているという意味においても、神経症の症状が医学的心理学上の問題であると広く認められるようになった。ところが他方では、こうした考え方によって、生きている人間の姿が歪曲されてしまうことになるのである。エリクソンが操り人形のようなものとしているが、無意識的欲動や願望が「その（their）」目的を叶えるべく奮闘することを一面的に強調するのは、生きている人間の姿を描くには危険なことであった。それから、こうした歪曲は、神経症者についてのイメージと、無意識的に動機づけられた症状行為や症候的行動についてのイメージにおいて、特にはっきりと見て取ることができる。行動の無意識的執行者という考え方、それに成人の態度への例外的で不合理な侵入者という考え方は、科学的に理解し、治療可能性を開くことによって、神経症者を救済した。しかしながら、やはりそうした考え方は、確かにやむを得ないことであるが、自分自身の行動を傍観するたんに受動的な（あるいは不本意ですらある）目撃者を作り出して、行動に対する個人の責任をぼやけたものにしてしまう。一般的に言ってこの概念は、個人の意識の役割を、従順で無味乾燥な傍観者の役割へと、非現実的なほどにまで引き下げてしまったのである。

（3）Erik H. Erikson, *Childhood and Society* (New York: W. W. Norton, 1950). p.60. [エリク・エリクソン著；仁科弥生訳（1977, 1980）『幼児期と社会（1）』、『幼児期と社会（2）』みすず書房.]

（4）この問題に関してさらに詳細に論じたものとしては、David Shapiro, *Autonomy and Rigid Character* (New York: Basic Books, 1981)を参照せよ。

臨床的理解の面から言えば、抑圧されたものに対してこうした一面的な関心を向けることには、それとは別の、もっと重大な欠陥があった。よく認識されるようになったが、その欠陥というのは、神経症の症状や行動の個別的な性質を決定するいわゆる「神経症選択」の問題であった。神経症が、幼児期から保持された中核葛藤として、それから成人のパーソナリティや意識的態度とそのありようから事実上分離された中核葛藤として思い描かれるということであれば、この問題が手に負えない厄介なものであり続けるのは、まったくもって仕方のないことであった。この問題に関するもっとも優れた例証は、非常に有名であるが、無意識的同性愛と妄想症との関連についてのフロイトの発見であろう。それは精神医学において、もっとも特筆すべき、覆すことのできない発見のひとつであると、当然のこととして説明されてきた。しかし、それもまた、同性愛と妄想症の関連についての理解という点ではきわめて限界があり、一面的なものであった（ちなみに、その限界を当時フロイトは明確に認めていた）。

## 第1部　神経症的キャラクターと精神療法：一般原則

それは意識的に認識されることのない忌まわしいものであるが，妄想症の法律家シュレーバーの『回想録』にフロイトが発見した目を見張るような部分は（後に無数の男性妄想症事例において十分に確認されている），神の力で「脱男性化」させられたり，猥褻で感じやすい女性に変えられてしまったりというシュレーバーの驚愕的な妄想の根底にある，強烈な同性愛的関心の形跡であった。シュレーバーはこの性的願望を忌み嫌っていたのだが，拒否することが必要であったのは，それがあまりにも強烈なものであるからであった。また，そうした拒否は，耐えがたい内的葛藤が外的脅威に対抗する闘争へと変容する妄想的な防衛，つまり投影による防衛によって実現された。しかし，どうして他ならぬこの防衛であるのだろうか？　たとえば，たんなる抑圧では駄目なのであろうか？　フロイトの理論では説明のつかないことである。そのことについて言えば，ロバート・P・ナイトが指摘しているように，そもそもこの人はなぜ「このような強烈な同性愛願望の空想を発展させたのかも，なぜそれを絶望的なまでに否認しなければならなかったのかも」，この理論によっては説明がつかないのである。フロイトの理論に認められるこうしたギャップについて遡って考えることができるのだが，それは根底にある願望を認識するのに失敗しているということではなく，願望がそこに姿を現わすパーソナリティや，考え方や，その人の態度に関わる全体像が欠如しているということなのである。

（5）Sigmund Freud, "Psychoanalytic Notes on an Autobiographical Account of a Case of Paranoia" (1911), *Standard Edition* 12: 9-82 (London: Hogarth Press, 1958).
（6）Daniel P. Schreber, *Memoirs of My Mental Illness*, trans. Ida MacAlpine and Richard A. Hunter (London: William Dawson, 1955). [ D. P. シュレーバー著；尾川浩，金関猛訳 (2002)；『シュレーバー回想録—ある神経病者の手記』（平凡社ライブラリー）平凡社.]
（7）Robert P. Knight, "The Relationship of Latent Homosexuality to the Mechanism of Paranoid Delusions," *Bulletin of the Menninger Clinic* 4 (1940): 149-159.

「神経症選択」という問題は，理論上の関心にかぎって問題となるわけではない。症候的行動や症候性のリアクションの個別的な形式を左右する決定要因（私はパーソナリティの決定要因について言っているのであって，発生論的な決定要因について言っているのではない）について知らないとすれば，治療者は，価値ある多くの事柄について知らないということになるのである。たとえば，こうした決定要因には個別的な主観的体験が含まれているのだが，この場合，同性愛願望の忌まわしさに不安を感じて，それが他でもないこのリアクションを促迫しているわけである。言い換えれば，この意味での「神経症選択」について理解していないとすれば，神経症的葛藤と絡んだ個別的な主観的心理について理解することはできないのである。

第 2 章　神経症的キャラクター

　したがって，欲動と防衛に限定された神経症的葛藤の定式化（妄想症は無意識的同性愛に対する防衛である，といった定式化）は，一度に 3 つの制限を被ることになる。第一に，神経症者は，とりわけ症候的行動の場合，欲動や防衛といった諸力によって操られる人形であるかのように描き出される傾向がある。第二に，そのような定式化においては，個別的な症状の決定要因を指し示すものが何ら存在していない。最後に，個別的なリアクションや行動について明らかにするその人に固有の主観的体験の形式や，その質を指し示すものが何ら存在していない。これら 3 つの限界は，本来的には 1 つのことである。すなわち，その人の自己体験を形成して特にその人に固有の行動や個別的なリアクションを決定する，大部分が未分化な意識の態度や心の働きのことなのであるが，中核神経症葛藤についての古典的な力動的定式化には，そのような主観的体験のプロセスやそこから生成するリアクションが含まれていないのである。

　フロイトと精神分析学の関心は，抑圧されたものについてのもっぱらの関心から，抑圧する執行者についての関心へとさらに移行した。この移行は，理論的には，自我概念の発展と洗練のなかに現われている。神経症と精神療法に関わる構想について言うと，そうした発展のなかでもっとも重要なものであり，もっとも影響力をもっていたのは，ヴィルヘルム・ライヒの性格学的業績であると思う。[8] 抑圧された幼児期の願望の解釈から，願望に向けられる防衛の解釈へと治療上の力点を移行させ，それを完遂したのは，おそらくこの業績に他ならない（後に言及する）。彼は，さらに踏み込んだこともしている。すなわち，幼児期の願望に関わるもともとの中核葛藤とそれに対する防衛という考え方を超えて，パーソナリティすなわちキャラクターの全体を含めて考えることによって，神経症の概念を積極的に拡大したのである。主要な神経症的防衛すなわち分析における主要な抵抗というのは，患者のキャラクターそのもの，「その人のありよう（ways of being）」「基本的行動の形式的側面」から構成されているとライヒが提案したおかげで，抑圧された願望の派生物やそれが顕在化したものを探求することから，抑制的な神経症的パーソナリティの態度へと，治療者の注意は明らかに方向転換するようになった。実際のところ彼の考えでは，欲動－防衛中核葛藤という古典的な考え方が，すっかり捨て去られてしまったも同然である。一般的な心理学的知見によって支持される見解ではないが（「葛藤外の」独立した領域が自我に提供されるというのが正当な考えであると認められたこともあって，後の精神分析学ではもはや必要がなくなった見解である），ライヒが，抑制的な「その人のありよう」の一切の起源は，幼児期の中核葛藤が生じる環境にあると考えていたのは事実である。ところが，彼の考えでは，そうした「ありよう」が成人においては全面化していて，「リアクションの慢性的自動モード」のなかへ「硬化している」ことが明確に示されてい

第1部　神経症的キャラクターと精神療法：一般原則

る。ライヒがそう言っているわけではないが，彼の考えには，神経症的な問題というのはその人のなかにあったり，その人に影響を及ぼしたりするものではなく，むしろその人自身であると，それとなく示されていることがよくある。一歩前進してそのことを具体化していれば，「操り人形」の問題はすぐに解消されていたはずである。

　（8）Wilhelm Reich, *Character Analysis* (New York: Orgone Institute Press, 1949).

　それ以後，精神分析学の理論的潮流の内部やその周辺が多様に発展することによって，早期の「操り人形」概念の影響はかなり緩和されている。意識的な人間は，特にその適応能力という点で，早期の精神分析理論よりも精神分析的自我心理学によって適切な承認を得ている。著名な例をあげると，エリクソンは，精神性的発達や，葛藤や，そこから起こり得る結果に関する従来的な考え方をかなり拡張して，基本的態度（信頼や不信のような）や，行動のモードを取り込んでいる。そうすることによって彼は，欲動の発達ということから子どもの発達ということへと，従来的な考え方を修正したのである。欲動や欲動エネルギーといった従来的な「深層心理学的」諸概念に対して，最近になって精神分析学の内部から批判があるのだが，それは精神分析的「自己心理学」派の貢献がある程度そうであるように，主観的体験により接近する諸概念を支持しており，この趨勢に合致するものである。

　（9）Erikson, *Childhood and Society* [3].
　（10）たとえば，Robert R. Holt, "Drive or Wish: A Reconsideration of the Psychoanalytic Theory of Motivation," *Psychological Issues* 9, no. 4, monograph 36（日付不明）: 158-197; George S. Klein, *Psychoanalytic Theory: An Exploration of Essentials* (New York: International Universities Press, 1976); Roy Schafer, *A New Language for Psychoanalysis* (New Haven: Yale University Press, 1976) を参照せよ。
　（11）Heinz Kohut, *The Analysis of the Self* (New York: International Universities Press, 1971). [ハインツ・コフート著；近藤三男訳（1994）『自己の分析』みすず書房.]；*The Restoration of the Self* (New York: International Universities Press, 1977). [ハインツ・コフート著；本城秀次訳（1995）『自己の修復』みすず書房.] を参照せよ。

　このような発展の途上で，神経症や神経症の症状に対する精神医学的イメージは変化してしまった。確かに，フロイトの時代とは，神経症の状態像や神経症の症状そのものが変化していると言う人は少なくない。けれども，たとえそうであるにせよ，そうしたことに関する精神医学の考え方も同じように変化したことに疑いはない。一見したところパーソナリティから隔離されているように思えるような，完全に自我違和的な症状というのは，現代では疑わしいものであったり，めったにないものと考えら

第 2 章　神経症的キャラクター

れていたりする。態度や行動や関係性のきわめて基本的な特徴が主に反映されているという意味で，それから，主観的には，古典的な神経症の症状ほど違和感を感じたり不可解なものに思われたりするわけではないという意味で，症状というのは，より性格学的なものであると認識されているのである。

　しかし，神経症と神経症の総体的症状に関わるイメージがこのように概して変化したとすれば，それが概念的な明晰性や論理的なまとまりをもって構築されているなど，まったく考えられないことである。もっと正確に言えば，その人の内部にある解離された中核葛藤，という見方をする古典的な力動論が，より性格学的なもののように映る症状に合わせるために，たんに拡大解釈されてしまったように思われる。中核葛藤（あるいは自己心理学の理論では中核的心的外傷）というのは，もともとは隔離された症状を説明するものと考えられていたのだが，今日では，私が指摘したようなもう少し全般的な仕方でその人に影響を及ぼすものとみなされているのである。

　中核葛藤理論には依然として説明能力があるが，それがどうしてなのか理解するのは難しいことではない。解離された中核葛藤は症状と同じくらい性格学的なものであり，そうした中核葛藤という考え方によって完璧に説明がつくように思われるのだが，神経症理論（純粋に適応的な行動の理論とは対照的な）というのは臨床上の基本的な事実を今もなお解き明かしてくれるはずである，ということを心にとどめておけばそれで十分である。すなわちその事実とは，神経症的自己疎外のことである。自分自身の願望や，フィーリングや，意図や，行為から疎外されるといっても，もはや古典的な自我違和的症状の場合ほど主観的にはっきりと捉えられるものではないが，疎外は，依然として神経症的な葛藤や症状を代表する顕著な特徴であり，そうしたことの本当に意味するところであり続けている。ある女性は，1度や2度でなくいつも決まって，あまり好きではないとさえ考えている人のことが，自分でも知らないうちに「気になって仕方がない」でいる。ある男性は，自分では「そうしたくない」にもかかわらず，ノーと言って断ることが「できない」し，いつも気がつくと相手の「言いなりになってしまう」と訴える。ある人は，「些細なこと」が決められなくて，耐えがたい思いをしている。ある人は，自分が「正気じゃない」と呼ぶほどの強い嫉妬を感じている。「感情」を爆発させる人もいる。自分ではどうすることも「できない」と感じているような，飲酒や薬物の問題を抱えている人もいる。列挙したものは，古典的な症状ではない。古典的な意味で自我違和的であるとみなされるほど特異なものではないし，不可思議なものには思われないかもしれない。加えて，全体としてのパーソナリティからすっかり隔離されているようでもない。ところが，そうした症状は，はっきりと自覚にのぼるような顕著なものではないようであるし，なおかつそれを体験する本人でさえあ

*21*

きれ返ってしまうであろうような，1つのリアクションである。つまりそれは，行動の主体が自由に選択したり意図したりするのではないような，そうした行動を意味しているのである。もしも（弱い，あまり特異的ではない侵入であるとしても）症状について，解離された中核葛藤が成人パーソナリティの合理的な意識的態度に侵入すること，として説明しないとすれば，他にどう説明すればよいのであろうか？　そうは言っても，性格学的なものであるという症状のイメージによって事が面倒になってしまったこともあり，われわれには，侵入という考え方をめぐる解決すべき基本問題がまだ残されている。そうした症候的行動や症候性のリアクションにおいて，意識的な態度や成人のパーソナリティに少しでも役割があるとすれば，つまるところそれはどんな役割なのであろうか？　一方の無意識的中核葛藤と，他方の意識的態度には，どのような関連があるのだろうか？　そのような症状は意識的態度と一致しているのであろうか，それとも侵入なのであろうか？

　ハインツ・コフートの自己心理学も，こうした問題を免れているわけではない。彼は，欲動-防衛中核葛藤という古典的な方法で理解される一方の症状神経症と，他方の性格学的な「自我変形（ego deformity）」ないし「欠損（deficiency）」には，本質的な違い（私の経験から言うと，臨床的には厳格に区別することなど全然できない）があるのだと主張している。ところが，「太古的誇大性（archaic grandiosity）」のようなおそらく性格学的な変形は，同時に，欠損した母-乳幼児関係のような幼児期の心的外傷から直接的に発生する所産としても考えられているし，全体としての成人のパーソナリティから疎外されたものとしても考えられているし（「残りの心的装置からの解離」），成人の合理的生活への侵入としても考えられている（「成人の現実に根ざした活動は，……太古的構造の突破や侵入によって妨害される」）。もう1度言うが，そのような考え方が適合するのは，意識的な態度や全体としてのパーソナリティとは明らかに無関係に，早期の心的外傷体験からくる無意識的影響によって，操り人形のようにすぐ行動やリアクションに走ってしまうような患者なのである。

(12) Kohut, *Analysis of the Self* [11]；それから *Restoration of the Self* [11] も参照せよ。
(13) Kohut, *Analysis of the Self* [11], p.3.

## 症候的行動，意識，自己疎外

　実を言えば，意識というのは，従来の力動的見解が示唆しているほどには，症候的行動や症候性のリアクションにおいて無毒無害の役割を演じているわけではない。私は，そうした症状が，意識的に目論まれたり，選択されたりするものであると言うつ

もりはない。むしろ，よく観察すれば，態度や，考え方や，その意識に特有の主観的体験と，いつも決まって一致していることが分かるのだと言いたいのである。この意味で，神経症の症状は，性格学的なものであると言えるのかもしれない。しかしながら，私が言っているのは，個人が認識したり分節化することのできるような態度や主観的体験にかぎったことではなく，それには，分節化されようがされまいが，認識されようがされまいが，アクチュアルにその人の特徴を示しているものも含まれている。私は，その人に特有の主観的世界について言っているのである。あまり目立たない，慣れっこになっているような症状は言うまでもないが，もっとも奇妙な症状でさえ，つまり神経症者自身にとってもっとも不可解な症状でさえいつもキャラクターと関わりがあり，その人に特有の主観的世界と一致しており，主観的世界という視座に照らすと理解できることが明らかとなる。必然的に導き出される結論はこうである。すなわち，症状というのは，安定した主観的体験世界への侵入ではないということ，それから，症状というのは主観的体験から生成する所産であるということ，である。

　たとえば，ある儀式（友人にも自分にも，まったく無意味で奇妙であると思われるような手続き）の遂行を余儀なくされていると感じている男性は，全体として，極度に，徹底的に真直な男性であることが判明する。彼は，これでよしと満足することがけっしてないので，形式的に動作を繰り返して，儀式をしているかのように際限がなくなってしまうのである。

　けれども（この例証においてさえ）そこにはパラドックスがある。すなわち，症状（彼の強迫的儀式）がキャラクターと関連していて，その人のいつもの態度や，フィーリングや，主観的世界と完全に一致していたり，連続性があったりすることに関して十分な根拠がある一方で，自分自身から疎外されていることや，自分の症状に主観的な意味づけを与えるフィーリングや考えから疎外されていることについて，疑う余地はないのである。そのような症状は，ある意味では，その主体にとって紛れもなく異質なものである。それにもかかわらず，別の意味では，明らかにそうであるとは言えない。別の言い方をすれば，症状と全体としてのパーソナリティが一致することを説明し得る性格学的理論か，あるいは症候的行動や症候性のリアクションが自己覚知から疎外されることを説明し得る力動論か，いずれか1つを選ばなくてはならないようである。

　一般的に言って，理論上このジレンマを解決するには，同時に性格学的であり力動的でもあるような考え方をするしかない。必要なのは，もはや特殊な欲動と防衛のダイナミクスについてではなく，全体としてのパーソナリティの機能について力動的に理解することである。もっと具体的に言えば，臨床的に認められる事実は，通常想像

## 第1部　神経症的キャラクターと精神療法：一般原則

されるものとは異なった類の神経症的自己疎外と関係しているようである。それは，合理的な成人の意識が，侵入的で，いま現在不合理な幼児期の願望から疎外されるということではない。もっと一般的な意味での自己疎外である。それは，自己覚知が歪曲したり失われたりすることであり，大部分が未分化で拡散した主観的世界のアクチュアリティから，内省的意識や分節化した意識が疎外されることである。もっと簡単に言えば，自分はこう感じたり信じたりしているのだとその人が考えていることと，その人がアクチュアルに感じたり信じたりしていることが，離反してしまうということである。

極端に傷つきやすいプライドをもったある中年男性が，上司から素っ気なく拒絶されてしまった。彼は（自分でそう思っているのだが）自分は「腹を立てている」と断言する。しかし彼は，怒っているというよりも，むしろかなり傷ついていて，屈辱を感じているように見受けられる。この未分化で拡散した屈辱感は，厳密に言えば無意識的なものではない。それは，彼のアクチュアルな主観的体験である。けれども，そのことを彼が認識しているわけではない。自分のプライドのせいで，屈辱感を認識すること（彼は後に「受け入れること」と表現している）ができないでいるのである。

彼と同様にして敏感なある女性が，自分の比較的低い職業的地位や，周囲の人たちから「いじめられている」ことについて思いつめている。彼女は，自分のことを「ただの人」と言うことがよくある。そんなふうにして自分のことを口にするとき，彼女は正直である。彼女が言葉で表現しているのは，自分はそう信じているのだと思っていることであり，実際にしばしば自分に言い聞かせていることである。ところが，彼女は自分の言ったことを信じてはいない。実際には自分が絶えず上司をけなして，彼らを馬鹿にしていることには気がついていないのである。

またある男性は，自分が男らしいか絶えず不安げに評価したり，自分の男らしさを確認したりする。しかしながら，そうした懸念があること自体，彼はまったく覚知していない。自分の男らしさをしきりに心配しているわりにはそのことに気がついていないのであるが，そうした心配があればこそ，自分の強い意志や讃えられるべき実績について考えたり，そうしたことを示威するように行為したりすることによって，即座に安心することになる。彼は，こうしたほとんど反射的なプロセスのおかげで，自分の懸念に気づかないように保護されているのである。

これらはみな自己疎外の例証，つまり個人が自分自身から切り離されている例証である。しかし，それぞれの例証において疎外がどこにあるのかと言えば，それは，自己についてどう感じているのかという意識的な考えと，主観的体験のアクチュアリティとのあいだである。もう1度言うが，これが自己覚知の歪曲である。それだけで

はない。そうしたことは，神経症的パーソナリティの内的ダイナミクスによって生成するのである。

続いては，さらに詳細な例証である。精神療法と結びつけて，後に第9章でまた取り上げるつもりである。

法人組織の法律家であり，商法の教師でもある，40歳代後半の男性である。彼には，もう何年も前にちょっとだけ知り合いであったというただそれだけの人がいたのだが，その女性ではなくいまの妻と結婚したことで，自分は大変なミスを犯してしまったのではないかという強迫的な考えによって，再婚した直後から6年間悩んでいた。彼は，結果として自分の人生が取り返しのつかないほど台無しになり，幸せをつかむチャンスを逃してしまったのではないかと考えている。彼が「まともじゃない」と呼ぶこの考えは，絶え間なく彼の生活に侵入する。この女性のことや，自分はミスしたのだという考えは，いたるところで彼の頭をよぎる。すなわち，ほとんどどんな曲でもよいのだがロマンチックなポピュラー・ソングを聴くだけで，あるモデルの車をちょっと見かけただけで，それに，彼女と同じファースト・ネームやそれと似た名前が話のなかに出てきただけで，である。そのようにして連想的に結びつくものであればみな，自分がミスであると考えていることや事の重大性について，何時間も悩んだり，反復して振り返ったり，ということを誘発する引き金となってしまう。彼はこの強迫性のことを「正気じゃない」と言い，イライラしながらこの女性のことはほとんど知らないのにと言い立て，ともかくこうしたリアクションを起こしてしまうことは，自分の犯したミスによってはとても説明のつくものではない，と不必要に付け足す。それでもやはり彼は，自分では止められない，「振り払う」ことができないと口にする。彼は，ミスではないとしても，そうした強迫性のせいで自分の人生が駄目になっているのだと意見を述べることがあるのだが，これに関しては，もちろん彼に同意しなければならないのである。

そのためこの強迫観念は，主観的にはかなり違和感のある症状であり，そうせずにはいられないような，わけのわからない，苦痛なものとして体験されている。けれども，それと大同小異の強迫的な性質が彼の精神生活（つまり，少なくともそれを構成している態度，動機づけ，それに主観的体験の基本的諸形式）に行き渡っていて，この「正気じゃない」強迫性が，そのような態度や動機づけや主観的体験の基本的形式から直接的に生成する所産であることが，すぐに明らかとなる。

こうした事実は，たとえば，大変な成功を収めていて，彼の関心の大半を占めている，職業生活において顕著である。いつも彼は，何か価値あることを学べるようなチャンスを逃してしまうか，自分のキャリアを昇進させるようなビジネス・チャンスを逃

第 1 部　神経症的キャラクターと精神療法：一般原則

してしまうかするかもしれない，と懸念している。彼は，おそらく重要なことを逸失したりミスしたりすることのないように用心しているのであろうが，そのために収集した膨大な量の個人記録や商談記録，切り抜き，新聞，それに雑誌を，何ひとつ捨てることができずにいる。商談や同業者の集まりに間に合わないと非常に困ったことになるので，彼はしばしば会議から会議へと駆け込む。こうしたことのすべてにおいて，これから失うことになるビジネス・チャンスが，あるいはすでに失ってしまったビジネス・チャンスが，もっとも金銭的に価値あるものであるのかもしれない（取り返しのつかないものでさえあるかもしれない），という懸念によって追いつめられ，憂うつになるのである。

　このような懸念で頭のなかがいっぱいになり，そのせいで彼の活動が非常に落ち着きのないものになっているという事実にもかかわらず，もう少しで間に合わないところであった商談のような懸念の対象についての意識とは対照的に，懸念それ自体が存在していることや，懸念の特質には，ほとんど気がついていない。こうした活動（主として私が言っているのは，駆り立てられた，徹底的な実直さである）を必要とし，こうした活動それ自体の体験の性質について自分自身を欺くような，そうした態度や動機づけに関わるアクチュアルな主観的性質に，彼は気がついていないのである。たとえば，その表現から容易に判断することができるであろうが，逃すまいと非常に注意を払っている「チャンス」のほとんどが，まったくチャンスとして体験されていないことに，自分では気がついていない。彼は，自分がそうしたチャンスのおかげで喜んだり，張り切ったりしていると表明しようとしたり，実際にそう感じようとしたりすることがよくある。けれども彼は，喜んでいるようにも，張り切っているようにも見えないのである。反対に，たいてい彼は，新たに発表された講習会のような「チャンス」をさらにもう 1 つ見つけてしまうことによって，意気消沈しているように見えたり，何か予期せぬキャンセルがあると，落胆するのではなく，安堵を感じているように見えたりするのである。

　さまざまな理由で，彼は「チャンス」を取り逃がしてしまうことがある。そんなときには，自分は強い欲求不満と後悔のフィーリングを感じているのだと考え，そうしたフィーリングを本気で表明する。ところが，それは後悔のフィーリングではない。というのは，自分ではそうなのだと思っているのであろうが，基本的に彼の関心は，取り逃してしまったチャンスにあるわけではまったくないからである。彼が関心をもっているのは，自分がミスを犯したということであり，自分の怠慢であり（どうして私は……しなかったのか！），ミスしたことの想像上の損失である。言い換えれば，彼の体験は後悔のようなものではなく（それとはまったく異なるものである），ひど

く苦しい，実際にはまったく不自然な，良心の呵責のようなものなのである。それどころか，彼が誇張して表明する後悔の念や，大げさに表現する取り逃がしたチャンスの値打ちには，綿密に細かいところまで及ぶ良心の呵責が反映されている。このような区別が妥当であることは，自分の能力の範囲で，状況の許す範囲でやることはやったのだが，自分のコントロールを超えた外的要因のせいでチャンスを取り逃がしてしまったのだと納得できる場合，彼がそれ以上がっくり力を落とさずに安心するという事実によって，確認できることがよくある。

　要するに彼は，自分の主要な強迫症状の根拠となる個人的な必要性に迫られているというのに，そうした一切の感覚から切り離されているだけでなく，それ以外の大半の活動についても同程度に，一切のリアルな感覚から切り離されている。実際にはそうすることを望ま「ねばならない」あるいは関心をもた「ねばならない」と確信しているだけであるのに，そうすることを自分は望んでいるのだ，関心をもっているのだと彼は考え，感じようとしている。彼がアクチュアルに関心をもっているのは，たんに講習会に顔を出すことだけ，徹底的な義務感の要求を満たすことだけであるというのに，自分は講習会に関心をもっているのだと考えている。彼がアクチュアルに悔やんでいるのは義務を果たさなかったことであるのに，自分としてはチャンスを取り逃がしてしまったことを後悔しているのだと考えている。こうしたことのすべてが自己欺瞞のかなりのプロセスをなしているのだが，それはこの種の自己欺瞞を可能にする合理化であるというだけではない。うやうやしい実直な態度それ自体が機能しているということでもある。というのは，彼が体験しているのはそうした徹底した義務感からくる息のつまるような影響であるというのに，そうした強烈な内的感覚に抗して，義務感を満たすために必須であるにすぎないことを本当は自分自身の願望なのであると確信するほど，うやうやしいからである。

　このように，この患者ではチャンス，とりわけ取り逃したチャンスをひどく誇張することに認められたのであるが，パーソナリティの特定の態度が機能することによって，態度それ自体が分節化するのではなく，自己覚知が絶え間なく歪曲してしまうことになる。自己覚知がこのようにして歪曲するプロセスで自己疎外は生み出され，神経症者は自分自身のフィーリングから切り離される。主観的生活において，自分にとっての目的や根拠が失われるのであるが，その結末は症候的行動である。

　それでは，この患者の強迫症状を，それと変わりのない顕著な特徴がある，それ以外の大半の生活や行動から区別するものは何なのであろうか？　いわゆる症状とそうでないものとの差異が，はっきりしなくなってしまうのは明らかである。それでもやはり，この患者にとって，自分の症状の特異性がリアルなものであったのは確かであ

る。その程度は別としても，そうした特異性について説明する余地は，ほとんど残されていないように思われる。一定の条件下に置かれると，パーソナリティの抑制的なダイナミクス（この問題については，さらに簡潔に検討を加えるつもりである）によって，苦痛をともない，生活の秩序を乱すようなリアクションが生じたり，主観的にひときわ目立ち，容易には合理化されないような，極度の自己疎外が生じたりする。同じ態度から生成する所産としてのありとあらゆるリアクションや行動のなかにあって，それから本人は長いあいだ慣れっこになっているのだが，本質的には同種の葛藤や自己疎外がそこに発現しているありとあらゆるリアクションや行動のなかにあって，どうしたことか自分でもよく分からないと神経症者が認めるのは，主観的にひときわ目立つような，こうしたリアクションなのである。

## 神経症的なリアリティ喪失

神経症的キャラクターが機能するということは，自己疎外だけでなく，客観的リアリティの体験がそこなわれることも意味している。このような障害を反映する多様な臨床的サインは実によく知られているが，その障害が一般的に意味するところや，広く認められるものでさえあることは，あまり知られていない。とはいえ，現実感覚の障害でないとすれば，強迫的な懸念や猜疑，硬直的な独断主義，より一般的には転移としてのリアクションとして記述される多様な関係性の歪曲，といった通常の神経症の症状には，それ以外に何が反映されているのであろうか？　そこなわれた現実感覚は，そこなわれた自己覚知つまり歪曲した自己覚知と同じくらい，神経症的パーソナリティに固有の一側面である。これらの障害は，実際のところ非常に密接に関連しあっているので，本当はひとつの統一的状態を形成する諸相とみなされるべきである。これらは，自己と外界とのそこなわれた分化の，あるいはハインツ・ウェルナーの適確な用語を用いればそこなわれた「分極性（polarity）」の，2つの側面を反映している。[14] こうした障害が神経症という状態において存在していると理解することは，神経症者の主観的世界を理解するために，ひいては治療的変化の心理学を理解するためにも有用である。

**(14)** Heinz Werner, *Comparative Psychology of Mental Development* (Chicago: Follett, 1948). [ハインツ・ウェルナー著；鯨岡峻，浜田寿美男訳（1976）『発達心理学入門―精神発達の比較心理学』ミネルヴァ書房.]

動機づけ（これがほしいとか，こうしたいとか）や，もっとはっきり言うと，一般的に情動的なリアクションやフィーリングというのは，内的状態のみ表現するわけで

## 第2章 神経症的キャラクター

はなく，外界や関心を向ける外的対象や人物に対する，その人の関係をも表現するものである。さらに，動機づけや情動的リアクションが意識的に分節化する形式や水準は，すなわち関心を向ける対象との一定形式の関係や一定水準の関係を意味している。何かしたい人で，なおかつ自分が何をしたいのか分かっている人について考えてみよう。彼は，計画し，自分のおかれている状況や目的について検討することができる。実際的に，もっとはっきりした表現に置き換えると，自分のしたいことが分かっている人は，計画したり検討したりすることを回避することができない，ということになる。自分のおかれている状況や目指すべきゴールに対するその人の関係は，客観的で距離のおかれたものである。このように，明確で意識的に分節化した目的や関心がそこにあるということは，目的や関心が向かう対象に対して距離のおかれた客観的な関係が構築されていることや，自己と外界とのあいだに「分極性」が構築されていることを意味している。この分極性は，発達的に達成されるものである。それは，幼児的な自己中心的反応性から発達する。また，精神病者はもちろん神経症者でもそうなのであるが，あらゆる精神病理において，それはさまざまな仕方で障害を被るのである。

神経症者が自分のアクチュアルなフィーリングや動機づけから疎外された結果として生じるのは，自己中心的反応性への逆戻りである。言い換えると，周囲の人物や状況に対する自分自身の関心のあり方が認識されていないとすれば，その人と，そうした人物や状況との分極性はそこなわれているのである。そのような人物や状況は，もはや考慮すべき対象ではなくて，直接的な自己中心的リアクションを誘発する引き金なのである。

たとえば，自分の威厳や「こき使われる」かもしれないことについて神経症的に懸念しているものの，そうした懸念には気づいていない男性が，自分への些細な軽視に対して過大な憤慨をもって反応する。彼は，自分を軽視する張本人を客観的に理解しないで（ある意味で，彼はその人をまったく理解していない），自分が自分自身のことを敬愛しているのか定かではないことから，相手が不敬な態度であるという漠然とした感覚に反応するばかりである。それは，神経症者が儀式的な仕方でふるまったり，論理立っていない規則にしたがって動かされたりする場合と，ほとんど同じことである。彼は，たとえば，不安になって何かせ「ねばならない」という考えが頭をよぎるような出来事（たとえば既出の「チャンス」のような）が起こると，まるでシグナルを送られているかのようにうやうやしく反応する。そうした「チャンス」について客観的に考えることなど，彼にはできない。つまりそれは，やるべきことに追い立てる未分化な圧力から発生する，漠然とした所産なのである。こうしたプロセスは，極度に暗示にかかりやすく言いなりになってしまう人の，強引な要求に対するリアクショ

第1部　神経症的キャラクターと精神療法：一般原則

ンにあってもはっきり認められる。そうした人はすぐさま相手に追従して，「私には断れない」あるいは「他にどうしようもない」という漠然とした主観的感覚とともに反応するのである。同様にして，夫に責められてビクビクしている妻であれば，彼のことを冷静に考えることはできない。責められるときには，彼女は夫の顔を見ようとさえしないし，彼のことを冷静に考えようとしないのはもちろんのことである。彼と目を合わせたり，彼のことを冷静に考えたりすることは，いつもと違った自分をもっと全面的に体験することであるに違いない。それどころか彼女は，夫が批判する勢いに気をとられてしまう（ほとんど催眠にかけられてしまう）のだが，夫の批判と，自分にはあまり価値がないという感覚は，区別されていないのである。彼女は，夫から「批判される」ことについて話しているのであるが，そうしているときには，彼の行動よりもむしろ自分がいたらないことを語っているのである。

　この問題については後に本書のなかで述べるつもりであるが，ここで転移という主題に関わる一側面について言及しておかねばならない。よくある転移の描写（過去から来る鋳型ないしイメージを治療者の現在の姿に賦与する）では，転移としてのリアクションに備わっているアクチュアルな主観的性質について適切な考えを得ることはできない。なぜならば，人物像として明確に規定することができないということが，このような自己中心的体験の特質なのであるから。つまりそうした人物像には，意味を取り違えられていたり，歪曲されていたりといったさまざまな特徴があり，客観的なイメージであるとは言えないのである。それどころか，相手に対して抱く自己中心的イメージは，鮮明さが欠如しているだけでなく，たぶん，イメージと呼べるような代物ではない。それは，主観的感覚や，ぼんやりと感じ取られた観念や，客観的リアリティの諸要素が，一緒に融合して合成されたひとつの体験であり，リアクションなのである。同様に，このようなリアクションに特徴的であるといえるのは，リアクションの情動的な性質が，一定不変の客観的に考慮された人物像に結びついているのではなくて，そうした人物像によって触発された直接的かつ一時的な印象と結びついているがために，リアクションやその情動的な性質が極端に変化しやすくて不安定である，ということである。

　もしもわれわれの理解が正しいとすれば，そうした事実が実際の治療によって確認されることもまた期待してよいであろう。つまり，自己疎外が減って神経症者が自分自身のフィーリングや目的や関心への接触をしだいに増していくにつれて，自己体験と外界体験との分極性がはっきりするものと期待してよいのかもしれない。言い換えれば，自己疎外が減って，神経症者自身の視点がその人にとって明確になるにつれて，その視点から見られた世界はより明確に，より客観的に見えるようになることが期待

されるはずである。そのような効果を示唆する証拠が豊富に存在していると，私は思っている。このことに関しては，後でまた触れるつもりである。

## 主観的体験のダイナミクス

　抑制的な態度や自己覚知を歪曲する態度（たとえば，すでに述べた患者に認められるような徹底した実直さ）が存在しているというだけでは，その人に特定の症状があることや，その症状が特定のときに現われることについて，説明することはできない。結局のところ，事実上そうした態度は持続的なものであり，一定不変である。神経症的な状態に認められるような，かなりのあいだ持続している自己疎外や自己覚知の歪曲については説明がつくものの，それによってしては，特定の症状が特定のときに現われることについては説明がつかないのである。その一方で，葛藤というものは別のパーソナリティにおいてはまた違ったかたちになるのであろうが，こうした態度やパーソナリティのスタイルというのは，葛藤がとる症状の形式を決定するだけであると考えるのは的確ではない。言い換えれば，特定のキャラクターに備わっている抑制的な態度が，特定のスタイルに一致する葛藤を身にまとっているだけであると考えるのは，的を射ていないのである。

　態度というものには，症状の産出と絡み合っている葛藤の一部が示されるだけであるから，このような態度によっては症状について説明しつくされるわけではない，というのは事実である。それにもかかわらず，態度は，そうした葛藤が生み出されることと密接に絡み合っている。特定の形式を備えた，特定の種類の葛藤が生み出されるのは，何らかのフィーリングや意図に対する覚知がまさに起始しようとするときに，そうした態度による抑制的なリアクションが生じるからである。したがって，葛藤があるということを，葛藤に付帯する特定の形式のあり方から分離するのは不可能である。こうした特定の態度がない場合，葛藤はいまあるそれとは別の形式をとるはずである，などとは言えない。このような態度がないとすれば，特定の葛藤など存在するはずがない，と言えるだけである。自己覚知を絶え間なく制限して歪曲するのであるが，たとえば強迫的なほど実直な態度のような抑制された態度は，精神的緊張を強いられる状況下で，われわれが症状として認識する強いリアクションを生み出すであろう。先に引用した事例では，このようなリアクションの激化や症状の悪化は，患者が「チャンス」を取り逃がしてしまったことに気がつくたびに，はっきりそれと分かる。言い換えれば，自分自身の願望にしたがうために意識的，意図的に義務の遂行を怠るたびに，患者は不安の激化や症状の悪化を体験するのである。したがって，この意味

第1部　神経症的キャラクターと精神療法：一般原則

で症状というのは，神経症的パーソナリティがおのれに背くリアクションから生成する所産であると，つまりパーソナリティのダイナミクスから生成する所産であると言えるのである。

　神経症的なパーソナリティにおいては，強迫的な人たちの硬直的なくらいうやうやしい実直な態度のような，あるいはもっと特殊な例では大げさなくらい男らしい態度のような，抑制的で，大部分が未分化な，意識を歪曲する態度というのは，発達したものである。そうした抑制的で制止した態度というのは，もともと多種多様な不安を未然に防ぐために発達するのであろう。そのような態度によって，特定のフィーリングや関心が覚知から閉め出されたり，そうしたフィーリングや関心を主観的に認識するようなことであればどんな場合でも，制止したリアクションを触発したりすることが多い。何かを感じている自分や，何かしようとしている自分や，何かしている自分を覚知することは，そうした覚知がぼんやりとしたものであったり，まだ覚知の前兆にすぎない場合であったりしても，急に不快なものに転じる。こうした不快感は，次には抑制自体の激化を誘発する。このリアクションの結果として，体験がそれ以上意識的に分節化することが制止され，自己覚知が希薄化したり，歪曲されたりすることになる。

　このようなプロセスが機能するとき，それはたいてい急速なものであるが，たとえば強迫的不決断のように容易に観察することができることもある。自分の生活がいつもさまざまな規則や権威主義的な原則によって支配されている，強迫的なくらい実直な人は，いやが応でも個人の好みに委ねられるような決断をする場合に，全然うまくいかないことがよくある。そういう人は，技術的な情報に基づいて，決着がつくか，決着がつきそうな選択であれば（「正しい」答えがあるか，そうした答えがありそうな場合），容易に遂行することができる。ところが，身を委ねるべき規則や権威が何ら存在しないような場合には，取るに足りないことでさえ，決断しなければならないとすれば，不安に陥ることになるであろう。こうした人にたやすく見て取ることができるのは，自分が選択しようとしていることに気がつくちょうどそのときに，しばしば突飛でせっかちな感じになって不安を体験するということである（「ミスを犯してしまったかもしれない！」）。特徴として，この不安もやはり，勢いを強め，細心の注意を払って，他にとるべき道はないか洗いなおすように刺激する。もっと正確に言えば，そうした不安は，望ましい方向とは逆のあらゆる論拠や事実を引き合いに出して，細心の注意を払って洗いなおすように刺激するといえるのであるが，それはとらわれのある見方の偏った洗いなおしであり，細心の注意が払われるといっても気を緩めない方向に向けられるだけなのである。

　自分が何をなす「べき」なのか絶え間なく覚知しながら生きているこの種の義務感

に満ちた人にとって，何気なく決断する感覚が無謀なことに感じられるのは必至である。われわれはみなそうしているが，このような人が，自分がそうしていることに気がつくことなく，したがって不快感なしに，こうした何気ない決断をたびたびしているというのは事実である（加えて，重要なことである）。ところが，決断することによって重要な結果が導かれるから，というわけではかならずしもないが，機械的なやり方ではどうにもならないことがよくあるので，決断することによって，決断することそれ自体が浮き彫りになってしまうことがある。決断というものは，選択していることが主観的に覚知されることなしに遂行されはしない。義務感に満ちた規則の追随者である優秀な兵士の態度とはまったく異なるもので，実質的にはそうした兵士にとって有害なものであるが，本人みずから選択していることや，本人みずから判断していることをそのようにして覚知することには（想像してみることによって誰でも容易に体験できるように）自由な態度や自分自身の主体感覚（sensation of one's own authority）がともなわれているものである。ひどい不快感が生じるのは，決断しようとするときである。そもそもそうなってしまうのは，選択肢が象徴的に意味していることが原因なのではなく，選択することがどう感じられるのかという感じ方からきているのである。

　義務感に満ちた実直な人は，自分が突飛でせっかちであると一瞬感じようものなら，もっと実直に，もっとうやうやしくなってしまう。そういう人は，自分がこのように反応しているとは思いもよらないのであり，そのような仕方で反応することしかできないのである。選択しようとする意図が不快に覚知されることによって触発されるのであるが，そうした実直さは，補正的に強められることになるであろう。強迫的不決断の場合，その人がそのときにそうしたいのだという気持ちとは逆の事実や論拠に対して選択的に払われる，緻密で警戒的な関心は（そうした気持ちがどんなものであれ），最終的には混乱状態を，つまり全体感覚の喪失をもたらす。それどころか，そこにあるのは，結論の出ないデータ，プラス面とマイナス面の賛否両論，そのつど別様に読み取ることのできる主だったことを選択的に並べあげてみること，だけである。強迫的な人が「どうしたいのか自分でも分からない！」と口にすることがよくあるのは，このようなときである。選択が起始することを受けて実直な態度が補正的に増強するのだが，それによって，選択に関わる覚知がそれ以上発展することなく，制止してしまうのである。言い換えると，こうしたプロセスのせいで自己覚知が歪曲し，そこから神経症的な自己疎外の状態や症状が発生するのである。

　急速な，主観的には気づかれない，大部分が未分化な仕方ではあるが，ありとあらゆる神経症状態において，同じようなダイナミクスが働いている。しかしながら，こ

# 第1部　神経症的キャラクターと精神療法：一般原則

うしたプロセスの存在している証拠は，外部から観察可能であるのかもしれない。

　たとえば，神経過敏で自己防衛過剰であるがために，怒りっぽくなることがよくある女性が，自分のことを邪険に扱った友人を，許したほうがいいという気になっている。「大目に見ることにしよう」という気になっているのである。自分ではその気がないにもかかわらず，知らず知らずのうちに，彼女がこの人に好意をもっていることは明白である。彼女は，自分が邪険に扱われたことに関して，友人だけでなく自分のことも大目に見ることにするという意味で，いつもの高潔な好戦性を緩めようという気になっているのである。しかしながら，この気持ちが彼女にとって不愉快なものであることは明らかである。というのは，そうした気持ちがすっかり分節化する前でさえ，親密な関係を取り戻すということは，自分が「邪険にされても黙っているような人間」になってしまうことを意味するはずである，という考えが突然「思い浮かぶ」からである。屈辱感と絡んだこの不安は，いつもの用心深さが緩んでしまう感覚によって触発される。こうした不安もやはり，手ひどく扱われた別のことをあれこれと振り返ることを即座に引き起こしてしまい，怒りに満ちた強固な意志がまたしてもかきたてられることになる。彼女はいまや，許しを与えることは「偽善かもしれない」と結論するのである。

　彼女を間近にすれば分かるが，その怒りは，実際にはちょっと不自然で，むきになったものである。彼女は，そうしたことを許していた昔の自分は「邪険にされても黙っているような人間」であったが，またしてもそうなってしまうと屈辱的に考えており，自分がそうしていることに気がつかないまま自分自身を追い立てているのである。実際そうある以上に自分は怒りを感じているのだ，自分はそう思うべきであると考え，そう感じようとし，そう確信している。したがって，こうしたプロセスもまた，自己覚知を歪曲するものなのである。

　また別の患者である。50歳代初頭の臆病な女性であるが，彼女は，自分は必要のない人間ではないかといつも気にかけている。それで「いい人」であるように，つまり他人の期待にこたえるように，大いに心がけているのである。彼女は，いつも自分が心がけていることを一瞬忘れてしまい，相手の不当な要求に対して，ムッとして反応してしまうこともある。自分のこうしたリアクションに気づいたときには，すぐさま自分が「思いやりのない」「利己的な」人間であると感じてしまう。そのようにして心を悩ませ，嫌悪を催させる自己体験は，補正的リアクションが起始するきっかけとなる。他人からどう見られているのかという強められた補正的な自己意識が，反射的に触発されるのである。

　自分自身のフィーリングや行為を覚知することに対して，この種の不安げなリアク

第 2 章　神経症的キャラクター

ションを起こすことには，幼児期の原型に対する連想的結びつきのような，特定の出来事と結びついた連想的な意味しか反映されていないと考えることはできない。このように説明するにしても，この種のリアクションはどう見ても全面的なものであり，それによっては説明し尽くされないさまざまな自己覚知に対するリアクションなのである，というだけではない。そうした説明だと，主体が十分に反映されないということにもなる。つまり，その人のパーソナリティがリアクションを左右する決定的要因であることが明らかである場合，そうしたリアクションと絡み合うその人のパーソナリティのことを考えると，そのような説明はあまり重要ではないのである。漠然とした未分化な感覚でさえあるのかもしれないが，自分が何かを行っているということを覚知したり，自分には何らかのリアクションがあるのだと覚知したりすることによって，ひとつのパーソナリティを備えたある人にとっては快適で，他の人にとっては不愉快で，また別の人にとっては嫌悪感を催させるような，人によって異なるそうした自己感がもたらされることであろう。一般的に言えば，自己覚知の特殊なものは嫌悪を催させるであろう。特定のパーソナリティにおいて，もしもそうした自己覚知が現存するパーソナリティの態度とアクチュアルに反目するのであれば，まず特徴的な形式の不安が誘発され，次には補正的リアクションが触発されることであろう。

　特定の意図や行為に対する主観的なリアクションは，行為の客観的な特質というよりも，むしろ行為することで具体化される態度によって左右されるのであろう。したがって，ある態度でもって行為し，それによって不安が惹起されるとしても，それとは異なる態度でもって行為する場合には，同じ行為であっても不安は惹起されないのかもしれない。同じ行為であっても異なる態度でもって行為するとすれば，双方にはまったく異なる自己覚知がともなっているのであろう。だからこそ「男らしい」男性は，自分が本気ではないことが分かっている場合，女性に対して心地よく愛していると告げることができるのであろうし，自分が本気である場合には，たとえ本気であることに気がついていないとしても，愛していると告げることができないのであろう。

　すでに言及したが，有名な事例である妄想症シュレーバーの一側面は，この点で興味深い一例である。精神病の初期に，硬直的なくらい清廉潔白で道徳的なシュレーバーは，自分が「男らしさを奪われ」，女性の「神経」が身体のなかへ注入されることで自分の意志が蝕まれているという感覚に直面して，突如驚愕し，狂乱さえするにいたった。しかしながら，彼の『回想録』からは，シュレーバーのパニックが同性愛衝動それ自体に対するリアクションであっただけでなく，全体としての性的態度や，みずから女性的なことであるとみなしている，淫らで官能的な自己感に対するリアクションでもあったことは，明らかである。このことは，まだ妄想症ではあったが，認識を

35

第1部　神経症的キャラクターと精神療法：一般原則

新たにすることで後にシュレーバーがとても穏やかになり，官能的であることを含めて，自分の女性的なセクシュアリティに関わる考えと，実際に和解した事実に明らかである。というのは，このようにして神に対して性的に仕えるのは自分の義務であるという考えを，彼が発展させているからである。このようにして，最初は自分の名誉と威厳にとって破壊的であるとして忌み嫌われていた性的な変身は，いまやそれとは異なった態度をもって体験され，それとは異なった自己覚知を生み出し，受容できるものとなったのである。(16)

(15) Schreber, *Memoirs* [ 6 ].
(16) この事例のさらに行き届いた議論については，Shapiro, *Autonomy and Rigid Character* [ 4 ], p.146以下を参照せよ。

　パーソナリティが，それ自体に備わっている一定の諸傾向に背いて反応する基本的プロセスは，神経症的パーソナリティがいくらか犠牲を払っておのれの安定性を維持する仕方として説明することができ，その点で自己調整的なものである。パーソナリティというのは，不安や恥やその他の強烈な不快感に刺激されると，パーソナリティの安定性を脅かしたり，いま現在あるパーソナリティの構造と反目したりするような自己感やさまざまな自己覚知に対して，たいていそれがぼんやりとわずかにでも現われてしまう前に，ほとんど反射的に，なおかつ補正的に反応するものである。この意味で，神経症的パーソナリティの抑制的な態度や，自己覚知を歪曲する態度は，補正的な仕方だけでなく予防的な仕方で，安定性を維持するべく機能する。つまり，不安を消散させるだけでなく，それを未然に防ぐこともするのである。
　パーソナリティの抑制が弛緩すると，自己覚知の閾値に到達し，不安が生じて補正的リアクションが触発されるので，この種の抑制的なパーソナリティは，おおよそ絶え間なく緊張状態におかれている。そのようなわけで，そうしたパーソナリティと結びついた一定の自己覚知の歪曲や自己欺瞞もまた，おおよそ絶え間なく存在していることになる。実際にわれわれは，臨床体験としては，このようにして持続する自己欺瞞について熟知している。ある人の大げさな男らしさや，またある人の誇張された「女らしい」可愛らしさや，心配性の人のとどまることのないちょっと不自然な憂うつや，高慢な人のわざとらしくて気取りのある威厳など，これらのことはみな，上記のような抑制しようとする緊張や自己覚知を歪曲しようとする緊張の，おおよそ安定した形式と絡み合っている。それから，そうしたおのおのの状態は，慣れっこになっている一定の不安や，大部分が未分化な自意識過剰の懸念とも絡み合っている。つまり，恥辱感や屈辱感に瀕してピリピリすることがよくある人もいれば，もっとああしておく

## 第 2 章　神経症的キャラクター

べきであったとか，こうすべきではなかったという，漠然とした，つきまとって離れない感覚がいつもある人もいれば，自分は嫌われているのだと，ことあるごとに口にする人もいるのである。

　神経症的キャラクターというのは，このような緊張や内的葛藤といつも例外なく絡み合っているのかと問われることがある。緊張や葛藤それ自体と絶え間なく格闘している強迫的な人のような，あるいは自分の弱さについて間違いなく気にかけている（自分がそうしたことを気にかけていることには気がついていないのだが）硬直的なほど「男らしい」男性のような，そうした神経症者においては，こうした緊張や葛藤が明らかに見て取れる。ところが，おおよその意味で躊躇することなく神経症的であると言えるような多くの人たちにおいて，内的葛藤や自己疎外がはっきりそれと分かるわけでないのは確かである。こうした場合，問題があるとすれば，それは内的葛藤ではなくて，パーソナリティがおおむね安定して歪曲されたり，パーソナリティが不完全であったりすることであると，合理的に考える人もいるのかもしれない。問題は，こうした人たち（たとえば，極端に受動的な人や，極端に臆病で暗示にかかりやすい人）が快適に見えるということではなくて，その苦悩が外界との葛藤や少なくともトラブルに起因するのではないのと同じように，内的葛藤に起因するのでもないように思われる，ということである。

　一例である。30歳代前半の主婦が，明らかにそう見て取れるのであるが，15歳年上の自分の夫におどおどしている。夫が彼女に言うのは，お前は妻として不適格であり，性的にもその他のことでもつまらない人間であり，家のことを切り盛りする力がない，ということである。彼女が自分のストーリーを語るにつれて，心的に苦悩していたり，精神病理が存在していたりすることは，疑い得ないように思われた。つまり，彼女は非常に抑うつ的であるばかりか，自分に対する夫の評価を受け入れているのがはっきり分かることからして著しく影響を受けやすいようでもあり，ほとんど洗脳されているのである。自分に対する夫の辛辣な評価を，彼女は文字通りに受け入れて，そっくりそのまま繰り返して言っているようである。夫の言葉が頭から離れないだけでなく，それが彼の言葉としてではなく，今は自分の言葉として思い浮かんでくるようでもある。明らかに彼女は，自分のことを夫の視点から，夫の言葉遣いそのままで考えているのだが，それにもかかわらず，それが夫の言葉であり夫の考えであることには，ほとんど気がついていないようである。自分自身の主体感覚は，深刻なほど減退しているようである。彼女は，どんなものであれ自前の意見や見解をもつ資格などないと思うくらい，自分には能力もなければ権限もないと感じているようである。

　こうした影響の受けやすさは稀なことではないが，それが精神病理を反映している

## 第1部　神経症的キャラクターと精神療法：一般原則

ことに疑問の余地はない。しかし，内的な葛藤や緊張の痕跡はどこにあるのだろうか？なるほど，この患者の苦悩は，明らかに自分自身との関係から生じるものではなく，夫との関係から，厳密に言えば夫を満足させることに失敗することから生じるものであるように思われる。とどのつまり，彼女が治療者のところにやってくるのは，そうした苦悩があるからであり，夫が言うところにしたがって「さらに自分を向上させてもらう」ため，「もっと興味をそそるような」人にしてもらうためなのである。

　しかしながら，内的な緊張や葛藤を見つけるのは難しいことではない。そのような葛藤の痕跡は，いつものことであるが，自己疎外の痕跡に近いところにある。たとえば，夫が言ったことに対する患者の態度が，全面的に一貫しているわけではないことに注目するとき，葛藤は姿を現わすのである。一例をあげれば，彼女は自分のことや自分のおかれている状況について，あたかも自分自身の見解であるかのようにほとんど夫の見解を話すのであるが，わずかではあっても，ときどきつい口がすべってしまうことが注目される。金銭の取り扱いについて口を開けば，彼女は「……と彼は言う」と述べる。夫のいうことが紛れもない事実であると示すだけでなく，それには「彼は言う」という特有の強調がともなわれてもいるのであるが，彼女がこのようにして話す場合には，自分では気がついていないとしても，わずかに異なる態度が暗に示されている。彼女が，夫の見解への同意をどれだけ示そうとしても（示そうとすることが必要であるとは考えていないとしても），少なくとも，彼の言うことはしょせん彼のものであるというぼんやりとした覚知があるように思われる。

　このようなわずかばかりの覚知のなかに，神経症的な分裂と葛藤が表現される。彼女には自覚がないとしても，そのほのめかし（「……と彼は言う」）は，彼女がいつも表明する見解が自分の主観的体験をすべて表わしているわけではないこと，それとは異なる見解も存在していること，その2つがまだ静寂を保っているにせよ表現されるべくして争っていることを教えてくれる。それから，彼女が夫に代わってその見解を表明するときの声が，不自然なものであることが注目される。それは自信のある声ではない。つまり，不服そうに聞こえるのであるが，おそらく子どもがレッスンを暗誦しているときの声のように，どこか堅苦しくて丸暗記されたもののように聞こえるのである。どうやら彼女は，自分自身の考えを声にして表現したいという気持ちが顔を出さないように，事前に措置を講じているに違いない。

　このような分裂と葛藤が存在するのは，避けがたいことである。彼女には自分自身の意見や見解がないのであるが，洗脳されている人のイメージというのは，誰のものであれその人の完全なイメージであるとはいえない。自分ではそうあることを望まないとしても，人間とは考える生き物である。人間は，深刻な肉体的ダメージがなけれ

## 第2章 神経症的キャラクター

ば，呼吸する生き物であるのと同じくらい，考える生き物でもある。人間であるかぎり，何らかの緊張や努力なしに，それも長期にわたって，自分には判断力や考えがあるのだと覚知するのを避けて通ることはできないのである。この女性のように恐れをなしている人というのは，自分に判断力があるとは思いもよらぬことであるし，そうしたことについてほとんど覚知すらしていないのであるが，まさにそうした判断力が存在しているということが，自分の臆病さと反目してしまうのである。夫に異議を唱えるような意見が自分にはあるのだという覚知がふと浮かんでは消えることによって，それから，夫の意見を自分は疑ったり軽視したりしているのではないかという感覚によってさえ不安が生じ，自分は身の程をわきまえていないのではないか，厚かましいのではないか，信頼できる権威を捨て去ってしまうことになるのではないかという，漠然とした感覚が生み出されてしまう。すると，補正的リアクションが触発されることになるのである。

この女性が，外的状況（たとえば，彼女が夫の不機嫌と向き合わねばならない場合）と結びついている嫌な感じや惨めさを強く意識している一方で，そうした内的葛藤にはほとんど気がついていない，というのは事実である。そうした体験が意識として展開することを未然に防ぐ補正的リアクションが，体験の発生期において誘発されるからこそ，彼女は内的葛藤が存在していることにほとんど気がついていないのである。実は，このような事態は，精神病理における一般原則である。自己覚知を減じたり歪曲したりするような，多かれ少なかれ絶え間なく維持されている制止したリアクションを介していつもわれわれが臨床的に目にしているのは，不安や内的葛藤というよりも，むしろ不安や内的葛藤の回避なのである。したがって，この患者は，自分に判断力があることに気がついたり，夫の権威を疑っていることに気がついたりすることを，避けているのである。彼女は，夫が口にする一言一句によく耳を傾け，自分の至らないところに気をつけ，夫を満足させることばかりが気になって，全体として，自分の「身の程」をわきまえようとする。そして，彼女が治療者に対して提示する問題というのは，夫を満足させるにはどうすればよいのかということなのであり，内的葛藤は，一瞬の沈黙や言い淀みのなかにほんのちょっと姿を現わすだけなのである。

内的葛藤からくる不安を未然に防ぐために，過度の，苦痛をともなうこうした卑下が必要であるとすれば，患者はもともとの病気よりも，むしろ治療を受けることによって不快な経験をするのであると考える人もいるかもしれない。ところが，もちろんこのようなリアクションは計画的なものではないし，何の意図的選択も必要としない。つまり，制止したリアクションというのは，基本的には反射的に，なおかつ意識的に覚知されることなく生起するのである。夫が自分のことをどんなに能力不足で

# 第1部　神経症的キャラクターと精神療法：一般原則

あるのか口にすると，彼女は自分が惨めであると感じるのであるが，それにもかかわらず，不快感をきたして夫の判断に疑いを抱かないように自動的にそこから回避する。この事例を用いて明らかにした意味で言えば，どんな神経症のスタイルであれ，制止や抑制と関わる機能によって（説明した事例では，自己主張や，主導性 (initiative) や，自前の判断が抑制されることによって），不安や内的葛藤を体験することが未然に防がれたり，軽減されたりする。それ以外の機能はどうかといえば，もちろん，一定のレベルを超えて過剰に形成されているのかもしれない。

> **(訳注1)** 神経症によってバランスを保ち，ある程度苦痛が回避されていたところに精神療法による介入が行われるわけであるから，そのバランスがいったん崩れるわけである。そのため，一時的なものであるにせよ，結果として治療が不快な体験になってしまうのである。このような意味で，よくなるためには悪くなることが必須であるとすれば，精神療法にもっぱら安寧を求めることはできないであろう。
>
> **(訳注2)** 原著者にこの部分の具体例を求めたところ，次のような回答であった。「症状はともかくとして，あらゆる神経症状態に認められるパーソナリティの歪曲には，特性や能力の特有の発達が組み込まれています。たとえば，強迫的な人は飛びぬけて生産的であるかもしれません。ヒステリカルな人は，人前ではチャーミングであることが多いかもしれません。精神病質者は，すぐれた兵士になるかもしれません」。

　主観的な体験や感覚が中核をなしている，このようなパーソナリティのダイナミクスが機能しているからといって，機能していること自体の覚知が自然に起こるというわけではない。そのわけを理解するのは，概して難しいことではない。パーソナリティのダイナミクスが機能するというのは，自己欺瞞のプロセスのことである。すなわち，それがいたる結果が自己覚知の喪失であり，したがって，このような喪失が生起したという当の事実に関わる覚知が失われてしまうのである。そのようなわけで，基本的にこのプロセスは，その主体にとっては見えないものである。大げさなくらい男らしい男性がいたとして，自分が少しセンチメンタルでソフトであることを示唆するような感覚や考えにわずかでも触れて，防衛的に態度を硬化させるとすれば，彼はこうしたプロセスに気づくことができない。なぜ気がつくことができないのかといえば，それは，自分の懸念がすっかり分節化してしまう前に，最初にそのような漠然とした不安感に触れて，何かタフなことをするように，つまり不安を減じて自分は男らしいのだと安心できるようなことをするように，駆り立てられているような気がするからである。いかにも，このような自己欺瞞に気がつくということが，自己欺瞞の打ち消しが開始されることをすなわち意味しているのは明白である（この事実には，明らかに治療的な意義がある）。

第 2 章　神経症的キャラクター

　意識を歪曲したり先細りさせたりするこうしたプロセスは，従来的な防衛機制の基本的機能が働くこととしても説明することができる。つまり，ある種の考えや，フィーリングや，動機づけが（特定の考えや衝動だけでなく，主観的体験のクラス全体も），すっかり意識的に分節化したり，全面的な自己覚知にいたったりしてしまうことのないように，そうしたプロセスによって未然に防がれているのである。ずっと非体系的なものとみなされているリストであり定義である，昔から受け入れられてきた防衛機制というのは，具体的なパーソナリティにおいてこのような抑制的プロセスが機能していることの，特殊例であるように思われる。たとえば（その他のことが心理学的にほとんど理解されていない）投影という防衛機制は，ある種の硬直的な防衛の構えが補正的に強められたものとして理解することができる。例をあげると，硬直的で大げさな男らしさは，特別な緊張を強いるような条件下では，身構えるようにして細心の注意を払うべきものになり，最終的に自己防衛過剰なレベルに達すれば，投影的なものとなるのであろう。

　　**(17)** Shapiro, *Neurotic Styles* [ 1 ] を参照せよ。
　　**(18)** Shapiro, *Autonomy and Rigid Character* [ 4 ], p.140以下を参照せよ。

　しかしながら，従来的な精神分析学の考え方では，（防衛が向けられるフィーリングや，願望や，思考と同様にして）防衛プロセスというのは，基本的に無意識的なものであるとみなされてきた。（投影や反動形成といった）防衛プロセスの結果や，そのプロセスと絡み合っている願望や不安のさまざまな派生物だけが，もはやそこにいたるとそれ以上の力動的な意義がないとみなされるのであるが，そうした意識的体験のなかに姿を現わすと考えられている。なるほど，意識の心理学に対する防衛機制の関連など，これまでは概して精神分析学の大きな関心事ではなかったのである。いつも防衛機制は，おおよそ要素的な，無意識的に働く装置として取り扱われてきたし，その人によって「使用される」ものとしてみなされることもよくある。対照的に，防衛が機能を果たすこととして私が説明してきた，自己覚知を歪曲するプロセスというのは，その人の全体的な心的プロセスであり，リアクションなのである。そうしたプロセスは，意識的な分節化すなわち内省的な意識という意味で言うと「意識」されていないし，随意的なものでないのはもちろんのことである。しかしそれは，主観的な体験や感覚によって調節される，つまり，未分化でぼんやりと意識される自己感や自己概念によって調節される，そうしたパーソナリティのプロセスであり，パーソナリティのリアクションなのである。防衛についてこのように（自動的に意識を歪曲し，自動的に自己覚知を歪曲する，パーソナリティのリアクションとして）考えると，エ

*41*

## 第1部　神経症的キャラクターと精神療法：一般原則

ネルギーや欲動をコントロールする構造を想定した，擬似−機械モデルに基づく従来の概念よりも，臨床的な事実に近づくように思われる。

　私は，特定の時点における主観的体験の内容や，主観的体験のダイナミクスのなかに，神経症的パーソナリティの全体がすっぽり収まっているのである，と言いたいのではない。軍事紛争では，特殊個別的な戦闘に配置された軍隊が，紛争に介入している戦力の全体に相当するわけではない。つまり，それはふたりのギャングのあいだで繰り広げられる，差しの決闘ではないのである。特殊個別的な戦闘というのは，もっと大局的な形勢や軍事力の相互的な関係を介して具体化し，そうしたかたちになっているのであるが，それは特殊な状況で，もっと大局的な形勢や軍事力が直接的に接触する界面なのである。同じように，主観的体験のうちにある内的葛藤は，葛藤を産出するパーソナリティの組織によって，つまり特殊な状況でパーソナリティの抑制的なスタイルが機能することによって，生じたものである。幼児期にあったことが影響を及ぼすと言えるのは，特定の記憶内容というよりも，むしろこうした組織，つまり，体験や内的スキーマ，行為のパターン，リアクションの傾向，それに気質や態度をかたちにする，パーソナリティ組織の基本的形式（それから，そうした基本的形式に同化された記憶や体験）なのである。また，このパーソナリティの組織は，大部分が無意識的なものであると言えそうである。[19]

　**(19)** この無意識という考え方については，現代の心理学的諸発見と両立するものとして提案された，以下にしたがうものである。Jean G. Schimek in "A Critical Re-examination of Freud's Concept of Mental Representation," *International Review of Psychoanalysis* 2 (1975): 171.

　私は，神経症的パーソナリティあるいは神経症的キャラクターのダイナミクスと，パーソナリティに影響を及ぼす中核葛藤のダイナミクスを区別しようとしているのであるが，だからといって，学者ぶって知識をひけらかしているのではない。そうすることで，治療作業に大きく影響が及ぶのである。第2部で明らかになるが，そのような区別をすることによって，たとえば，治療的な注意を向ける方向づけが，つまり治療マテリアルとして選ばれるものの理解が，大きく異なってくるのである。

# 第 2 部

# 治療マテリアル

# 第3章
# 言葉と話し手

**治療マテリアルとは何か？**

　精神療法ではいつものことであるが，治療者は，義務づけるわけではないが，患者が自分のことを打ち明け，自分自身について，とりわけ自分が抱えている問題やうちに秘めているフィーリングについて自由に話すように働きかける。私が言っているのは，治療者が初期段階で情報を求めることに限られるものではなく，引き続き話すように期待するということでもある。もちろん，このようにして期待することのもっとも純粋な例は，日常的な批判意識をともなう判断を停止して心に浮かぶことは検閲なしに何でも話すことを患者に対して求める，精神分析の「基本規則」である。この方法が目指す一般的な目的は，紛らわしいものではない。それが目的とするのは，表層的なもの，つまり純粋に合理的で意識的に認識されるものを突き抜けて，本質的な治療対象や，治療マテリアルや，根底にある神経症的な問題や葛藤の現われや反映に対して，アクセスする方法を獲得したり，それを向上させたりすることである。こうしたマテリアルは基本規則にしたがって患者が提供すべきであること，そのかぎりで患者の協力が必要であること，こうしたマテリアルというのは患者が提供するもののなかに見出されること，といったことが当然のことであると考えられている。こうしたマテリアルは患者を動揺させ，痛みをともなう恐れがあるものと理解されているし，こうした手続きを患者が遵守することができなかったり，拒絶したりすることは，抵抗としてよく知られている（意図的な場合もあるが，より興味深い例では意図的というわけではない）。

　こうした手続きを裏打ちするロジックや，そこから派生する治療マテリアルについての考え方は，かなり明確で議論の余地がない，というよりも当然のことであるよう

に，最初のうちは思われていた。けれども，現実問題として議論の余地がないのかというと，少なくとも自我に対して精神分析学的関心がもたれた早期から，おそらくフロイトが厳密な意味での精神分析のために催眠という前分析的な手法を放棄したときからでさえ，そうではなかったのである。

　神経症の心的外傷論について論じられた初期においては，治療マテリアルの定義というのは，はっきりとしたものであった。すなわち，治療マテリアルとは，抑圧された心的外傷の記憶のことであったのである。催眠法，それに指示的連想法は，そうしたマテリアルにアクセスする方法の獲得を直接的な目的としていた。しかしながら，フロイトの関心が外傷性記憶を超えて拡大し，より内在的な原因や，もっと複雑な神経症の構造が認識されたことにともなって，治療マテリアルに関わるそれとはなしの定義が必然的に拡大すると同時に，的確なものではなくなってしまった。さしあたりこの時点では，幼児期葛藤の派生物やそれに対する連想的な結びつきが，何らかの関連をもつ患者の産出物のなかに姿を現わすことが理解された。そのようなわけで，こうした派生物や連想的結びつきにアクセスする方法を獲得するために，自由連想法や基本規則，何も省略してはならぬという要求があるわけである。ところが，治療マテリアルの定義がかなり曖昧なものになるのは，精神分析学の関心がその力点を自我研究に移動させて，抑圧されたものについての関心だけでなく，抑圧する執行者についての関心をも取り込むときである。なぜならば，基本規則というのは，幼児期の願望や空想と結びついている連想と記憶にアクセスできるようにデザインされているのであるが，この時点での治療的な関心が，そうした連想や記憶に向けられているだけでなく，そうしたことが発現してしまうことに対する多種多様な抵抗や，基本規則にしたがうことそれ自体に対する多種多様な抵抗の特質にも向けられているからである。理論的に言えば，何を治療マテリアルとするのか，その定義は変化した。つまり，治療マテリアルには，防衛プロセスの背後にあるものだけでなく，防衛プロセスそのものも含まれることになったのである。それにもかかわらず，患者が寝椅子に横臥する慣習と同じく，引き続き基本規則にしたがうことには独創的な意義があっても，やはり催眠の欠点であった，自我を回避しようとする努力のようなものが，弱められてはいるものの紛れもなく残存していたのである。そうした努力は，防衛プロセスの背後にあるものが本当のマテリアルなのであると，暗に示しているようである。

　アンナ・フロイトは，その古典的業績である『自我と防衛機制』のなかで，この問題を扱っている。彼女は「一定の限度を超えてまで基本規則が遵守されることなど決してあり得ない」と述べている。これによって彼女が意味しているのは，自我が存在するということは，すなわち現われ出ようとするイドの奮闘に対して不可避的に対立

するということである。彼女はこの点を強調しながら，「多くの初心者」が信じ込んでいるように，制止したり変更したりすることなしに自分の連想したことをすべて話すように患者を説得することが可能であったとしても，「そのことが進歩を意味しているわけではないであろう。というのは，結局のところ，いまとなっては老朽化してすでに廃棄された催眠状況を，イドに向けられた医師の側の一方的な集中を引き連れて，あたかも霊魂を呼び出すかのように魔術的に再出現させることになるのを意味するにすぎないからである」と述べている。

(1) Anna Freud, *The Ego and the Mechanisms of Defense*, rev. ed., vol. II of *The Writings of Anna Freud* (1936; reprint, New York：International Universities Press, 1966), p.13. [アンナ・フロイト著；外林大作訳（1986）『自我と防衛』[ 第 2 版 ] 誠信書房.]

では，どうしてこの規則は放棄されないのであろうか？　その答えは，自我の機能を部分的に停止することができれば，無意識的衝動（空想，記憶，その他）に由来する観念的派生物の発現することがある程度可能になるだけでなく，そうしたことが発現することに対する自我の抵抗がくっきりと際立って見える，というものである。そのため，無意識的衝動から派生する内容と，無意識的衝動に対する抵抗という，2種類のマテリアルが導き出されることになる。しかし，この答えでは十分に納得することができない。もしも，神経症的葛藤（治療マテリアル）の発現が，このような観念内容とそれに対する抵抗に限られるのであれば，その点に関しては容認されるのかもしれない。ところが，もしも基本規則を遵守することによって一時的に機能を停止する態度や，あり方や，関心や，目的が，神経症的葛藤に加担してもいるとすれば，基本規則の遵守を旧式の催眠の利用と比較しているアンナ・フロイトの議論も，自我の一時的な機能停止に対抗するものとして積極的に位置づけることはできない。簡潔に言うと，原則として今や自我は，治療マテリアルとして，抑圧された衝動の派生物と同等の位置づけを与えられたわけであるが，自我を回避しようとする努力が実践において完全に放棄されたわけではないのである。

　実質的には，アンナ・フロイトがこうした発言をする頃には，治療マテリアルの特質に関わる考え方の転換が，すでにヴィルヘルム・ライヒの『性格分析』のなかに，より革新的なかたちとなって現われていた。ライヒは，無意識的衝動に対する一次的防衛が，したがって精神分析療法において無意識的衝動を再体験することに対する一次的抵抗が，患者の神経症的キャラクターによって構成されていると主張した。彼は，この神経症的キャラクターというのは，多様に全体化した，個別的な特徴のある態度や，行動の形式や，「その人のありよう（ways of being）」（従順，傲慢，型にはまった礼

儀正さ，皮肉屋など）から構成されており，そのありようというのは，彼の説明から判断すると基本的に不自然かつ防衛的で，自分自身のフィーリングや，欲動や，不安を体験することから，神経症者を切り離してしまうものであると述べている。このようにして，同一の力動的内容（彼の例証では分析家に対する憎悪）が，ある事例では誇張された従順な態度によって，また別の事例では防衛的な傲慢さによって，覆い隠されてしまうことになる。たとえ患者の話す内容がすぐにでも解釈できるように思われるとしても，このような防衛的態度や防衛的なありようを事前に分析すること，つまり「取り除くこと（lifting）」を介してのみ，根底にあるフィーリングや衝動を効果的に解釈したり，そうしたことを再体験したりすることが可能になると，ライヒは主張するのである。何を治療マテリアルとして理解するのか，その見直しを直接的に目論んでいるのであるが，ライヒは，治療者に対する指導のなかで自分の考えを明確に示している。すなわち，「患者が**どんなふうにして**話すのかは，**何を**話すのかということと同じくらい，解釈するに重要な『マテリアル』なのである（太字はライヒ自身の強調）[3]」と。

（2）Wilhelm Reich, *Character Analysis* (New York: Orgone Institute Press, 1949). この初出は1927年であった。［ウィルヘルム・ライヒ著；小此木啓吾抄訳（1966）；『性格分析—その技法と理論』（現代精神分析双書）岩崎学術出版社 .］
（3）同書，p.45.

## 患者が治療マテリアルである

ライヒのアドバイス（患者がどんなふうにして話すのか，そのことに注意を払え）は，非常に説得力のあるものである。たとえば，中核葛藤の性質やその発達段階について，こう改めてはどうかとか，ああ改めてはどうかと提言されることが精神医学の歴史においてはめずらしくないのであるが，そうしたどんな提言よりも治療者の注意の方向を転換させるという点で，ライヒのアドバイスは，はるかに抜本的なものなのである。ライヒのアドバイスは，たんに患者が提示するものとは異なるものを探しなさいと言っているのではない。つまり，同一テキストについて異なる分析をせよと，まったく別の提言をしているだけではない。それどころか，そのアドバイスのおかげで治療者の注意は新たな方向へ向かい，もはや患者が提示するものだけでなく，患者つまりその人にも向けられることになるのである。私は，ライヒの提示する原則を以下のように別の言葉で言い換え，そのことを重視するように提案する。すなわち，言葉だけでなく話し手にも注意を払えと。患者が提示するものだけでなく，患者本人が治療マ

第3章　言葉と話し手

テリアルなのである。

　実際のところ，患者の話し方に向けられるライヒの関心のあり方は，その理論的前提によって，つまり神経症的「キャラクター」を（感情や欲動の健康なエネルギー放出を，制止したり，阻止したり，食い止めたりする）抑圧機関であるとみなす，偏りのある図式的な考え方によって制約されていた。ライヒが「どんなふうにして患者が話すのか」そのことに注意を払えと言う場合には，たいてい患者の話し方について，つまり，こうした健康なエネルギーの放出をたびたび制止したり，フィーリングや，フィーリングの負荷された記憶から身をかわしたりする，特徴的な様式や「その人のありよう」について言っていたのである。それで，彼の考えでは，基本的な性格抵抗つまり患者の身についている様式（従順な，攻撃的な，礼儀正しいなど）にまず対応し，早期体験の内容はそれから，「もっと後期になってから」対応すべきものであったのである。

　（4）同書，p.52.

　しかし，実際に患者の話し方には，全体としての抑制的な形式を超えたもっと広い一般的な意味や，そればかりか具体的な意味もある。話されることはみな，さまざまな話し方をもって話されるのである。また，話されることはみな，話し手自身が分かっていることもあるが，たいてい分かっていないような何か特別な直接の理由があって，独特な仕方で話される。話し方すなわち話をするときの態度に注意を払うことは，したがって，話される内容が話し手にとって直接的には何を意味するのかという理解をさらに拡大するということ，言葉の抽象的なテキスト上の意味を超えて，言葉が目の前で話されることによって意味を帯びるところに理解を拡大するということである。もっとはっきり言えば，話し方に注意を払うということは，多くの場合，話し手の行為のうちに描かれるダイナミクスを見て取ることなのである。

　以下の例証で，治療者は，自分が気にかけていることについて話す患者の癖のある話し方に注目している。ある若い女性が，自分の恋人と仲たがいしたことについて話している。すなわち，彼女らは，彼のふるまいについて電話で口論したのである。彼女は，相手のしたことはきわめて侮辱的なことであるときっぱり述べ，その出来事や自分の激しい憤り（彼女は憤慨して電話を切った）について説明する。彼女は口論の最初から語り始め，その仔細をくまなく（彼はこう言った，私はこう言ったなど）説明していく。治療者は，この話がうんざりするほど長ったらしいと気がつく。つまり，それはちょっと法廷証言のように聞こえるのである。しかしながら，大事なのは彼女を急がせて先に進むことではない。この時点では治療者にも理解できないし，おそら

49

## 第2部　治療マテリアル

く本人も分かっていないのであろうが，彼女がこのような仕方でストーリーを語ることにはそれなりの理由があるに違いないのである。

> 治療者（介入する）：ちょっとすみません。それにしても，そんなに注意深く微に入り細にわたってお話されるのは，どういうことなのでしょうね。
> 患　者：うーん，……わからないわ。……何が起こったのか正確に知っていてほしいのです。
> 治療者：私が思い違いをするかもしれないと？
> 患　者（混乱して笑う）：うーん……うーん……私が八つ当たりするって，彼が言うんです！
> 治療者：彼の方が間違っていたのかどうか，ちょっと確信がもてないのかもしれませんね。
> 患　者（また混乱して笑い出し，彼女の声は小さくなっていく）：うーん……私……私が間違っていた，たぶん，……いいえ，そうじゃない！……分かりません……たぶん，私が……いまはどうすればいいのか分からないわ。

　言い換えれば，この患者は，自分ではそう考えているのであるが，きわめて侮辱的な恋人の行動についてのみ物語っているのではない。彼女はかくかくしかじか論証し，証拠を洗いなおし，自分自身の行動や自分に対する彼の非難について抱いている疑念を（そのときには自分自身に疑念があることすらはっきりと気がついていないのだが）追い払おうとしているのである。それからこうした努力は，自分が潔白であることに対する，ぼんやりとした不快な疑念の感覚によって引き起こされているのであるが，それは，出来事について話す彼女の話し方のうちに現われているのである。実際のところ，人というものは，自分が口にする以上のことを語り得る。自分の疑念を追い払おうとする彼女の努力は，どんなふうにストーリーを語るのかという話し方のうちに現われるなどというものではなく，実質的には，ストーリーの語り方のうちに持続的に認められるものなのである。

　患者が提示するものだけでなく患者自身が治療マテリアルなのであるという原則や，言葉だけでなく話し手にも注意を払うべしというそれに付帯する提案には，多大な波及効果がある。したがって，この見地から見ると，マテリアルが欠如しているとか，あるいは患者の産出するマテリアルがより多いだとか少ないだとか，そんなふうに言うことができないのは明白である。患者がマテリアルなのであって，患者が産出するものがマテリアルなのではないとすれば，マテリアルというのは，患者が入室した途端にそっくりそのまま姿を現わすということである。

## 第3章 言葉と話し手

　たとえば，その人は自分が患者であるということによって，あるいは「弱さ」を認めるということによって体面を汚されることが我慢ならないようなのであるが，大変プライドが高くて自意識過剰な男性が入室して，不自然なほどキザな態度で窓に向かって歩いていく。彼は天気や，見晴らしや，フットボールの得点についてざっくばらんに話すのだが，本当に関心をもっているのではなさそうである。しかし，この行動には，治療マテリアルが欠如しているのではない。その行動こそがマテリアルなのである（彼の不自然な自信，わざとらしさ，気づいてはいないが自分が劣っていると感じていることからくる治療者と対等であろうとする努力）。

　別の例証である。重症の強迫的な若者が入室して着席し，しばらく無言のまま，見るからに苦しみ悶えた後で，「どこから始めたらいいのか決められません」と述べる。自分がマテリアルを提示するのが当然のことであると決めてかかっている彼の立場からすると，その発言は，まったくもって理にかなったものであった。ところが，治療者の立場からすると，「どこから始めたらいいのか」という独特の心配や不決断をもって，彼は入室したときからすでに無言のうちに始めていたのである。

　同じ原則のために，治療者の注意は疑いなく現在に，「いま，ここ」にも方向づけられる。患者は，自分が話す内容とは対照的に，いつもいま現在に存在している。治療者の関心が直接的に関わりのあることから離れていくのは，患者の話していることに（テキストに，あるいはナラティヴの内容に）自分の注意を限定してしまい，話し手を見落としてしまう場合に限られる。

　言葉だけでなく話し手にも注意を払うべしという原則と比較すると，「いま，ここ」に注意を向けるというよく耳にする治療上の提案は，曖昧で不明瞭なものに思われる。というのも，その提案が幾通りにも解釈可能だからである。いまここに注意を向けるということが，次のようなことを意味するものと理解されることがある。すなわち，治療場面にはいない人物を患者がほのめかす場合，それは治療者を意味する隠喩として，置き換えられた治療者への言及として解釈されるべきである，というものである。このようにして理解することには，治療マテリアルのなかに直接の意味を見出そうとする努力が反映されている。ところが，そこに何も見出されないとは限らないのだけれども，そうした努力によってどこに直接の意味を見出そうとしているのかと言えば，それはナラティヴの内容に限られているのである。「いま，ここ」に目を向けよという提言ではあるが，だからといって，患者が口にすることは例外なく目の前にある状況について言ったものである，と考えてしまうのは禁物である。むしろそれが意味しているのは，どんなことが言及されようと，患者が何かを話すということには，いま現在の理由があるに違いないということなのである。

第2部　治療マテリアル

　たとえば、昔の不当な仕打ちや敗北にとりつかれていて他のことは何も話すことができないような、そうした積年の恨みを引きずっている人は、いま現在の理由があるからこそ、そうするのである。おそらくそのような人は、仕返しすることなく敗北の記憶がしだいにあせて行くままにしておくことは、それを観念することであり、泣き寝入りすることであり、したがってさらに面目を失うことであると感じているのであろう。その人が話すのは昔のことであるが、もちろんそれと絡み合うフィーリングはいま現在のものである。そして、そうしたいま現在のフィーリングのダイナミクスは、その人がいままさに話している話し方に反映されるのである。

## 言うことは行うことである

　何が話されるのかということと、どんなふうにして話されるのかということとのあいだにある違いは、そこにいる話し手の存在に対するわれわれの注目のみならず、とりわけ話し手とその人が話すこととの関係に対する注目をも喚起する。われわれの患者の発話がそうなのであるが、発話というのはたんなるテキストからなっているのではなく、その人が使用するテキストからなっている。それで、言語哲学者たちは、「発話行為 (speech acts)」や「発言 (utterances)」[5]について論じているのである。発話とは、言い換えれば行為のこと、つまり目的があり、ある程度の志向性をもった行為のことである。J. L. オースティンの言葉を用いると、「言うことは行うこと」[6]ということになる。あれこれの意味や目的を附与するために、同一のテキストが違った仕方で使用されるのであろうし、同一のテキストによる陳述が、ひとつにとどまらないいろいろな発話行為を構成するのであろう。たとえば「今日の午後に戻ります」という陳述は警告であるのかもしれないし、さもなければ約束であるのかもしれない。「どうしてそんなことをしたのですか？」は質問であるのかもしれないし、さもなければ非難である可能性が高いであろう。

　　（5）J. L. Austin, *How to Do Things with Words* (Cambridge, Mass.: Harvard University Press, 1962) [ ジョン・ラングショー・オースティン著；坂本百大訳 (1989)『言語と行為』大修館書店 .] ; John R. Searle, *Expression and Meaning: Studies in the Theory of Speech Acts* (Cambridge, Eng.: Cambridge University Press, 1979). [ ジョン・R. サール著；山田友幸訳 (2006)『表現と意味—言語行為論研究』誠信書房 .] を参照せよ。
　　（6）Austin, *How to Do Things with Words* [5], 特に p.94 以下を参照せよ。

　発話行為ないし発言において、話し手によってテキストや発話内容が使用されるとすれば、そうした発言の目的は、一般的にそれがどんなふうにして話されるのかとい

第3章 言葉と話し手

う話し方に反映されると言うことができる。それが,「今日の午後に戻ります」と話された陳述が約束であるのか,あるいは警告であるのかを決定する,ひとつの方法なのである。どんなふうにして話されるのか(書記言語においては,一般的にこのことは,文体に加えてコンテクストや句読点によって確立する)その仕方を見極めることが,使用している言葉に対する話し手の関係,言葉で表わす語の使用,発言の目標ないし目的について,われわれが確定するための方法なのである。このことは,私の例証したシンプルな事例にも見て取ることができるのであるが,そこでは,話し手は自分の目的が約束することなのか,脅迫することなのか,はたまた非難することなのか,おそらく意識的に覚知しているのであろう。それにこのことは,もっと込み入った事例においても同様にして言えることなのであるが(簡潔に例証するつもりである),そこでは話し手が,自分の向かう目的の性質から疎外されていたり,自分には目的があるのだということからさえ疎外されていたりするのである。

　もちろん発話行為というのは,注意深く教示を与えたり,嘘をついたり,約束したりすることのように,かなり意志的なものである場合もあるし,意識的な目的をもっている場合もある。あるいはまた,通常の会話のように,発話行為のコミュニカティヴな目的が気づかれていなかったり,自明のことであると思われていたりして,比較的自然発生的なものである場合もある。さらに言えば,精神分析の基本規則を遵守しようとすることのように,意志的かつ目的的に「自然発生的」なものである場合もある。いずれにせよ,発話の目的は,情報を提供したり,楽しませたり,行為を促したり,感情を表現したりなど,通常は社会的なものであり,コミュニカティヴなものなのである(それは社会的な類の行為である)。ところが,そのようなものであるのが当然であると考えられているのかもしれないが,発話の目的が一次的には社会的なものでは,つまりコミュニカティヴなものではまったくない場合もある。発話の目的が,相手とコミュニケーションを営むことよりも,むしろ話し手自身に影響を与えることにおかれていることがある。言い換えれば,発話行為というのは,相手との関係を表現するものであるというよりも,むしろ自分自身との一時的な関係を表現するものであるのかもしれない。もっとはっきり言えば,自分の考えやフィーリングの表現であるというよりは,むしろそうしたことに抗う認識されないリアクション,つまりそうしたことを払拭したり改変したりしようとする努力であるのかもしれない。その結果として発話は,自己欺瞞のダイナミクスの延長となる。だからこそ,このような発話の目的は,そもそも主体自身が認識することのできないものなのである。

　(7) *Language and Thought of the Child*, trans. Marjorie Gabain (1926; reprint, New York;

The Humanities Press, 1952).[ジャン・ピアジェ著；大伴茂訳(1954)『児童の自己中心性』同文書院.]にある、ジャン・ピアジェの「自己中心的発話（egocentric speech）」なる概念と比較せよ。
**（訳注1）** 能動的であり、なおかつ受動的でもあるような、中間様態のことを言っているのであろう。

　自分が何をすべきか、何を感じるべきか、それどころか自分がいかにあるべきなのか、そうしたことについて自分は責任を果たしていないという感覚をいつも抱いて生きているような、強迫的な人たちを例にとって考えてみよう。非常に多くの場合、こうした人たちにおいては、このような義務や責任を覚知することによって、それからそうしたことについてまわる両価的感情を覚知することによって、派手な症状ではないものの耐えがたいことなのであるが、そうした慢性的な呵責の念、自分への戒め、それにそうしたこと自体を確認することが促迫されることになる。このような執拗さ（こうした人たちには、執拗な小言も、そこからくる耐えがたい影響を体験することも認められるのであるが、本人はそのことを大部分認識していない）は、多くの場合、彼らの話し方にも現われる。(8)

　**（8）** David Shapiro, "Speech Characteristics of Rigid Characters," *Language and Style* 10, no. 4（1977）: 262-269を参照せよ。

　そのようなわけで、「私は本当に引越ししたいんです。どうして手を打とうとしないのか、自分でも分かりません。そうするのがいいってことは、分かっているんです」あるいは「明日にはその報告書を完成させなければなりません」のように、テキストとしてみると単純に意図を陳述することであるとか、事実をコミュニケートすることであると考えられやすい陳述というのは、実際の発話状況では、独特の切迫感を生み出すような力説をともなって発せられる。そうした陳述は、まるで感嘆符で終わるかのようである。それは「私は本当に引越ししたいんです！　どうして手を打とうとしないのか、自分でも分かりません！　そうするのがいいってことは、分かっているんです！」あるいは「明日にはその報告書を完成させなければなりません！」のように、緊急になすべきものなのである。上記の陳述が「私は引越しすべきです！　もう引越ししていればよかったのに！」あるいは「報告書の提出を延ばし延ばしにして、自分の地位を危うくしてしまうかもしれない！」を意味しているのは、言うまでもない。

　切迫した、戒めるような、怒って非難するような態度は、不満を感じている自分の関係について話す、すでに述べた女性の例証にもはっきりと認められる。彼女は修辞的疑問文から始めるのであるが、明らかにそれは疑問文ではなく、文法的には命令法

として話されている。すなわち「私ったら，何やってるんだろう？　こんなのもう終わりにしなくちゃ！　何にもならないわ！」である。またある患者は，非難めいた警告とともに自分の食習慣を悲嘆する。すなわち「こんな無茶食いはやめなくちゃならない！　死んでしまう！」である。

　こうした陳述は，一次的には相手に対するコミュニケーションではなく，自分自身に対する話し手の忠告であり，警告であり，非難である（自分は義務を無視したり，背いたりしているのではないかという感覚に対する，不安に満ちた補正的リアクションである）。この事実によって，耳障りな甲高い声と，より強く効果を発揮するためのよくある強調（「死んでしまう！」）の両方について説明がつくことになる。その声がどれだけ甲高いものであろうと，このようにして自己非難することは，かならずしも自分を変えようとする意図を意味しているわけではない。悔い改める言動として，患者は改心することをしばしば約束するのだけれども，その約束は全身全霊の込められたものではないのである。

　例証に示したような発話（コミュニカティヴなものではあろうが，実際にはほとんど直接的な自分への呼びかけである）は，とりわけ強迫的な人たちのダイナミクスに特徴的である。程度は減じられるが直接的な自分への呼びかけは他にもあるし（たとえば「分かってるさ，自分は正しいことをしたのさ！」），話し手が直接的には自分自身に呼びかけているわけではまったくないが，それにもかかわらず一次的に指向されているのは相手とのコミュニケーションではなく，話し手自身に影響を及ぼすことであるような発話が，多種多様に存在している。提示した例証すべてにおいて，発話というのは，コミュニケーションではなしに意識の歪曲なのである。

　不自然な勢いや明るさや確信，それに大げさなタフさや不自然な可愛らしさをともないながら患者がストーリーを物語るとき，あるいは，自分では信じていないにもかかわらず，そうなのであると信じたいことや，自分は本当にそう信じているのだと考えていることを，相手に納得させることを目指して主張しようとするとき（「彼女は私のことを愛していると言ったし，彼女は本気であるはずです」），あるいは，まるでスピーチでもするかのように，自分の上司に対して抗議するとき，これらの例証すべてにおいて認められるのは，そうした事実を認識することなく，本人は，相手とコミュニケーションを営むことに関心があるというよりも，むしろ自分自身の耳に向けて話しているということである。これらの場合はみな，言葉が，フィーリングや確信を表わすものではなく，何らかのフィーリングや確信を作り出したり払いのけたりしようとする努力のうちに使用されているのである。

　神経症者が自分自身の考えやフィーリングを表現する際の，無理に作ったような，

不自然な独特の質についてはっきりと記述し，その主要な病理学的意義や治療的意義を指摘したのは，ヘルムート・カイザーが最初であった。彼は，神経症の普遍的症状は「患者がストレートに話さない」ことであると，あるいは患者は自分の言葉を全面的に「支持している」わけではないのだと，簡潔に述べている。患者が口にすることは，「素直な自己表現」ではないのである。われわれは，神経症者が「ストレートに」話さないのは，アクチュアルに感じているのとは異なることを自分は感じているのだと考え，そのように感じようとしているからであると，付け足すことができるかもしれない。また，神経症者の発話というのは，そうした自己欺瞞や自己覚知の歪曲を反映しているだけではない。私の説明してきた発話は，自己を欺く発話行為なのである。発話行為それ自体は，認識されていない不安によって促迫されるのであるが，それは自己を欺いたり自己覚知を歪曲したりするプロセスの一部なのである。

(9) Hellmuth Kaiser, "The Problem of Responsibility in Psychotherapy," and "The Universal Symptom of the Psychoneuroses: A Search for the Conditions of Effective Psychotherapy," both in *Effective Psychotherapy: The Contribution of Hellmuth Kaiser*, ed. L. B. Fierman (New York: Free Press, 1965), pp. 1-13, 14-171.
(10) Kaiser, "Universal Symptom" [9], p.36.
(11) Kaiser, "Problem of Responsibility" [9], p.4.

この種の発話行為に備わっているもうひとつの顕著な特徴について，注目しておく必要がある。すでに述べたが，それは，神経症者の自己体験と他者体験における分極性が減少することを反映している。私が例示したような仕方で話すとすれば，その人は基本的に自分自身の聞き手であり，相手は与えられる印象を心に銘記したり，要点を確認したりするためのたんなる追加的手段にすぎなくなってしまう。たとえば，ないはずの意気込みや確信が自分にはあるのだと心の底から信じているわけではないとして，患者が大きな声で力を入れて主張する場合には（「分かっています。そうするのが私にとってよいことなんです！」)，彼は治療者に向けて話しているのではない。患者は治療者の顔をじっと見つめて，おそらくそうした自分を追認するようなシグナルを探すことであろう。しかし，彼の関心は相手とコミュニケーションを営むことにあるのではなく，自分自身の発言に，基本的には自分の内側にある。患者が言葉を発する際の声の大きさや力強さに，そうしたことが反映されているのは確かなことである。というのは，声の調子や音量が，その距離にある相手とのコミュニケーションにはそのままでは適合していないからである。したがって治療者は，そのような場合，患者との純粋な接触を体験することはないであろう。このことの治療上の意義については，第7章で再び取り上げることにしよう。

第3章　言葉と話し手

## 2つの患者像

　われわれは，2つの仕方で患者の話を傾聴するのかもしれない。われわれは言語を聴取し，発話に耳を傾けるのである。言語（つまり患者が話すナラティヴである）には，一般的に指示対象がある。つまり，それは何かについてのものである。この指示対象（それが指示するところのもの）は，われわれがその内容やテキストによって，あるいはそれが「何」を言わんとしているのかによって，意味するものである。その反面，言語を発話としてみると，それは，言語の内容を使用しながらひとりの人間が営むひとつの行為である。私はここで発話行為という概念を導入したわけであるが，その理由は，患者のナラティヴを発話行為として捉えた場合，ナラティヴの主題（その指示対象）だけでなく，そのときの話し手のありのままの姿についても見分けることができるからである。この意味で，1つのナラティヴには2種類の意味があり，聞き手の心に2つの像を作り出す。すなわち，ナラティヴの主題に関わる像（話し手が提示するのはこの像である）と，そのときに自分なりの動機があって話すような，そうした行為に映し出される話し手自身の像である。(12)

> **(12)** C. K. オグデン（C. K. Ogden）と I. A. リチャーズ（I. A. Richards）がその古典的な業績である *The Meaning of Meaning*（New York: Harcourt Brace and World, 1946）[C. オグデン；I. リチャーズ著；石橋幸太郎訳（2001）『意味の意味』（新版）新泉社.]のなかで述べているように，「われわれが1つの文（sentence）を話すときには，それを聞くときに直面するように，少なくとも2つの記号場（sign-situations）を生じさせる」のである。こうした種々の「記号場」の1つにおいて，言語は1つの指示対象を象徴する。すなわち，それは何かを表示するのである。他方では，陳述は多様な仕方で話し手を反映する。すなわち，その人の関心の性質，指示対象に向けられる態度，おそらく聞き手に向けられる態度などである。

　発言の各種の意味（発言の指示対象を意味するものや，話し手を反映するもの）は，込み入ったものであるかもしれない。たとえば，患者が「こんな無茶食いはやめなくちゃならない！　死んでしまう！」と言うとすれば，無茶食いをするその人の像には，内包的意味や，隠喩的すなわち象徴的意味という点で，多様な種類および多様な水準があるのかもしれない。同時に，特定のコンテクストにおいて，それから特定の仕方で，そうした発言を口にすることには，意識的に認識されたりされなかったり，基本的にコミュニカティヴなものであったりなかったりするのであろうが，さまざまな目的や主観的な意味があるのかもしれない。

## 第2部　治療マテリアル

　一般的に1つの発言が2つの像を，つまり指示対象の像と話し手の像をもたらすことが本当だとすれば，私の例証が示しているように，精神療法という状況は，概して指示対象が話し手でもあるような特殊例を与えてくれる。言い換えれば，患者は自分自身について，あるいは少なくとも自分を中心とした状況について，頻繁に話すということである。したがってこのような場合，われわれはたんに2つの像に直面するのではなく，厳密に言えば一方は患者によって提供され，他方はその発話行為に発現するような，そうした2つの患者像に直面するのである。一方は任意の時期を説明したものであるのかもしれないが，他方は必ず現在のものである。そうした像は，それぞれがすぐに（加えて，かなり）治療者の注意をひいたり，共感的反応を引き出したりするであろう。それぞれがおのれの妥当性を主張し，それ自体の影響力をもち，互いに関連しあっている（と考えられるに違いない）のである。私がここで注意を喚起したいのは，2つの像が実在しているということと，それらのあいだに対立関係があるということである。というのは，治療者がこの問題に注目しようがしまいが，自分の依拠する原則や技法を適用することのうちに，このような事態によって常に両義性が持ち込まれるのは明らかであるように思われるからである。とすれば，患者への共感というありふれた治療原則に関して，いったいどちらの患者像に共感すればよいのであろうか？と問われるかもしれない。あるいはまた，転移の意味（治療者に対する患者の態度に関わる意味）は患者のフィーリングのうちに見出すべきであるという提案については，患者のフィーリングといってもいったいどちらの像に見出すべきなのであろうか？と問われることになる。それは，昨日あった友人との口論について患者が話す，ストーリーのなかにあるのだろうか？　それとも，治療者に対していまストーリーを話している，話し方のうちにあるのだろうか？

　もちろん，まったく問題がない場合もよくあることである。つまり，2つの像が完全に一致するのである。患者は自分のフィーリングについて，フィーリングを込めて話す。彼は怒りながら，自分は怒っているのだと話す。あるいは，そのときは怒っていたけれども今は後悔していると，悲嘆にくれて話す。しかし，2つの患者像（一方は彼が提示し，他方は目の前にいる彼に現われる）が，必ずしも一致するわけでないことは明らかである。とりわけ，自己像や自分のフィーリングや考えについて，患者が真摯に分節化するようなことがしばしばあるとしても，患者と対面している治療者が見たり聞いたりして思い描く像とは一致しないということが，神経症者のダイナミクスに特有である。患者の提示する像は，神経症的自己欺瞞のダイナミクスを反映したり，主観的体験のコミュニケーションではなくその歪曲を反映したりしており，そこにはそうしたことが持ち越されているのである。

## 第3章 言葉と話し手

　たとえば，治療時間にある若い作家が話し始める。けれども，それは椅子に座ったとたんであり，とても唐突に思われる。彼はあたかも声明を発表するかのように「私は父が憎い！」と言う。続けて話したのは，とても変わった父親が，目を見張るような，一見して独特な無神経極まりない態度を彼に対してとったという，前日の出来事についてである。彼は主として父親とその行動について話すのであるが，説明される像のなかでは，もちろん彼自身が中心的な人物である。その場面のなかにいる患者を想像したり，おおよそ患者が説明するようにそのフィーリングやリアクションを想像したりするのは，けっして困難なことではない。しかしながら，治療者は，患者の「私は父が憎い！」という最初の陳述があたかも繰り返し練習してきたかのようで，ちょっと不自然に聞こえることが気になった。そして治療者は，そのことを口にする。

　　患　者（驚いて，おそらく機嫌を損ねて，一瞬沈黙する）：うーん，昨日は本当に父のことが憎たらしかったんです！
　　治療者：今日は，あまり確信がなさそうですね。
　　患　者：うーん，……父のことが憎いと思っています。……（彼は再び沈黙し，落ち着いたように見え，それからもっとソフトな声で続ける）時どき思うのですが，……うーん，父は負け犬じゃないかって。……父のこと，哀れに思います。

　患者は父に対してアクチュアルに同情を感じているのだが，それから対話は，自分は父を憎むべきだと考えている方向へ発展していく。治療者は，どうしてと問う。患者は，そのことを納得しているわけではないが，自分が「もっとタフで」あらねばならないと考えているのだと答える。最初のうちは認識されていないうえに主観的には有無を言わせぬものなのであるが，この患者のそうした懸念は，自分がタフではないことに気がついて，実際そうあるよりも自分は怒っているのだとしばしば自分に言い聞かせる場合に，自分はあまりタフじゃないので，怒りのフィーリングにありがたく飛びつくように駆り立てられてしまう，ということなのである。

　治療マテリアルに関するあまりにも幅の狭い考え方，つまり患者が提示するものにそれを限定してしまう考え方によって，実際には主観的体験の歪曲であることがよくあるというのに，主観的体験の真のイメージとして患者が自分のことを思い描いたり，構築したりするイメージを，治療者がそのまま受けとめてしまうようなことが起こってくる。実際には患者がそうしたイメージを描出する行為を出発点にすべきであるというのに，患者のダイナミクスについて理解するための出発点として，患者の提示するイメージを受け入れてしまうような結果にいたる可能性がある。たとえば，いま述べた事例で言えば，父に向けられた患者の「憎しみ」に関する隠喩的意味の解釈は，

このような誤りのうえに築き上げられてしまうのかもしれない。というのは，患者が思い描いたり，説明したりする自己像は，自分の主観的体験を表わす真の表象ではなくて，それ自体が症候性の自己欺瞞であるからである。そうした自己像の現時点でのアクチュアルな意味は，そのようなイメージを構築しようとする患者の必要性のうちに紛れ込んでいるのである。

## テキスト分析の過誤

　私が引き合いに出したばかりの一種の治療的過誤ないし心理学的過誤は，テキスト分析の過誤と呼ばれるものの一例である。それによって，実際には意識を歪曲する発話行為であるというのに，患者の提供するナラティヴのテキストが，その主観的体験の表現として受け入れられてしまう。もちろん，どんなふうにして患者が話すのかそのことに注目せよというヴィルヘルム・ライヒの提案を，精神分析学が大筋で受け入れてから久しい。ところが，精神療法一般が継承してきたところでもあるのだが，もう1つの，古くからある，それとは正反対の精神分析学の伝統がある。それは，連想内容の分析，主観的報告の分析，それから心的諸力の表現でありその派生物である（話し手ではなく心の働きから生成する所産である）ナラティヴの分析といった，テキスト分析の伝統である。オットー・フェニーヘルは，それについて以下のように述べている。すなわち「自我によって選択される概念的ゴールが［基本規則によって］排除されるとき，表出されるものは，その人のうちにあって，表出するにいたる機会を待つばかりの状態にある緊張や衝動によって，むしろ決定づけられる」[13]である。

　**(13)** Otto Fenichel, *The Psychoanalytic Theory of Neurosis* (New York: W. W. Norton, 1945), p.24.

　だが，それは真実ではない。この「表出されるもの（what is expressed）」という考え自体は，実際には自由連想法の考え方と結びついているのであるが，それは19世紀の受動的な連合主義心理学から派生したものであろう。現在では，心はもっと能動的に体制化され，発話を含めてそうした行動というのは，もっと能動的に方向づけられるものと理解されている。基本規則を遵守しようとする努力がどんなに真剣なものであるとしても，患者の発話をたんなる「緊張や衝動」の表出とみなしたり，心へと通じる窓とみなしたり，たんなるテキストとみなしたりすることなどできない。患者の発話というのは，その目的が認識されていようがいまいが（協調的な患者であろうとするしばしば認識されない目的しかないとしても），その人が使用する言語として

のみ考えられるのである。
　テキスト分析は，想像をたくましくすれば誤り，分析自体が正確であれば（たとえば，テキストを指示する隠喩的意味が的確であれば）誤らない，というものではない。このような過誤に関して言えば，いま述べた事例の場合，アクチュアルな憎悪が他の水準にあろうが，他の時間にあろうが，あるいは他のコンテクストにあろうが，そんなことが問題なのではない。というのは，そうした過誤があるとすれば，何らかのコンテクストのうちにあるのでも，何らかのかたちをなしているのでもないような，そうした心的プロセスが存在しているのだと主張することのうちにあるわけではないからである。むしろ過誤というのは，こうした具体的なコンテクストのうちにあるプロセスを，つまり発話行為それ自体の力動的な意味合いを，見落としてしまうことをいうのである。

## 観察自我への疑問

　テキスト分析に含意されている前提について，もう1つ指摘しておきたい。テキスト分析は，患者側の中立的で公平無私な内省能力を前提にしているのであるが，その能力というのは，自己欺瞞のダイナミクスを含めて神経症のダイナミクスの外部に患者が立てるようにして，心の体験を報告することができるようにする能力のことである。この前提は，魅力的な響きはあるものの問題含みの概念である「治療同盟」にも，少なくともその意味のなかの1つにも含まれている。このような「同盟」にとって決定的に重要な，想定された患者の「静観自我」または「観察自我」というのが，まさにこのような内省の執行者に他ならない。ところが，患者が自分の主観的体験を分節化するにせよ，そうすることが神経症的パーソナリティのダイナミクスに奉仕するうえに，そこから離脱したものではないという事実は，そのような「静観自我」であるとか，それに依拠している「同盟」に対しても，やはり信頼を寄せることを不可能にする。[14] 同じ事実によって，「あなたの気持ちを話してください」であるとか「それでどんな感じがしましたか」とそのフィーリングを患者に問うこと，あるいは答えを期待することが，一般に有用であることに疑いが生じる。というのは，こうしたフィーリングが主観的葛藤や神経症的自己欺瞞と絡み合っている場合，まさにこのことが，歪曲なしの距離のおかれた仕方では患者がすることのできない当のことに他ならないからである。[15]

　(14) これらの根拠や類似する根拠に基づいて，このような諸概念に対して異議を唱え

ることは，何も新しいものではない。治療同盟なる概念の歴史的変遷と多様な意味に関して述べたものとしては，ローレンス・フリードマン（Lawrence Friedman）の有益な総説，"The Therapeutic Alliance," *International Journal of Psychoanalysis* 50 (1969):139を参照せよ。そこから同盟という概念が派生したのだけれども，非性愛的な陽性転移によって治療に対する患者のアタッチメントが強められ，解釈を「受け入れること」が助長すらされるというフロイトの見解に，この異議申し立ては当てはまらないであろう。

**(15)** 類似することが，作家であり訪問記者であるスタッズ・ターケル（Studs Terkel）によって指摘されている。彼は *Division Street: America* (New York: Pantheon, 1967)の序文のなかで，ある人のフィーリングについて直接的に問うのであればその人からは月並みな決まり文句しか返ってこない，それよりもむしろその人に話しかけたり自分に話しかけてもらったりすることが必要であると，自分の聞き取り取材の方法（interviewing method）について述べている。もちろんこの場合は，神経症的な自己欺瞞のプロセスについて何も考慮されていないわけである。

　私は，神経症者が総じて神経症のダイナミクスによって歪曲されていないようなコミュニケーションをすることなどできないであるとか，同様にしてこのような歪曲なしに自分自身について考えることができなかったり，自分自身の主観的体験を分節化することができなかったりするなどとは，言うつもりはない。私が言いたいのは，患者が所有し，思い描くことのできる自己像や，葛藤と結びついている主観的体験というのは，力動的な意味があるからこそ主観的に敏感に反応してしまうような，まさにそうしたときにこそ，自己欺瞞のダイナミクスによって不可避的に歪曲を被るであろうということなのであって，それ以上のことではない。治療的な価値のあるまさにそのときこそ，援助なしには物事を公平無私に見ることができないのである。治療的な努力に寄与しようとする患者の協力的な意図でさえ，その大部分は，パーソナリティのダイナミクスを度外視して考えることはできないのである。

　そのような努力が現われている一例である。先の事例とはパーソナリティのダイナミクスという点でとても類似しているが，もっと印象的な事例である。20歳代の男性がたいへん動転した様子で面接にやってきて，とても大きな声で話す。

　　患　者：昨夜は怖かったです。私は自分の短気なところを抑える術を学ばなくてはなりません。まったくドリス［彼の妻］には堪忍袋の緒が切れました。こんなことやめなくちゃ！　こんなことが続いたら彼女は去ってしまう！（そう言いながら，彼は立ち上がって部屋中を歩き回る。この時点では，ちょっと大げさではあるが，取り乱した人そのもののようである。彼は続ける。すなわち）
　　　　　　彼女が私に頼み事をするのは，店に行って何か買って来いということだけで

第3章　言葉と話し手

　　　　す。でも，もうたくさんです。それが気にさわって，わめき散らして，いろ
　　　　いろなものを投げ散らかしてしまったんです。……本当にひどいことをしてし
　　　　まった！　どうして私はそんなことするんだろう？（それから彼は，昨夜自分
　　　　がした「恐ろしい」ことについて，金切り声をあげて大声で叫びながらさらに
　　　　説明するのだが，またしてもその説明はいくぶん芝居がかっているように思わ
　　　　れる。彼は結論する。すなわち）あなたが私を助けてくれなくちゃ！　こんな
　　　　ことはもう続けられません！　彼女が本当に怖がってしまう！（しかしながら，
　　　　彼が締めくくろうとするとき，その口元にわずかな笑みがチラッと浮かぶ。）
　治療者：ほほえむことに対して何かわだかまりがあるようですね。
　患　者：うーん，はい，笑ったかもしれません。……（尊大な口調で，真顔になって）
　　　　どうしてなのかわかりません。
　治療者：愉快だったのかもしれない。

　患者は治療者の言ったことを無視して，またしても昨夜自分がどんなに「怒り心頭」
であったのか話し始める。彼は「癇癪を起こすのはやめなくちゃならない」と思って
いるから，それで自制しようとしているのだけれども，自分が本当はまだ怒っている
のだと付け足す。しかしながら患者は，もう一度，自分ではそのつもりがないにもか
かわらず笑みを浮かべだす。

　治療者：真顔で語るつもりが，うまくいかないものですね。
　患　者（憤然として）：私が怒っていないというのですか？
　治療者：あなたは自分が愉快にならないようにしているようだと言っているんです。
　患　者（沈黙して，少しのあいだ狼狽してから，よりリラックスした純粋な態度になる）：
　　　　あの，昨夜のいざこざのあいだ，何度か顔をそむけなければならなかったこと
　　　　に気がついたんです。笑い出してしまって，それで顔を背けたんです。どうし
　　　　てそうしたのかな？
　治療者：喧嘩が台無しにならないように，そうしたのでしょう。
　患　者：昨夜のあれは演技だったとおっしゃるのですか？
　治療者：それが何であれ，今日のそれと似ているような気がします。
　患　者：うーん，彼女を怖がらせたことに違いはありません。
　治療者：それが狙いだったのかもしれない。
　患　者（笑う）：彼女はいつも暗くなると店に行ってこいって言うんです。……（沈黙する）
　　　　本当は気にしていません。でも，それが問題なんです。思うのですが，私はこ
　　　　き使うには都合のいい人で，彼女は威張りすぎです。
　治療者：こき使うには「都合のいい」というのは，どういうことですか？

63

第2部　治療マテリアル

患　者：私は弱虫です。なりたいのは，……見たことありますか？『カッコーの巣の上で』。私は乱暴者のマクマーフィーのようになるべきだと思うんです。彼女のせいで，私はおべっか使いのような気がしてくるんです。(訳注2)

**(訳注2)** 1960年代の州立精神病院を舞台にした，ジャック・ニコルソン主演の映画『カッコーの巣の上で』(1975年) のことである。彼はマクマーフィー役でアカデミー賞主演男優賞を受賞している。原作はケン・キージーである。

　残りの時間で，この患者が（少なくともそれ自体を目的として）妻を怖がらせるためというよりも，むしろ自分が「おべっか使い」ではないことを確認するために，「マクマーフィー」の言動に合わせて自分を作り上げていることが明らかになる（この点に関して，患者の目的が妻を怖がらせることであるという治療者の示唆は，的確なものではなかった）。患者は，最初から意識していたわけではないが，自分が「弱虫」であることを非常に気にしている。彼の男性的な力強さのモデルはマクマーフィーであり，自分がマクマーフィーのように怒らねばならないと考えているのである。妻が店に行くように求めたとき，彼は怒りを感じていたのかもしれない。しかし，そうであったとしても，それは彼女がうかつにも弱虫であることを気にかける彼の神経を逆なでしてしまったからなのであり，直接的には彼女の注文の性質のせいではないし，その話しぶりのせいですらない。いずれにせよ，面接室における「怒り」の分節化は，神経症的葛藤のダイナミクスから切り離された「観察自我」の所産ではけっしてない。それとはまったく正反対のことが起こったのである。すなわち，「観察自我」が自己欺瞞のダイナミクスに奉仕せざるをえなかったのである。

　これまで述べてきた具体的な問題から，2つの患者像，つまり患者が分節化する像（たとえば「怒り心頭」）と，患者が目の前にいることを介して示される像（たとえば，笑うまいとしていること）との関連について，単純な一般化を示すことができる。これら2つの像が一致しないときにはいつでも，患者の分節化する像のほうがたいてい範囲という点で狭いものになるであろう。主観的体験について患者が提示する像は，治療者が目の前にする患者の像よりも狭い現象領域しか網羅していないのである。理由は簡単である。患者の心へと通じている窓であるだけでなく，自己像の使い方やそうした自己像が形成される主観的な必要性に関わる理解でもあるのだが，自己像について患者が理解していることは，そこにいるあるがままの患者を見渡す視界のうちに，つまり治療者の視界のうちに包摂され得るのである。患者が提示する像は，治療者が目の当たりにする患者の像の一構成要素，治療マテリアルの一構成要素になることであろう。患者には一方のみが利用可能であるのに対して，治療者の視界においては両方が利用可能である。われわれ治療者の視界が患者本人の視界よりも広範囲に及んで

いるということは，疑いなく，われわれが患者に示さなければならないことには，決定的に重要な意味があるということなのである。

# 第4章
# 患者と患者の問題

　この章では，前章において提示した原則と発想を，さらに応用し例解するつもりである。この原則はかなり総則的なものであるから，だいたいにおいて，例証の選択と配列に確固とした根拠があるわけではない。けれども，患者がそこで問題を提示する，どこにでもあるありふれた治療場面を反映するような多様な実例について検討を加えることが有用であると考え，実例をいくつかの厳密さを欠いたカテゴリーに分けている。患者の問題というのは，まず「提示される問題（presenting problem）」から始まる。もちろん，それだけが治療の内容をなしているわけではないのだけれども，治療のなかで取り上げられる内容としてはもっとも標準的なものなのかもしれない。しかし，こうした例証を選んだのには，もう1つ訳がある。患者が提示する問題のなかには，治療作業に現に悪影響を及ぼすような仕方で，治療者の注意を意のままにひきつけてしまうもの（とりわけ，多大な切迫感とともに提示されるもの）もあるからである。そうしたことになると，治療者の注意は患者の問題解決を手伝う方向にひきつけられてしまうが，やはり治療作業というのは，患者の問題解決を手伝うことではなく，自分で自分の問題を解決することができるように，患者を援助することなのである。

## 「提示される問題」と患者が期待していること

　人々は，苦しみの原因であるとみなしている問題や，少なくとも自分ひとりの力ではどうすることもできないとさしあたって結論した問題を心のうちに抱えて，苦悩のなかで来談する。こうした問題は古典的な精神科的症状であることもあるが，たいていそうではない。こうした人たちは援助を求めて来談し，苦悩が緩和されることを求めている。ところが，苦しみの本当の原因についてはっきりとした考えをもつことができなかったり，苦しみのアクチュアルな質感さえはっきりしていなかったりという

## 第2部　治療マテリアル

ことが，神経症的な苦悩の特質である。患者が苦悩の特質について考えることや，それゆえ苦悩が緩和された状態を思い描くことは，神経症のプロセスそれ自体によって影響を被るのは必至である。簡潔に言えば，「提示される問題」は患者の身の上に関わることであり，それについて自分の考えや懸念に照らして説明するのも患者であるが，そうした考えや懸念自体は神経症のプロセスと無関係ではないし，神経症のプロセスから生成するものでさえあるのかもしれない，ということである。

たとえば，第2章で取り上げた，抑うつ的な女性について考えてみよう。彼女は夫のせいで，あるいは夫のリアクションのせいで，自分は「たいくつ」で，性的機能不全で，「引っ込み思案」の人間であると確信していた。彼女は最初の時間に，自分のことや自分の「問題」について，そうした言葉で説明している。彼女が，自分のことや，自分のさまざまな至らなさについて説明するために使う言葉は，もともとは夫が言い出したものであり，そこには夫の権威が持ち越されていたのであるが，彼女に関するかぎり，それを本当のことと区別するのは困難である。

この患者は，「もっと関心をそそる」ようになるために，以前に新刊雑誌に没頭したり，さまざまな講習に通おうとしたときと同じ姿勢で，ということは同じように意気消沈して，治療に顔を出す。そうした努力が失敗に終わり（つまり夫を満足させることに失敗し），自分が考える，おそらくより信頼できる別の自己改善法を，試しにやってみようと思っているのである。自分の問題を説明するにあたって，彼女はもっと「自信」をつけたいとまで話すかもしれない。しかし，自分では気づいていないが，彼女が想像するそうした変化も，夫のまなざしのうちでもっと満足できる存在になるということにすぎない。彼女には，もっと自信がつくということは，夫の批判が何ということもなくなるか，それをすっかり拒絶するようになることであるとは，思いもよらないのである。

患者−治療者間の「治療契約」というのは，治療目標に関して同意することであると言われることがある。しかし，いま述べた事例に示されているが，自分の問題の性質についての考えと同じように，治療的援助に向ける患者の期待の性質が神経症状態それ自体によって影響を被るという事実は，そのような契約という考え方が理にかなったものではないことを明らかにする。やはり契約というのは，契約条項の意味や含みを明確に理解して，当事者双方がそれを共有することを前提としているのだが，この場合，一方の当事者がそのような理解を所有するところにはいないのである。

自分の問題を提示することに加えて，患者は，自分に関わる補足的な情報をみずからすすんで提供することがかなり頻繁にある。成育歴に関わる情報でさえも取捨選択のうえで提供されるのだが，そのようにして情報が提示されたからといって，それが

## 第4章　患者と患者の問題

神経症プロセスの主観的ダイナミクスと無関係であるとみなすことはできないのである。

　ある弁護士が，初めて治療者と対面したときに，かなり当惑しながら自分の恐怖症（高速道路を走行することができない）について説明する。彼はちょっと神経質に，成育歴に関わる質問を受けるものと思っている（「あなたは私の幼児期に興味があるのでしょう」）。彼は，かなり特殊な成育歴上の質問をされるものと思い込んでいるようで，自分が3人兄弟の末っ子であったこと，それから母親が「過保護だったかもしれない」ことを，みずからすすんで述べている（勇敢に，口にしにくいことを告白しているかのようである）。

　この告白の意味であるが，母親が自分をこんなふうに「いくじなし」にしたのだと，彼が確信していることから来ているのが判明する。彼は，いま現在自分には恐怖感があり，きちんと育てられなかった自分には本当に治療が必要であると，それとなく述べている。かねてから恥ずかしいことだと感じ，いまは向き合って克服しようと固く決意しているのであるが，彼にしてみれば，いま現在見舞われているトラブルは，そうした生まれたときからの性格的な脆弱性を反映しているようである。彼はこのストーリーを，ということはつまり告白を，幼児期に自分がおかれていた境遇を表わす重要なことであると考えていたのだが，最悪の事態に身構えるかのようにして，「さあどうぞ，話してください！」と，治療者を見つめながら言い放つことで終えている。

　「提示される問題」が神経症的パーソナリティのダイナミクスから自由ではないという事実は，患者がその問題を理解して明確に述べることができる場合でもその重要性が損なわれるわけではないし，それだけではそうした事実の信憑性が失われるわけでもない。このことは，端的に次のことを意味している。つまり，提示される問題やそうした事実というのは，自分の観点から生成したものや自分の個人的な必要性から生成したものを患者が提示するときに，直接的なコンテクストにおかれた場合にのみ十分に理解されるということである。そうした観点や個人的な必要性は，単純なものではない。それらがあるということを，おそらく患者本人は認識していないのであろうし，そうした観点や必要性自体が症候性のものなのであろう。

　たとえば，30歳代前半の建築家の女性であるが，彼女は最初の面接の際に，それがもとで来談することになった問題について，キビキビとした，ちょっと張りつめた単刀直入さでもって説明する。彼女が言うには，自分でコントロールすることのできない，「みんなをうんざりさせてしまう」ような，そうした「挑発的」で「とげとげしい」ところが，ともすると自分にはあるとのことである。いくつか例をあげるのだが，特に「ボーイフレンドと続かない」ことが気がかりであるのは明白である。彼女は，結

# 第2部 治療マテリアル

婚しないままずっと１人で暮らすことになるのが恐いと言うのだが，このことについて話しているときにはキビキビとした感じが薄れ，とても落ち込んでいるようにみえる。そして，最後には「このとげとげしさには，自分でもうんざりします」と付け足している。彼女は「もっとソフトに，もっと女性的に」なりたいと口にする。このことが，彼女にとって精神療法で到達したいゴールであるのは，はっきりとしている。

　この女性の問題に耳を傾けて彼女のことを理解すると，２つの事柄が明らかとなる。第一は，とても不自然な張りつめた単刀直入さが，ときとして「挑発的」で「とげとげしく」みえるところまで際立ってしまうことを，容易に想像することができるということである。第二は，極端な，それがあることを基本的には認識していないような先入観でもって，自分のことを評価していることがはっきり分かるということである。つまり，彼女が説明する「問題」は，実にリアルなものなのであろうし，さらに言えば，それが社交的な場面に影響を及ぼしていることも，紛れもない事実であるのかもしれない。ところが，こうあらねばならないと考えている自分（「ソフトで女性的な」）ではないという感覚，つまり自己不全感としての，より大きな神経症的問題によって，この問題に関わる彼女の見方や問題の定め方すらとても偏ったものになっている。それに，彼女にとってこの神経症的な問題は，基本的に見えないものである。したがって彼女は，自己嫌悪のみならず自分の社交上の問題についてもまた，自分の個人的欠点そのものから生じる理にかなったリアクションであるとしか考えていないのである。対照的に治療者は，彼女の自己嫌悪や自己不全感を，個人的欠点よりも根本的なものであると考えることのできるところにいる。つまり，実際のところ治療者は，おそらく彼女の「とげとげしさ」に先立つと同時にその根底にある自分自身に向けている態度を，自己嫌悪や自己不全感のうちに見て取ることができるのである。彼女は，自分の「とげとげしさ」が自己嫌悪の原因なのだと考えている。しかし治療者には，この事態を逆転させることによって，よりよく理解されることが分かっている。すなわち，彼女が自分で認識していない自己不全感と自己嫌悪が，防衛的な身構えの質（「とげとげしさ」）を生み出す原因であるのかもしれないということである。彼女の態度は，自分が治療に期待することに影響を与える。彼女が治療にかける期待は，こうあらねばならない自分（「ソフトで女性的な」）に近づけば，自分は男性にとってさらに魅力的な存在となり，もはや「［自分が］うんざりする」こともないであろう，というものである。治療者の視点から見ると，そうした懸念の質的側面には，彼女が自覚している以上に，自分自身にひどく「うんざりしている」人の態度が反映されている。治療者にしてみれば，長いあいだなじんでいる自己不全感から彼女が解放されるのであれば，そうしたモデルにそった行動をとろうという気にはあまりならず，おそらく防

衛的な構えが減じて，もっと人生を楽しむことができるはずである。

　「提示される問題」について，治療者の側がこうした見方をしていることに対して，患者は特殊な両価的感情とともに反応するかもしれない。一方では，この見方によって，これまでにない思いがけない仕方でそうした問題が解明され，これによって苦痛が緩和されることになる。他方では，患者が自分の主要な「問題」であると考えていた事柄を取り囲み，彩り，規定してさえいたのだが，そうした認識されていない態度や先入観を治療者が分節化し，それに対して疑問を投げかけることで，問題そのものがないがしろにされているという懸念が惹起されるかもしれない。患者は，治療者の関心が，かならずしも自分が期待を寄せていたところにあるわけではないことに気づき始める。治療者の関心というのは，「問題」にのみ向けられているのではないし，それには，患者が予期していない側面も含み込まれているのである。たとえば患者は，治療者が目指しているのは，「自分自身を受け入れる」ことではないのかと懸念するようになるかもしれない。つまり，自分が問題とみなしていたことを観念して受け入れ，それが変化するという望みを捨て去るということである。何はともあれ，当然のことながら，治療者はそんなことを言おうとしているのではない。自分の症状に向けられる患者の態度そのものが症候性のものなのである，と治療者が示唆する場合，そうすることの目的は，「提示される」症状の重要性を見くびって軽視することではなく，そのコンテクストを拡大することにある。そうすることによって目指すのは，提示された問題のリアリティを否定することではなく，それがより大きな「問題」の部分をなしていることを，患者自身がとっている姿のまま見えるようにすることなのである。

## 問題に関する2つの見方

　私の示した例証は，自分の問題に対する患者の見方と，患者の問題に対する治療者の見方は異なるものであるという事実を，すでにふまえたものであった。この見方の違いについて，もっとはっきりと説明するつもりである。患者は自分のパースペクティブにしたがって問題を理解するが，パースペクティブそれ自体を見ることはできない。治療者は双方が見える位置にいる。患者は問題を提示する。治療者は，患者が提示するそうした問題を無視することはできないが，問題を提示する患者本人をも含みこんだ，もっと広い視野をもっている。

　たとえば，半年くらい精神療法を受けているある31歳の女性が，この日は特別な問題を抱えてやってきた。彼女は気の弱い人で，周囲の期待や自分自身の欠点をとても気にかけている。彼女は責任感の強い人でもあり，自分が何をすべきなのか，何を感

## 第2部　治療マテリアル

じるべきなのか，それから概して自分がどのようにあるべきなのか，気にかけている。最初治療にやってきたときはとても落ち込んでいたのだが，そのときの彼女の考えは，自分がそうあるべきと考えるような人間（もっとオープンで，自発的で，自信のある）になるために，治療が役立つかもしれないというものであった。最近になって抑うつが快方に向かい，結婚してから初めてのことであるが，職に就いた。いま彼女が気にかけている問題があるのだが，それを引き起こしたのはこの仕事である。

　彼女はこの仕事がとても気に入っていて，非常に満足してもいたのだが，いまや給料が不当に安いことが分かった。それで，昇給を求めねばならないと感じている。しかし，そうするのが恐いと彼女は口にする。彼女は，自分が躊躇していることに関して思いついた理由は，たんなる言い訳にすぎないと意見を述べている。すなわち，小さな事務所で経営が順風満帆というわけではないし，自分に秘書としての実績があるわけではないし，などなどである。しかし，要求することを控えてきたのには根本的な理由があり，それが自分の臆病さであることは分かっていると言う。もう問題がことのほか切迫したものになっていたのだが，というのは，もっと「自己主張的」になって昇給を求めるように，夫や友人たちが尻を叩いていたからである。彼らは，金は問題ではないが，昇給を求めることが彼女にとってよい（特に彼女の自信回復にとってよい）はずであると思っている。彼女としては，そうするのが「健康によいのかもしれない」と感じているものの，とてもできそうにないと口にする。

　彼女は，治療者のほうを向いて，「どう思います？　そうするのが健康によいと思いませんか？」と質問する。彼女は，治療者の返答と自分の運命にすでに身を任せたも同然であるかのようにして，問うのである。

　患者が理解して提示する神経症的な問題は，明快なものである。すなわち，自分の上司に怖じ気づいているというものである。しかしながら，彼女は気がついていないのだが，そのときは，上司に怯えてしまうのは彼女が体験する唯一の問題ではないし，もっとも切迫した問題ですらなかった。というのは，いまもっとも脅威を与えるのが，上司の権威や期待からくる負担ではなく，彼女にしてみれば精神的健康のための要件（と彼女は理解しているのだけれども）が与えられるということで特別な重荷となるのだが，むしろ夫や家族のそうした期待であるからなのである。彼女は，上司のところへ行く厳しい試練よりも，こうした（「自分にとってよいこと」をしなさいという）期待や要件を満たそうとする責任のほうを，自分を左右する権威という点で明らかに重視している。彼女はもう上司と向き合う心構えができているが，夫や家族にはあえて反論しようとはしない。一時的なものではあるが，精神的健康に関して治療者の権威に頼ることが，唯一，苦しみからの救いとなっていたのかもしれない。

第 4 章　患者と患者の問題

　神経症的な問題がより直接的に現われたのは,「健康的な」ことをしなければならぬという, こうした息のつまるような義務感である。この義務感が, 主観的なパーソナリティのダイナミクスが集約されるこのときの焦点であり, 彼女は, 神経症的な問題が主観に及ぼす影響を見えるものとして体験している。けれども, 神経症的な問題そのものは, 彼女にとっては見えないものである。彼女が注意を向ける方向は, 脅威を与える責任からくるプレッシャーによって左右されるのだが, 自分がそうしたことで怖じ気づいていることが彼女には分かっていないし, さらには, 自分自身の安らぎにはまったくおかまいなしでいることすら分かっていないのである。神経症的な問題を体験する際にこうした主観的な強制力が働くからこそ, 彼女には, そうした問題がいま現在とっているかたちが分からない。つまり, 主観的な強制力が彼女の注意を他のところに向け変えてしまうからこそ, 脅威を与える権威がいま現在とっているかたちを認識することができないのである。治療者がすべきことは, まさにこの問題を彼女に示すことであり, 彼女が提示する問題に対して, それによって与えられる見方を示すことである。私が言いたいのは, より直接的な問題を優先して, 彼女の提示する問題を払いのけるということではない。大事なのは, 問題を見つめるパースペクティブに影響を及ぼすことによって, 自分が提示する問題を, 彼女が自分で解決することができるようになるということである。

　こうした 2 つの見方から,「自己主張」の意味を考えることもまた, 興味深いことである。患者のパースペクティブからすると,「健康的な」自己主張というのは, 雇用主と向き合って昇給を求めることからなっているはずである。ところが（患者本人もそのうちに含みこまれるような）もっと広い見方からすると, 患者にとって自己主張的であると思われる当の行為は, いま現在おかれているコンテクストにおいては, 義務的で従順なものであるにすぎない。自己主張的であることが, 自分自身の願望を認めてそれを大切にする自由のことであるとすれば, このときこの女性にとって, それは, こうした苦しい試練にさらされるのを拒絶することを意味していたはずである。

　とはいえ, コンテクストを別にすれば, ある意味ではいずれの見方も間違ってはいない。彼女は雇用主に対しても, 精神的健康の支配的な規範に対しても, それについて考えているときには怖じ気づいてしまう。いずれも, 同じ神経症的パーソナリティの徴候であり, 症状としてはかなり似通っているといえる。こうした事実には, 興味深い治療的意味合いがある。それは, 友人や夫の期待, それに「精神的健康」の支配からくるより直接的な脅威から, 患者を自由にするために治療的に役立つことであればどれもみな, 上司の権威像の脅威から患者を自由にすることにも役立つであろう, というものである。いまは昇給を求めないとためらわずに拒絶するようになれば, 外

73

的な規範や期待に添うのは，いつ要求すべきなのかという点だけである。彼女は，今後あまり気兼ねしないで，自分が望むときに昇給を求めることであろう。

　一方，自明のことであるが，患者が最初に分節化したままの問題にすっかり心を奪われ，雇用主に対する彼女の服従にばかり注意を向けるとすれば，そうした治療者は２種類の間違いを犯していることになる。第一に，そういう治療者は，彼女がいま現在体験している神経症的葛藤の存在を認識しそこなっている。第二に（もっと重要なことであろうが），患者のパースペクティブを受け入れるとすれば，治療者は事実上その前提をよしとして追認し，後押ししてしまうことになる。その場合には，患者が外的な規範や期待に添う必要があることや，自分の願望や判断をそうした規範や期待にしたがわせる必要があることを，彼女がそうしているように，治療者がそれとなく容認してしまうのである。そういうことになれば，治療者は，患者が自己主張や精神的健康の行動的シミュレーションを実現することには寄与するのかもしれないが，患者の自尊感情や自信がアクチュアルに向上することはないであろう。もしもこのような可能性があるとすれば，それは，治療者も自分がしていることに関しては限界のある見方しかできず，自分の言っていることに没入する場合，治療者にとっても言うことは行うことであるという事実が見失われてしまうかもしれない，と教えてくれるのである。

## 同一問題が二様に現われること

　たまにこんなことがある。つまり，完璧なくらい正確に，患者が自分の問題を提示するのである。とはいえ，患者が提示している当の問題は，症候性の態度やリアクションと言おうか，治療場面で繰り返されるような態度でもって提示されるものである。一方で患者は，問題について説明する。他方で患者は，それを生きている。したがって，患者には１つしか見えないというのに，治療者は，同じ問題が二様に現われるのを目の当たりにするのである。いま述べた事例は，特定の範囲に関して，こうした事態の一例である。以下は，よりいっそう明確な事例である。

　30歳代前半であるが，緊張した，とても追い詰められているある会社員が，興奮した状態で治療にやってきた。彼はいきなり話し始める。すなわち「俺はいったい何やってるんだろう！　駐車スペースを探してやっと見つけたっていうのに，誰かが目の前に割って入ってきやがった。それはないだろうに！　思わず車を横づけにして停めて，こっぴどくやっつけて，怒り心頭だって教えてやった！　気がすまなかったんだよ！　ほっておけないんだよ！　怪我をしても自業自得さ！　冷静に対処できることなんて

## 第4章 患者と患者の問題

何もありゃしない！」である。

　この痛烈な非難のなかで，患者は自分自身について正確に描写している。同時に，それは非難でもある。彼が，10分前に路上であったことを自分に言い聞かせている態度とその情動状態は，いま面接室で表出しているものとほとんど同じである。彼は，自分の気分を害するどんなものに対しても，自分自身のいかなる欠点に対しても，「冷静に」対処することができない。自分で言うように，「ほっておけない」。こうした間違っていることに対しては，行動を起こしたり，こらしめたりして何かしなければならず，悪いやつらを見逃すわけにはいかないのである。ここでの目的に照らすと，この基本的態度と関連のある主観的ダイナミクスについて，これ以上理解する必要はない。彼にしてみれば，そうしないでいるのは弱々しくて，受動的で，無責任で，ぬるま湯につかるようなものであることを，想像するにとどめよう。

　路上のエピソードに認められる患者の態度やダイナミクスが，面接室において痛烈な非難をした際のそれと酷似していることが本当だとすれば，治療者がどちらに注意を向けたとしても，同じ理解，同じ結果にいたらないであろうかという疑問が，またしても生じるかもしれない。では，路上におけるリアクションというかたちで，それが提示されるまま患者の問題に注意を向けるようなことを断じてしないのは，ということは，ただでさえ彼の関心事がそのエピソードであることは分かりきっているというのに，それに対して注意を向けないのはどうしてなのであろうか？

　しかし，実のところそのときの彼の関心事は，路上でのリアクションだけではない。彼の関心は，子どもが失敗を繰り返して叱られる場合のように，自分自身を罰することにある。そのエピソードについて蔑むように描写したことは，そうした目的を果たすものである。治療者には，路上におけるリアクションのリアリティを否定する理由は何もないが，もっぱらそのことを取り上げていま現在のリアクションを無視するのであれば，患者がそのようなことを話そうとする動機にそれとなく加担して，その軽蔑的な態度にうってつけのマテリアルをさらに与えてしまうことになる。彼のいま現在のリアクションに注目するのには，前述同様にもう1つ理由がある。つまり，確かに，路上でのリアクションといま現在のリアクションのいずれにも同じような態度が含みこまれていると言えるのであるが，彼が生きているのは，やはりいま現在のリアクションなのだということである。彼は，いま現在のリアクションによって駆り立てられているのであり，そのさまざまな作用を体験している。患者が本当に期待しているのは，いま現在もっている関心事を取り上げてもらって一緒に話し合うことであり，おそらくそうすることで満足するはずである。しかし，そうした関心事の質的側面が分節化すれば，患者の苦痛は思いがけない仕方で取り除かれ，変化がもたらされるこ

75

第2部　治療マテリアル

とであろう。

## 特別な切迫感とともに提示される問題

　多大な切迫感とともに提示される問題には，注意が必要である。患者がそうした仕方で問題を提示する場合（「何とかしてほしいんです！」），治療者は，このような切迫感の主題として話される問題に対して全面的に傾倒してしまわないようにするのは困難であると感じるし，自分の目の前に座って話している患者を見落としてしまうことがあるのかもしれない。この場合治療者は，切迫しているところをじっと見るにはあまりよい位置にはいないのであるが，そうしたことも含めた全面性をもって，患者の切迫感に対応することになる。というのは，切迫感の主題として話される問題と同様にして，切迫感それ自体が治療マテリアルであるからである。目前に迫った困難と結びついているのだが，問題が提示される際の切迫感に，認識されていない，自分に対する命令的な態度が現われることがある（駆り立てられた，強迫的な人の場合には特に）。

　たとえば，ある50歳代前半の女性が，友人であり話し相手である親密な女性が5か月ほど前に亡くなってから，自分と家族が期待していたレベルまで回復するどころではなく，ますます抑うつ的になってしまった。最近では，そのうえかなり飲酒するようになってしまい，家族も彼女自身も心配している。最初の面接の際に，治療者のところに来ることになったその出来事を述べるときには，彼女はとても緊張して落ち着かず，自分自身に怒りを感じてさえいるように見えた。

　　患　者：5か月たちました！　ちゃんと生活して，また仕事しなくちゃなりません。そ
　　　　　　れなのに，よくなるどころか，悪くなってる！　おまけにいまは酒を飲むよう
　　　　　　になっちゃったわ！……（彼女は繰り返しカレンダーを見やりながら，こんな
　　　　　　調子で続ける）
　　治療者（介入する）：イライラしているようですね。
　　患　者：イライラしてる？　でも，5か月たったんです！
　　治療者：はい，それは分かっています。でも，守らなくてはならないスケジュールか何
　　　　　　かをとても気にかけていらっしゃるように拝見します。そのことが分からない
　　　　　　のです。

　患者は静かになり，泣き出す。それから彼女は，友人が死んだ直後に心がけて以来ずっと続けているのだが，「しっかりする」ようにし，家族の意向にしたがって生活

## 第4章　患者と患者の問題

状況を再調整し，仕事をするのだと，見たところちょっと執拗に自分の決意を説明し続ける。しかし，自分が何を生きがいにしたいのか，あるいは家族が自分のために考えてくれた暫定的なプランが自分に適しているのか，確信がもてなかったと彼女は付け足している。こうした意向が自分に適しているのか定かではなかったと彼女が言うときには，自分の気がすすまないことをまったくもって確信しているようであった。

　強迫症の患者は，決断する際のジレンマや決断することの必要な問題を，多大な切迫感とともに提示することがよくある。決断しなくてはならないとか，何かしなくてはならないと感じているのである。こうした人たちが，決断するとか，何かするという言葉で言おうとしているのは，自分としてはしたくないのだが，すべきであると考えていることを行う，ということであることが少なくない。彼らには，実現困難であるがために，変化することが積極性や決意の現われと感じられるような，そうした新たな変化を意味する決断を支持する先入観があるが，そのことを認識していない場合がよくある。その結果として彼らは，従来通りに継続しようと決断することが，ひとつの意思決定であるとは，あるいは何かを行うことであるとは，まったく考えていないのである。決断にともなう切迫感や苦しみは，ある最終期限までに決断したり何かを行ったりする必要に迫られて，それを強く覚知することによってしばしば一段と激しくなる。このような最終期限は，本人がみずから課したもので，客観的に見るとずいぶん恣意的なときもあるが，それは，自分がすべきと考えていることをするように，自分に対してプレッシャーをかけるための簡単な仕掛けである。しかしながら，あくまで（何かするための「最後のチャンス」のような）事実に基づいた最終期限を覚知することが，このようなプレッシャーを激化させるきっかけになって，苦渋に満ちた絶え間のない内的対話（soul-searching）にいたることもあるであろう。

　こうした場合，「問題」（あるいは決断にいたらねばならない必要性）が提示されるときの切迫感は，患者本人を対象としているだけでなく（「私はいま決断しなくちゃならない！」），治療者が含められることもよくあるものである（「あなたが消極的な治療者でなければいいんだけど！」）。多大なプレッシャーのかかっている患者は，自分がどう「すべき」なのかという問題に対して，権威的な回答を受け取ることによって安心したいと思っている。患者の切迫した提示に対応する場合，治療者は，解決策が見つかるように願いながら，プラス面とマイナス面のある選択肢を患者と一緒に取捨選択するようなことがあるのかもしれない。しかし，すぐに気がつくことであろうが，そんなことをしても解決にはならない。強迫的な根気強さによって患者が治療者に求めているのは，あらゆる解決策，とりわけ最初のうちは興味をそそるようにみえる解決策に吹っかけるような議論を探し求めたり，見出したりすることなのである。

# 第2部　治療マテリアル

　夫と比較的快適に別居生活を営んでいるある女性患者が，夫から不満の残る結婚生活をやり直そうと「最後の申し入れ」を受けて，苦渋の選択を迫られている。「ひとりで寂しい人生は送りたくない」と離婚することには拒絶反応を示すのだが，夫のところに戻っても，それは無意味な，「避けられない離婚を先延ばしすること」にもなる。彼女は治療者に向かって言う。すなわち「私はいま決断しなければなりません！」と。

　患者の切迫感にプレッシャーを感じて治療者が痺れを切らしてしまうのは，いとも簡単なことである。治療者は，自分に「決断の責任をなすりつけ」ようとしていると，患者を非難さえしたくなるかもしれない。けれども，そのように理解するのは実際には間違っていないのかもしれないが，それでは，決断するという体験によって，誰でも苦痛の軽減を求めるように追い立てられるような責め苦に，この人が見舞われていることを見落とすことになる。

　患者が提示するままのかたちでは問題が解決され得ないことを，患者が理解することができない場合，それを理解すべきなのは治療者である。患者本人は認識することができないのだが，問題を映し出す患者の様子のうちに先入観を認識するのは，治療者の役割である。そうした先入観は，切迫感の質そのもののうちに，「いま何かしなくちゃならない！」という態度のうちに，含み込まれている（それは「すでにしていることとは違う何かをしなくてはならない」あるいは「自分がしたくないことをしなくてはならない」あるいは，控えめに言っても「自分がしたくないことをするために，あらゆる意見についてきわめて真剣に考えねばならない」ということを意味している）。そうした切迫感の意味と目的は分節化されねばならないが，というのは，切迫感が緩和されることによってはじめて，「問題」をもっと解決可能な表現に鋳直すことができるからである。彼女が自分自身に与えている切迫感とプレッシャーが緩和されれば，自分が何をしたいのか，さらにはっきりとした感覚が実現されることであろう。

　また別の例証である。既婚で14歳の子どもが1人おり，専門職についている30歳代後半の女性が，不慮の妊娠のために動揺した状態にある。問題は，2番目の子どものことをたびたび考えてはいたのだけれども，いつもそれを「見合わせて」きたことなのだと彼女は言う。いま彼女は，自分が何をしたいのか，自分が「本当は」何をしたいのか分からず，そのことで何週間も苦しんでいたのだと，切迫感とともに述べる。それだけではない。1つではなく，2つの最終期限が迫っている。中絶可能な最終期限が迫り，子育ての年齢の限界もまた間近に迫っているのである。彼女は「決断しなくちゃならない！　それもすぐに！」と述べる。もう1人子どもがほしいのなら，いまがその時なのだ！中絶のことを考えると悲しくなるのだと，彼女は言う。さらに，切迫した様子で治療者を見つめながら，年齢のことを考えると，もう1人ならちょう

第4章　患者と患者の問題

どいいわ！と付け足している。

　　治療者：あの，あなたが子どもを産むことに対して何の異存もありません。
　　患　者（ちょっと狼狽して）：そうね……ただ，私の仕事は……（大変な努力をしてきたのだが，彼女は自分のキャリアが間違いなく成功に近づきつつあることや，赤ちゃんがそれを邪魔するに違いないことを説明する。とりわけ，いま自分が取り組んでいる重要で興味深いプロジェクトが，妊娠と赤ちゃんによって駄目になってしまうことを。）でも（ちょっと不自然な情動とともに強調して），私がマリー［友人］と彼女の赤ちゃんが一緒にいるところを見たときには，仲睦まじくて，とてもすばらしかったわ。……このまま産んじゃおうかしらなんて，ほとんどそんな気になってしまうの。
　　治療者：ほとんど？
　　患　者（再び一瞬動揺して，大声で）：どうして私はもう1人赤ちゃんがほしくないの？　普通の女性はみんなそうじゃない！　こんなの普通じゃないわ！

　患者のフィーリング，つまり自分がそうあるべきだと考えていること（「普通の女性はみんなそうじゃない！」）と，自分がアクチュアルに望んでいることとのあいだにある葛藤は，意識的に分節化するのだが，それは必ずしもこの時点で結末を迎えるわけではなく，進行中である。彼女は，自分はこうしておくべきだったと考えたり，ああしていたかもしれないと考えたりして，心底望んでいることを自分のうちに見つけ出そうと努力してもできなかったのだが，そうした努力を治療者が認識すること（「ほとんど？」）によって，患者の自己覚知の拡大（「どうして私はもう1人赤ちゃんがほしくないの？」）は始まっている。「最後のチャンス」ということで切迫し，本来的に解決できないようなかたちで提示されたのだが，こうした決断という問題を作り出していたのは他でもない，この，先入観を含んだ認識されていない努力だったのである。

## 患者の語るストーリーは本当なのか？

　患者が語るストーリーや患者が述べる問題が，治療者にとってはありそうもないことのように思われたり，信じがたいことのように思われたりすることは，ままある。治療者は，こうした疑心暗鬼のせいで，しばしば当惑してしまう。治療者にとって，これはひとつのジレンマとなる。治療者は，そうしたストーリーを事実として受け入れている振りをすることは好まないが，たいてい，懐疑を表明して患者の反感を買う

第 2 部　治療マテリアル

ようなことは気が引けるであろう。後者の場合だと，治療者には事実にアクセスする中立的な手段はないし，疑いを差し挟むような優勢な立場にはないという自覚があるので，ことはさらにやっかいなものになる。

　たとえば，ある治療者が，自分は子どもの頃に不当な扱いを受けた犠牲者であるといつも決まって「主張する」女性患者と絡めて，このようなジレンマについて説明する。経験を積んだこの治療者は，どう考えても信じがたいうえに誇張されているに違いないと思ったほどであるが，患者は自分よりも同胞のほうが優遇されていたと言い張っているようである。それと同時に治療者は，話されたストーリーは「もしかしたら」本当なのかもしれない，そんな気がするとも述べる。それで，どう返答すればよいのか分からないと言うのである。

　この治療者は，ここで的外れなことを言っている。つまり，正しい方向を見ていないのである。なぜならば，治療的な関心事（治療マテリアル）というのは，基本的に，リアリティに対する患者のストーリーの関係ではなく，自分の語るストーリーに対する患者本人の関係なのであるから。ストーリーだけが重要なのではない。患者がそのストーリーを語る目的，つまり患者がそのように語ることによって何をしているのか，ということも含むが，患者にとってのストーリーの意味も重要である。この実例の場合，ここでの問題と関連するのは，治療者はそれに気がつくものの重要なこととして取り上げていないのだが，患者が「主張する」（言い換えれば，不平不満のリアリティを，そこにいる一方か双方に説き伏せようとする）というまさにそのことである。アクチュアルなフィーリングやアクチュアルに確信していることを，そのとき患者の覚知から引き離してしまうのは，他でもない，認識されていないこの自己欺瞞の努力なのである。

　私が言っていることは，そのようなストーリーは，どんな場合でも「患者にとっては真実」なのであると考えるような見解とは，少し違っている。それどころか，治療者がストーリーに信じがたさを感じるのだとすれば，とりわけ患者はその正当性を「主張している」のだと治療者が思うのであれば，本人はそう信じ込もうとしているにせよ，十中八九，そのストーリーが患者にとっては真実ではないからなのである。患者が心からの確信とともに，実に驚くべきストーリーを口にするのであれば，おそらく治療者はそれが信ずるに足るものであると感じるか，最悪の場合でも，単純素朴で，何のとらわれもない，思い違いであると感じることであろう。

# 第5章
# 治療者に対するリアクション

　本章では，治療マテリアルとしては特別なカテゴリーに区分されるのだが，治療者に向けられる患者の態度とリアクションについて検討を加える。治療者に対する患者の関係という付加的問題についても言及するつもりだが，基本的にこのカテゴリーには，たいてい転移として説明される臨床上の現象が含まれている。もちろん，転移という用語は臨床場面に現われる現象のことをさしているだけでなく，そうした現象を個人の生活史に照らして見る，特殊な理論的把握を意味してもいる。この臨床的な現象は揺るぎないものであるが，私が思うに，理論的把握のほうは議論の余地が多分に残されている。(この理論的把握については第8章でまた検討を加える。)いずれにせよ，2つの次元，または2つの種類の転移解釈が，精神分析学では区別されてきた。すなわち，治療者に対するリアクションや態度を分節化すること，それから，そうしたリアクションや態度のうちにあることが確実視される，発生論的原型を解釈することである。われわれがここで関心を向けるのは，誰もがその治療的真価を認めている，前者である。[1]

　(1) Merton M. Gill, *Analysis of Transference*, Psychological Issues 353 (New York: International Universities Press, 1982), vol. I.[マートン・M. ギル著；神田橋條治，溝口純二訳 (2006)『転移分析―理論と技法』金剛出版.]を参照せよ。ギルが治療的に強調しているのは，明らかに最初のタイプの解釈である。

## どうして「転移のマテリアル」はユニークなのか？

　転移は，精神分析療法の理論のなかでは中核的であり，なおかつユニークであるような位置づけを与えられてきたのだが，そうした考え方が，むしろ近年ではますます注目を集めている。[2]このように重要視される理由は，明らかであろう。すなわち転移

## 第2部　治療マテリアル

というのは，治療者に対する患者の態度やフィーリングのなかに，限定された治療場面で，神経症のダイナミクスを再生産するものと考えられてきたのである。また，精神分析においては，そのような再-創造とはつまり，幼児期の出来事や空想にはらまれているダイナミクスの基礎を再構築したり，そうしたことを取り上げて特に直接的かつ具体的な仕方で解釈したりするためのまたとない機会が，転移によって与えられることをも意味していた。しかしながら，そのようにして再構築することがそれ以上に展開するのかは別にしても，精神分析にとって，転移がユニークな治療マテリアルを意味してきたのは確かなことである。転移は，「いまここ」で実際に機能する神経症と対峙するための，きわめて稀な機会を意味していた。有名なフロイトの比喩で言えば，「この場に不在であるものをとらえて征服することは誰にもできない」[3]のである。

　（2）Gill, *Analysis of Transference* [1], vol. I を参照せよ。
　（3）Sigmund Freud, "The Dynamics of Transference" (1912), *Standard Edition*, 12:108 (London: Hogarth Press, 1958).

　われわれの立場からは，転移現象は，そのすべてではないにせよ，治療マテリアルとしてのユニークさを少しばかり失うと言わねばならない。結局，そうしたユニークさは，転移によって具体的に目の前で繰り広げられるような緊迫感が生み出されることと，より一般的な意味でいうナラティヴの内容に備わっている情動の性質が比較的距離のおかれたものであることが織りなす，コントラストに由来していた。そのコントラストは，治療場面において生きられている治療マテリアルと，そこで話されるものの治療場面の外で生きられていたこと（「この場に不在であるもの」）からなる治療マテリアルとが，相俟って織りなすものなのである。従来的な精神分析のコンテクストにおいて，転移とは，2種類あるリアクションのうちの1つなのだが（もう1つは抵抗である），それは，患者が提示することの内容から患者がそこにいることへと，治療者の注意を多かれ少なかれ否応なく向け変えるものである。治療者は，これらのリアクションによってナラティヴの内容が何らかのかたちで中断されてしまうという単純な理由で，それに対するものとは異なる注意をこうしたリアクションに対して払わねばならない。転移としてのリアクションの場合，ナラティヴが実際のところ中断されないとすれば，ナラティヴの内容それ自体によって浮き彫りにされるのは，治療者に対するフィーリングを反映するような何かについて話しているということが，いま現在のリアクションになっているという事実なのかもしれない。またその意味で言うと，たとえば，面接室の壁にかけてある絵に患者が感銘を受けたと口にするなど，治療者に対するフィーリングを反映するようなことについて話すことによって，より

第5章　治療者に対するリアクション

一般的な意味でいう患者のナラティヴは中断することになる。転移がユニークであるとすれば，それは転移というものが，リアクションについて話されるストーリーなのではなく，いま現在のリアクションのことなのであり，いまここ，自分の目の前にいる人間に対して，治療者の注意をはっきりひきつけるというところにある。ただし，私の提示した立場から言うと，治療者の注意が途切れることなく集約される中心は，患者とそのリアクションである。神経症的パーソナリティのダイナミクスは，治療場面のなかで絶え間なく認識されるのだが，それは治療者に対する患者のリアクションだけでなく，患者の関心がどんなものであるにせよ，いまある自分の仕方で話したり，ふるまったりする活動性のうちにも認識されるのである。

　このような見地から見ると，転移は，治療マテリアルとしての卓越性をもっと広い意味で失うことになる。患者の一つひとつの陳述がたんなるテキストとして理解されるのではなく，発話行為として認識されるのであれば，ある意味で治療者との関係は散発的に治療マテリアルになるのではなく，いつも変わることなく治療マテリアルの一側面であり続ける。治療者が患者のナラティヴの主題になるとしても，それは散発的なものにすぎない。しかし，患者のコミュニケーションの対象として，治療者はいつもそこにいるのである。患者の陳述をテキストとしてのみならず発話行為としても捉える立場からすれば，認識されていない別の目的のために発話が利用され，発話のコミュニカティヴな目的が歪曲している場合はみな，治療者とやりとりする患者のコミュニカティヴな関係性が歪曲していたり，損なわれていたりするという，ひとつの事実から来ている。神経症の自己欺瞞は，どれもこれもことごとく，そうした関係性が共通して損なわれていることを意味しているのではあるまいか。神経症者が自分のアクチュアルなフィーリングから疎外されていて，自分自身を欺く当のプロセスに巻き込まれている場合，患者は，それと同時には治療者と純粋なコミュニケーションを営むことなどできない。カイザーの言葉で言えば，患者は「ストレートに話さない」のである。

　たとえば，大声を発して，いくぶん芝居じみた感じで「無茶食いはやめなくちゃならない！　死んでしまう！」と言いながら，自分を非難して患者が入室したとしよう。そのとき彼は，治療者に向けて話しているのではない。同じく，あたかも話すことをリハーサルしてきたかのように，別の患者が「父親なんて大嫌いだ！」と言うとしよう。彼は，治療者に向けてたんに自分のフィーリングをコミュニケートしているのではない。それどころか反対に，本人は認識していないけれども，その発言が目的としているのは，そのとき自分がアクチュアルには感じていないことを感じようとすることなのである。

83

このようなかたちでコミュニカティヴな関係性が損なわれていることを転移としてのリアクションとするのは，適切なことであるとはいえない。これはもっと一般的に認められる現象であり，患者の自己疎外が必然的に展開したものである。実によくあることだが，認識されていないコミュニケーションの歪曲が分節化するということは，すなわち自己欺瞞のプロセスが同じ行程のうちに分節化するということなのである。

## 葛藤の主題としての治療者

避けがたいことだが，治療者自身は，患者がコミュニケーションを営む対象になるだけでなく，神経症的な葛藤や懸念の主題にもなってしまう。それが発展すると，転移としてよく知られている臨床的な現象に等しくなる。治療者との関係が，さまざまな程度で，内的な葛藤や不安の特徴的な形式が直接的に発現したり，このような葛藤や不安を回避したり追い払ったりするために必要な抑制的かつ補正的なリアクションや，自己覚知の歪曲や，行動の制止が，直接的に発現する機会となるのである。

フロイトが考えていたのは，一方の症状神経症と他方の転移はある程度心理学的に一致し，そのあいだには一種の心理的等価性さえも存在しているということである。この等価性は，成人患者の症状神経症に象徴される幼児期の葛藤や不安というのは，分析状況という特別な条件下で，分析家に対する患者の関係のなかに置き移されたもの（transferred）であるという彼の考えに表明されている。そのようなわけで，症状神経症は「転移神経症」に変容するのである。私は，このような，置き移されるという考え方に異議を唱えるつもりでいるのだが，ひとつだけ疑う余地のないことがある。それは，神経症的パーソナリティのダイナミクスが面接場面に持ち込まれ，治療者との関係に組み込まれるということである。どうしてなのか？　結局のところ，その人のありようは関係のありようでもある。治療者は，少しでも治療が功を奏するのであれば，患者の生活における重要な人物になる。患者のパーソナリティに特有のダイナミクスが治療者との関係に組み入れられることは，治療状況それ自体に向けられる患者のリアクションと同様にして，避けがたいことなのである。

治療者は，自分に対する患者のリアクションや態度に関心をもつものであるが，その関心にはどんな性質があるのか明確にすることが肝要である。大事なのは，たんに患者が話すことのなかに，空想や，願望や，「自分にはあまり価値がない」というフィーリングや，その他のあらゆる心的内容が存在していることを識別したり，それらの起源を識別したりすることではない。症状神経症の場合にはそうであったのかもしれないが，重要なのは，患者のうちにある中核葛藤をこのようにして識別することではな

い。大切なのは，そのとき患者が組み込まれている関係のうちに現われるのだが，パーソナリティが実際に機能しているさまを分節化することなのである。その他の重要な関係と同じように，治療者との関係は，患者のパーソナリティの主観的ダイナミクスを誘発し，それと係合しあう。そのようになるのは，治療者のパーソナリティのせいではなくて，むしろ治療状況によって作り出される関係性のためである。患者のうちにリアクションを誘発し，おのれに背くパーソナリティの，抑制的かつ補正的なリアクションを促迫し，自己覚知の歪曲や，不安を未然に防ぐ抑制や，関係それ自体の歪曲を引き起こしていたのは，このような関係性だったのである。これに関して，患者は「ストレートに話す」ことをしないというカイザーの観察所見を，患者はストレートに関係することができない（つまり，この関係のなかで「自分自身であること」ができない）というより広いものへと，言い換えることができるかもしれない。「全身全霊を込めて（fully behind）」言葉を発することを妨げる，そうした神経症的パーソナリティの意識を歪曲するダイナミクスは，自分が何を感じているのか分からないようにするし，治療者に対して自分が抱いているフィーリングをまったく自覚できないようにすることもある。(4)

（ 4 ）Gill, *Analysis of Transference* [ 1 ], vol. I を参照せよ。

　たとえば，さまざまな上司と繰り返し揉め事を起こしてきた若い会社員が，ちょっと不自然な爽やかさや，誇張された気さくさをもって治療者に話しかける。このような仕方で，さも対等であるかのように話しかけようと努力しているように見受けられる。彼は，少し年上の治療者を，なれなれしいニックネームで呼ぶ。彼は，予約取り消しのような取り決めや権限に関わることが，自分と治療者とのあいだでは対等であることを意識して，それに固執することがある。

　このように，社会的地位に関わる懸念（おそらく彼に特有の懸念）は，治療関係によって活性化されたり，強烈になったりする。相手に劣等感を感じていたり，相手のほうが立派であると思っていたりするにもかかわらず，自分がそうしていることに気がついていない人は，そのようなことを気にかけたり，敏感になったりするものである。彼にそうしたことが分かっていないと言えるのは，まさにその劣等感や恥辱感に促迫されて，自信をもっているかのように装うからである。彼が維持しようとしている治療者との対等で親密な関係は，こうした自己欺瞞に基づいている。

　そのような主観的世界を治療者が分節化し始める。すなわち

治療者：私など偉くも何ともないのだと態度に示して，不安そうに見えますね。

第２部　治療マテリアル

　患　者（怒りをあらわにして，もはや爽やかさなしに）：あんたは大したことない！

　この事例に示されているように，治療関係に対する患者のリアクションというのは，患者のパーソナリティに備わっている個別的なダイナミクスのみならず，関係性それ自体に備わっている特殊な条件にも左右されるものである。こうした条件は，明らかに治療法や治療者のパーソナリティなどに応じて変動するが，大部分に共通しているものもある。つまり，患者は援助を求めて来談し，治療者は援助するということ。患者は料金を支払い，治療者は受け取るということ。それから，一般的に治療者が取り決めに関して責任を負い，患者は，とどまるつもりならそれを受け入れることが期待されるということ，である。実際のところ分析状況は，親に対する子どもの関係に似ているところがあると，フロイトは記している。少なくとも，大部分の（おそらくすべての）患者が治療者の権威について誇張された考えをもっているというのは，本当のようである。もしそうなら，それは神経症者の自己感や威信の感覚が全体として萎え細っていることも反映しているのであろうし，自分自身の存在感が有能な大人よりもないと感じていることも反映しているのかもしれない。とにかく，このような感覚は患者によく認められるものであり，さまざまに異なるパーソナリティが治療関係に対して反応する多種多様なリアクションのなかに，うかがわれるのである。

　（５）Freud, "Dynamics of Transference" [３], p.100.

　いま述べた人のように，こうした関係性自体が侮辱であると，はじめから憤慨する患者もいる。彼らは，この患者がそうであったように，役割の違いを痛々しいほど意識していて，それに上下の差を与えて序列をつける。彼らは，そのことに気がつくことなく，身分が高いと思う相手を面前にして自分がちっぽけであると感じ，その体面を守るためにさらに防衛的になる。また，自分にあまり価値がないことをもっと意識しているのだけれども，おそらく誇張された敬意とともに，コミュニケーションの性質をしばしばひどく制限することによって，患者としての「立場を守る」ような人もいる。散発的なものであるのかもしれないが，彼らは，治療者にとって自分が満足のいく存在であらねばならないのではないか，「十分な関心をひく」存在であらねばならないのではないか，あるいは何か他の点で「よい患者」であらねばならないのではないかと，息苦しい懸念を体験する。こうした懸念は，患者自身は認識していないが，治療関係の外部にある事柄に心を奪われているかぎりは，それから役割が要求するものを自分が満たしていると感じているかぎりは，周辺に退いていることがよくある。しかし，基本的に劣位のものであると自己を規定する役割から外れてしまいたく

なったり，自分の「立場」を忘れてしまいたくなったりしたとたん，あるいは何らかの理由でそうした役割をどう遂行すればよいのか一時的に途方に暮れてしまうときには，この懸念は賦活される。こうしたことは，患者の気分が比較的よくて，それゆえ「何も言うことがない」ときに，つまり患者らしさの感じられることが何もないときによく生じる。治療者に対して，「分かりきったことですが，差し迫った問題」以外のことを話すのは，どんなものであれ「無礼」であると述べる患者もいる。このような懸念が賦活すると，次には，たとえばこのような「問題」を新たな贈り物として差し出すようなかたちをとって，不安を追い払う補正的行為が誘発される恐れがある。

　自分に課す制限でいくぶん趣を異にするものがあるのだが，それは，治療者と直接的に関連した態度や葛藤を反映しているというよりも，むしろ自分自身に向けているより基本的な患者の態度を反映したものである。たとえば，「時間を無駄にする」ようなことは回避しなければならないと，そうした責任を非常に意識している患者もいる。このような例証のひとつとして述べるが，ある患者は旅行から戻ったばかりで，それについていささか興奮気味に話し始めたのだが，唐突に話をやめてしまった。治療者は，患者が話をやめてしまった唐突さについて，簡単に意見を述べる。すると患者は，とても激しく「そんなことを話すために，ここに来ているんじゃありません！」と言う。

　しかし，このような堅苦しい制限は，意識的には作業の促進を意図しているものの，治療者との関係という点では，潜在的な規制を含んでいることもまた確実である。つまり「やるべきことに専念せよ！」なる態度は，きちんと作業をすすめるような，治療者との意識的な目的のあるコミュニケーションからわずかであっても離れることは厳禁であることを，あるいはどんなことであれ治療者が患者に対して個人的関心を向けることは厳禁であることを，暗に意味しているのである。このような場合，不安を未然に防ぐ制限と，より基本的な抑制的態度や意識を歪曲する態度をともなう関係性の歪曲が，連続性のうちに捉えられることが，とりわけ明瞭に示されている。

　一般的に言えば，患者本人は，このような抑制的態度の性質や，そうした態度が存在していることにまったく気がついていないし，義務としてコミュニケーションにみずから制限を課していることすら，まったく気がついていない。

　たとえばある患者が，その日はいくぶん気分がよく，自分の心が「空白（まったく言うことなし）」であると宣言する。（彼は，その陳述自体がすでに何かを言ったということになるのに，そうみなしてはいない。）治療者は「空白の」心なる状態などあり得ないのではないかと返答し，それに対して患者は「いいえ，本当です。まったく何もありません……役に立つことは」と答える。こうした一見したところ小さな，認

## 第2部　治療マテリアル

識されていないコミュニケーションの制限というのは，実は，同じように認識されていない，葛藤を未然に防ぐ制限であるとか，治療関係の一般的形式の歪曲を反映していることを失念してはならない。特に強迫症の患者においては，患者であること，という自分でも気がついていない意識や，自分が思い描く独特な「役割」にしたがっておのれを注意深く方向づけていることが，そうしたコミュニケーションの制限に反映されることが少なくないのである。自分の「役割」について思い描く患者の考えには，さまざまな義務や，禁止や，不安が暗示されているが（実際には，コミュニカティヴな関係において，こうした「役割」に固執するということ），何か特別なことが起こって明るみに出されるまでは，治療者はそうしたことを容易に見落としてしまうかもしれない。

　たとえば，30歳代の男性教師であるが，落ち着いて理路整然と話すものの，無愛想な感じはしなかった。治療者に対する態度は気さくなものであり，謹厳なところがあるとしても極端なものではなかった（少なくとも以下のようなやりとりがなされるまでは）。

　　患　者：疲れています。……（昨夜遅くまで働いていたことを説明する）お話しすることを思いつきません。検討することは何も。
　　治療者：ここでは「検討すること」に専念しなければいけないと考えていらっしゃるのかもしれませんね。つまり，1つの問題に集中しなければならないと。ただの話し合いなど，もってのほか。
　　患　者：ええ……病院や歯医者に行くときのようなものです。何も隠し立てはしていません。**あなたが知っておく必要のあること**［著者の強調］はすべて話しました。バツの悪いことでも，わざと隠し立てするようなことはしたくありません。でも，つまりその，音楽のことは話したくありません。
　　治療者：え？
　　患　者：うん，はい。いいですか，汚い言葉も使いたくありません。あなたは私の治療者なんです！
　　治療者：はい，そうです。それにしても分からないのですが，どうして私にはそんなふうにしか話してはいけない，ということになるのでしょうか。
　　患　者：いいですか，学生だった頃，私たちはオーケストラに所属していました。演奏会を開くためにいろいろなところを訪れたものです。それから指揮者でしたが，音楽教師が一緒でした。楽しかったです。彼は感じのいい人で，みんなとても親しくしていました。でも私は，いつもほかの連中より控え目にしていました。たとえ彼が「同じ楽団員のひとり」にすぎないとしても，教師であることは心

第 5 章　治療者に対するリアクション

得ていました。私たちのあいだにはギャップがあったのです。
治療者：はい，そうですか，ギャップがあったのですね。けれども，あなたはそのギャップを非常に意識していて，ふたりのあいだの隔たりを超えないように細心の注意を払っていたようですね。


　一方には患者が理解し治療に持ち込む問題があり，他方にはそうした問題と患者自身との関係を含めて，その問題について治療者が見渡すことのできるもっと広いコンテクストがあるのだが，前章で検討を加えたこの両者の違いについて，ここで提示したいくつかの具体例はそれ以外の点を明らかにしてくれる。すでに述べたように，患者は，抑制的な態度や葛藤を含んだ態度は言うに及ばず，自分が治療者に対して一定の態度を向けていることすら，気がついていないことがよくある。ところが，ここで提示した具体例が示しているが，そうした認識されていない態度によって，どうすれば治療者に満足のいく「マテリアル」を提供することができるのか分からずに一時的に困惑するここでの問題のように，早かれ遅かれ，治療者と関与する患者にとって頭痛の種になるようなことが生じる恐れがある。患者は，治療状況で厄介なことに直面することになるが，そうしたことを作り出しているのが自分のパースペクティブであることを見て取るところにはいないものであるし，自分がそうしたパースペクティブのうちにあることを見て取るような態勢が整っていないことだけは確かである。そうしたことが分かるには，治療者の援助が必要なのである。
　たとえば，とても臆病な若い女性が，治療場面でしばらく沈黙し，ちょっと居心地悪くしているように見える。治療者は，そうした趣旨のことを述べた。

　患　者（弁解するかのように返答する）：話すことを何も思いつきません。
　治療者：私の姿が痺れを切らしているように見えるのではないでしょうか。
　患　者：いいえ。でも，あなたが待っていることは分かっています。あなたは，私が何か言うことを期待しているはずです。
　治療者：ええ，そうかもしれません。あなたがいつもそう思っているように。でもあなたは，私の期待にこたえる責任があると感じているようですね。

　一般的に言えることだが，患者と，患者が悩みの種とみなす問題（「何も話すことがない」ということ）との関係が，ここでは，そうした問題を彼女が申し訳なさそうに提示する仕方に現われていることは，注目に値する。

第2部　治療マテリアル

## 治療関係の現われ

　治療者や治療状況に向けられる患者のリアクションと態度は，ほとんどの点で，治療場面で患者が口にする治療者と類似点のある人物や，治療場面と類似する状況に対するリアクションと，基本的に異なるものではないであろう。しかし，治療者に対してリアクションが生じる治療場面のコミュニケーションに関して言えば，決定的な違いがあることは明白である。すなわち，話題の対象であるその人が耳を傾ける当の人でもあるのだ。こうした状況であるからには，治療者について口にすることの意味や，治療者と多少なりとも関連することについて口にすることの意味に，ことごとく影響が及ぶのは必至である。あらゆる発言は発話行為であると言えるが，治療者に関わる陳述は，どれもみなたんなる発話行為にとどまるものではない。この状況下では，治療者に関して何か口にすれば，それは自分のしていること自体が特別な仕方で意識されているような行為になったり，そうすることの目的に，自分が発言することによって治療者に及ぶ影響があらかじめ見込まれているような行為になったりする。本人がそこにいるわけであるから，どんなことであれ治療者について口にする行為が，治療者に対する余剰的コミュニケーションとなるのは自明の理である。患者が言っているのは治療者のことであると双方には分かっているのだが，そうした事実の重みのうえに，この余剰的コミュニケーションは成立しているのである。そのようなわけで，たとえば治療効果に関わる懸念が治療者に向けて表明されるとすれば，それは不平不満となる。治療者に対して，治療者と絡んだ性的空想を報告すれば，それは性愛的な行為となる。だから，ある24歳の離婚経験のある女性患者は，男性治療者に対して彼が現われる性的な夢を見たと話すものの，「それをここで話すと膨らんでしまう」ので，この夢の内容は話しにくいと述べるのである。

　事実として言えるのは，患者は，概して精神療法の場では，治療者に関わることを本人に向けて自発的にはほとんどまったく話さないということである。こうした状況下では，ナラティヴの内容が追加的なかたちで相手に向ける言葉になってしまい，ナラティヴの内容不足を招く一因になるというのは，大いにあり得ることである。そうしたことは，どんな対面状況でも，ある程度は生じるはずである。いずれにせよ，患者が治療者に関わることをあまり口にしないのは，確かなことである。患者が治療者以外の人物について話しているとして，そうした陳述のうちに表現される治療者以外の人物に関わるフィーリングや態度は，それが治療者と絡んでいる場合には，治療者とのコミュニケーションや相互作用の質に現われる可能性が高くなる。

## 第5章 治療者に対するリアクション

（**6**）ギルもこの事実を記載している。彼は，転移に気づくことへの抵抗における1つの要因として，「包み隠さず打ち明けねばならないまさにその人に対して，性愛的な衝動や敵意のこもった衝動の存在していることを認める際の困難さ」を指摘している（*Analysis of Transference* [1], vol. I, p.59）。
（**7**）ジーン・G・シメクは，治療者に対する自分の反応について話すにしても患者の気がすすまないもう1つの可能的要因について私に示唆したのだが，それは，そこにあるのが当然のこととして期待される相互性（reciprocity）が欠如しているということである。

　こうした主張は，私にとっては自明の理である。しかしながら，十分にその真価が認められているわけではないようである。精神分析学の文献からはっきり言えるのは，そういうものとして実践されているが，転移としてのリアクションや態度を解釈することが，治療者を象徴しているとみなされる人物を暗に示したり，治療者との関係を象徴しているとみなされる関係性を暗に示したりするような，ナラティヴの内容や連想内容のうちにある患者の隠喩に，主として依存しているということである。分析家との関係においては，患者のアクチュアルな行動こそが重要なのだが，確かにそれについて言及されることはよくあるものの，患者が入室したり退室したりするほんの一瞬の絡みにおけるものである。ところが，いったん患者が従来的な意味での「マテリアル」を生成しだすと，もっぱら転移解釈の基盤になるのは，そうしたナラティヴの内容だけである。解釈がこのような内容に依存しているのも，やはり従来的にテキスト分析に没頭していることの現われであり，そうした類の分析が抱えている特有の欠陥はもとより，よくある欠陥にも悩まされることになる。
　転移解釈が（似たような関係が患者とのあいだにある）他の人物に対する患者のほのめかしにのみ基づいているとすれば，それは信頼できるものではない。治療者に対する認識されていない患者のリアクションが，特定のときに別の人物（たとえば彼の上司）に決まって表出されるリアクションとまったく瓜二つであるとしても，一方が他方に置き換えられたものであることの絶対的な証拠となるわけではないのである。反対に，このようなリアクションが，パーソナリティのより基本的な態度から派生したものであったり，そうした態度が現われたものであるとすれば，似通った状況でそれらが類似することが期待される。上司に対するリアクションと治療者に対するリアクションが類似しているのはもっともなことだが，それは一方が他方に置き換えられるからではなく，そのいずれもが，患者と一定の関係がある人物に向けられる，同一の基本的態度から派生するからである。（上司に向けられる態度や治療者に向けられる態度について，幼児期の人物像に向けられた態度を象徴するものとして解釈することに関しても，基本的に同じことが言える。この場合も同様に，リアクションが類似

していることは共通する態度から派生し，主観的に似通っていると感じられる状況によって触発されるものと理解されるのは，当然のことである。この事実は，そうした態度が形成されるという点においてより早期の体験が重要であるにせよ，やはり言えることである。）リアクションの類似性にすぎないものをリアクションの置き換えとする誤った解釈は，ある程度のもっともらしさをとどめているのかもしれないが，それでは患者がいま現在関心をもっていたり，心配したりしている対象を誤認している。このような解釈では，患者の「承服（acceptance）」を得ることはできるのかもしれないが，患者の自己覚知が拡大することはないであろう。

　事実として言えるのは，リアクションの置き換えは，特定の言及内容に基づいたたんなる類似性と区別できないということである。このことには，特定のテキスト内容にのみ基づく解釈に認められるような，一般的な問題が反映されている。特定のテキストへの言及（もっとはっきり言うと，特定の行為の性質）に基づいて，その主観的な意味合いを確定することなどできないことが多い。それにのみ基づくのであれば，主観的に重要な言及と一時的な重要でない言及とを見分けることさえ，あるいはある人に関わる言及がその人に特別な関心があるからなされたのか，そうではないのか確定するのも，できないことがよくある。料金の支払いを患者がいつも決まって延滞することから，その行為がそもそも治療者に対する態度を反映しているのか，それとも金銭に対する態度を反映しているのか，確定することはできない。それから，上司に向けて表出された患者の態度が治療者との関係とうまく適合するからといって，患者にとってそのときどちらの人物のことが気にかかっているのか，確定することはできない。もう一度言うが，そのような確定をするための唯一の方法は，患者が提示することだけでなく，患者に対しても注意を払うということである。この場合は，治療者に対して患者がどんなふうに話すのか，どんなふうにふるまうのか，そうしたことに注意を払うということである。

　結局のところ，患者が入室したそのときから，患者と治療者とのあいだには持続的に相互作用が展開する。自分では気がついていないのかもしれないが，治療者がそこにいることを強く意識している患者もいれば，あまりそのようなことはなく，自分自身のことや他の心配事で頭のなかがいっぱいになっている患者もいる。確かに，ときとして患者は，実際そうある以上に治療者に関心を示すべきであると感じることがある。たとえば，ある22歳の女性が，ことのほか慎重に挨拶をしながら入室する。彼女は入室し，かすかに治療者のほうを向いて「こんにちは，お変わりないですか？」と言う。彼女は「自分のことばかりに耽っている」と感じていて，治療者への感謝が足りないのではないかと懸念していたことが明らかとなる。

## 第5章 治療者に対するリアクション

　患者と治療者は，いつもさまざまな取り決めについて話し合う。そのときのことである。ある患者は，自分の身分が低いと考えていることについて敏感になることがよくあり，「こき使われる」ことにプライドをもって抵抗することを固く決意しているのだが，その彼女が着席し，これ見よがしに目を細めて，あたかも口論することを待ちかねているかのように，「ブラインドを調節していただけませんこと！」と言う。

　何にもまして，治療者に対する，認識されていないさまざまな態度やリアクションが現われるのは，特殊なことでも一般的なことでもよいが，とにかく何か話し合っている最中である。一例として，ある若者が，憂うつそうな感じではないが，まごつきながら治療者をちらっと見て，「そんなによい一週間ではなかったです」と話す。治療者は，彼がオドオドそう言っているように見えると述べる。患者は「あなたはそんな話にはうんざりしているに違いない」と返答する。彼は，治療者に成功を与えることが自分の責任であると感じているのである。

　治療場面では，患者と同じように治療者も話すのだが，その陳述もまた発話行為であることを失念してはならない。患者は，陳述の内容に対してだけでなく，発話行為それ自体に対して反応することがよくある。患者であることがすでに屈辱である人たちにとっては，治療者に自分のことを言われるとそうした屈辱が呼び起こされてしまうし，それが的を射たものであるとすればなおさらのことである。患者にとっては，そうしたことが，治療者を採点するもうひとつのポイントとして無視できないときがある。

　ある患者は，治療者の解釈に対して，「あらまあ，感心いたしました！（Touché!）」と皮肉に答える。ちょっと似たところがあるが，別のある患者は，「よくできました！入念に下調べしたんですね！」と言う。けれども，また別の患者であるが，防衛的というわけではなく，自分のことを理解して，おのれに打ち勝とうと固く決意している患者は，「どうしてそう考えることができなかったのだろう？」と大声で言う。対照的に，治療者が口にすることをひとつ残らず指示として理解したり，治療者の考えをどれもみな学ぶべき教えとして受け取ったりする患者のいることは，周知の事実である。

　根本的なことだが，患者が口にする，治療者のことをほのめかすような内容に注意を払うだけでなく，自分が口にすることとの関係を患者自身がどのようにして生きているのかにも注意を払わねばならない訳は，すでに多くのことを述べたが，ごく普通のことである。この場合にも，治療マテリアルになるのは，患者が提示するものだけでなく，患者自身なのである。われわれは，治療者とのそうした関係を患者がどのようにして生きているのか，ということに注意を払うことによって，あるいは患者が治

## 第 2 部　治療マテリアル

療者のことをほのめかすのであれば，どのようにしてほのめかすのかということに注意を払うことによって，行為に発現する主観的世界のダイナミクスを見て取ることができるのである（そのとき，そうした関係が，他のことを差しおいて，主観的世界のダイナミクスが集中する焦点であるのなら）。

# 第3部

# 治療プロセス

# 第6章
# 治療的変化の心理学

　治療的変化に相当するのはどんなことなのであろう？　それはどのようにして生じるのであろう？　精神療法が目指す目的は，さまざまな仕方で説明されてきた。すなわち，たんに症状の緩和や治癒であると説明されてきたのは言うまでもなく，成長であったり，自己実現や潜在能力の開発であったり，成熟や生産性や性器体制の達成であったりするのである。こうした目的のなかには，精神的健康に関わる理想的なモデルやイメージを提案しているものもある。このような理想が提案されるのはやむを得ないことなのかもしれないが，あまり真に受けすぎては困ったことになる。それは記述的というよりもむしろ霊感的であることが多く，その時代に固有の価値観が反映されているのかもしれない。加えて，そうした理想が本当に治療者の役に立つのかといえば，そんなことはあり得ない。治療という作業は狭い歩幅で進むのであり，このような現実的ではない評価基準を参照しても，うまく事を運ぶことはできないのである。

　治療のゴールは，それとは別の，もっと単純なものであらねばならない。精神療法というものは，原則的には減法的なプロセスであり，加法的なプロセスではない。つまり，それが目指すのは取り除くことなのであって，増加させることではないのである。[1] 精神療法が目指すのは，直接的に自己評価を高めることではなく，恥辱感を減じることである。それは生きる張り合いが増すことを目指しているのだが，あくまで，生きる張り合いを削ぐ主観的苦悩や自己への没頭を減じるという，間接的な方法によるものである。一般的に精神療法が目指すのは，神経症者の自分自身に抗うリアクションの結果として生じる苦悩や障害を減じたり，取り除いたりすることである。したがって，精神療法が目指すのは，そうしたリアクションの結果として生じる自己疎外を減じたり，取り除いたりして，その人が自分自身と接触するように導くことである。簡潔に言えば，それはたんに修復することを目指しているのである。

第3部　治療プロセス

(1) フロイトは，材料を削り落とすことでひとつの形を浮き彫りにする彫刻家と，その作業が材料を塗ることからなる画家についてのレオナルドの比較に言及することによって，催眠暗示から精神療法を区別している。Sigmund Freud, "On Psychotherapy" (1904), *Standard Edition*, 7: 260 (London: Hogarth Press, 1953).

　パーソナリティや態度の変化と絡み合っているので，どんな変化であれ，このような変化を永続的な仕方で実現するのは（比較的小規模の調節にすぎないとしても）大仕事である。この点について早期の精神分析学は，今日の治療者が考えるよりも，うまくいくものと楽観的であった。変化が緩やかにやってくるということを，われわれは経験から学んで知っている。しかし，それだけではない。理論的にも，そういうものとして判断されるのである。神経症の症状が，際立った，限局されたものであると考えられるほど，より早く，より完全に治癒するものと期待することができる。いまや神経症の症状というのは，特異的な葛藤や記憶が抑圧されていることが問題なのではなく，パーソナリティが歪曲されていることが問題であることが分かっている。この事実だけでも，実質的な変化が緩やかにしか，おそらく不完全にしか実現され得ないことが理解されるであろう。このことは，パーソナリティに固有の安定性について考えると，間違いのないことである。重大な変化がいとも簡単に起こり得るとすれば，それは基本的に不安定な組織か，流動的な組織が機能したにすぎない。このような変化が，早期の精神分析学が考えていたほどには簡単に実現されるものではないとすれば，変化について説明することもまた難しいことである。結局のところ，それは特定の侵害的な葛藤からくる影響を緩和するようなものであるだけでなく，パーソナリティ組織のうちに内的葛藤を生み出すストレスを緩和するようなものでもあるはずである。変化が実現されるのは，患者を自分自身へと導き入れることによるのだと言えるとすれば，確実にその根拠が示される必要がある。

## 自己理解

　自己理解とは何らかの解放であるという考えは，非常に古いものである。アイザイア・ベルリンは，少なくともアリストテレスの時代まで遡っている。この以前からある考え方が神経症の治癒に当てはまることを多くの治療者が発見した（あるいは自分が発見したものと考えている）ということもあり，おのれを知ることは，見解を異にしたさまざまな立場の治療者であっても同意するような，基本点の1つであることに疑いはないのである。それにしても，なぜそうなのであろうか？　仮にそうであるとしても，どのようにして解放されるのであろうか？　このような変化が少しでも生み

第6章　治療的変化の心理学

出されるとすれば，正確にはどんな種類の自己理解に効果があるのだろうか？　というのは，そうした自己理解が1つにとどまるものでないことは，歴然としているからである。たとえば，このような変化を生み出す効果がないとされているタイプの自己理解である「知的」洞察とは，それから効果があるとされている「情動的」洞察とは，何を意味しているのであろうか？

　　(2) Isaiah Berlin, "From Hope and Fear Set Free," in his *Concepts and Categories: Philosophical Essays* (Harmondsworth, Eng.: Penguin, 1981), pp.173-198.


　治療的であるとされるような自己理解と絡み合うプロセスがどんなものであれ，それは通常言う意味での教育のプロセスであるようには思われない。心理学者が治療的と呼び，哲学者が解放することとして考えてきた類の変化は，新しい情報や追加的事実によってのみもたらされるようなものではないのである。たんに情報や事実を知識として与えるだけでは，とても曖昧な表現だが，「知的」理解と呼ばれるような理解が生まれるだけであり，せいぜい行動が表面的に変化して終わってしまうように思われる。その一方で，われわれが治療的と呼ぶような変化には，フィーリングや態度の変化がともなわれるように思われる。解放的であると考えられたり，治療的であると考えられたりするような自己理解には，これまでにない新しい情報ではなくて，実際のところ，ある意味ですでに知られていることを再発見したり，すでにそこにあるものを明るみに出したり再秩序化したりすることがともなわれるものと，一般的には理解されている。不鮮明で認識されていないか，無意識的であるものの影響力を保っているような，そうした精神生活や情動生活のいくつかの側面が，おのれを知ることによって明確化されるものと考えられている。こうした考えは，今日，政治的なコンテクストで「レイジング・コンシャスネス（raising consciousness）」と呼ばれているものと，実によく似ているのである。

　**(訳注1)** この再構成は，三木のいう「発明」に符合するであろう（『技術哲学　三木清全集　第7巻』1967, 岩波書店，pp.195-299）。彼はこう述べている。「発見というのは，従来誰も気づかなかったにしても，自然界においてはすでに存在していた種々の関係を知覚することである。発見されるものはわれわれの心から独立に存在しているもの，即ちまったく客観的なものである。われわれの心の活動はただそれが従来は覆い隠されていたのを顕わにするだけである。これに反して発明というのはいまだかつて存在したことのない関係を樹立することである。それは既存の要素を構成的に同化して，行動の新しい綜合，新しい型或いは形態を形成することである。即ち発明はその本質において創造的である。自然の法則は人間の作るものでなく，ただ人間によって発見されるのであり，科学の仕事はその発見にある」

第3部　治療プロセス

　もちろん，変化をもたらす自己理解（mutative self-understanding）という考えに科学的内容と治療的意義を与えたのは，フロイトであった。彼がそれを行ったのは，無意識的な目的や空想から手に負えない勝手気ままさ（independence）が剥奪され，それが文明的な影響のもとに，それから意識的な判断と態度によるコントロールのもとにおかれるというふうにして，抑圧されていたものが自覚にもたらされるプログラムにおいてである。このプログラムは，よく知られたかたちでは，疎外された神経症の症状というのは抑圧された幼児期の源泉が取り戻されることを介して治癒すると言っているだけである。ところが，もっと一般的な意味で，それは目を見張るような，物事を明快にする考え方でもあり，自我領域の拡大という考えのなかでさらに一般化して用いられている。そうした考え方によって，何らかの自己認識（self-knowledge）を介することで，個別的な人間の統合が回復したり，自己主導性（self-direction）や個人の自律性に関わる領域が拡大したりするイメージがもたらされるのである。

　（3）フロイトの有名な言葉に「イドあるところに自我あらしめよ」というのがある。Sigmund Freud, *New Introductory Lectures on Psychoanalysis*（1933）Standard Edition, 22: 80 (London: Hogarth Press, 1964).
　（4）Sigmund Freud, *The Ego and the Id*（1927）*Standard Edition*, 22: 80 (London: Hogarth Press, 1964)：「精神分析は病的なリアクションを不可能にすることではなく，患者の自我に選択の自由を与えることを目指すのである」を参照せよ。

　高度に負荷された幼児期の願望や空想は，抑圧され，なおかつ解離された状態にあるので，その元来の姿で保持されるというのが精神分析学の考えであった。いったん想起されて成人としての意識状況にさらされると，それは過去の遺物にしか見えないであろうし，その影響力は消散するということになる。このように，この種の自己認識を解放的なものにして，それを教育から区別するのは，負の論理（negative nature）に他ならない。教育的知識とは対照的に，自己認識は加えないで減ずる。それは，かつて抑圧された願望が放つ力と，抑圧しなければならない必要性を取り除く。自己認識は，犠牲の多い防衛を要求し，自分には奇妙に思われる行動やリアクションへと駆り立て，自分の意識的な関心とは拮抗さえするような，そうした未知の願望や不安による圧制から個人を解放してくれるのである。

　このような，自分自身の無意識的願望が（あるいは少なくとも，あるがままの自分という感覚から解離されたものや，こうありたい自分という感覚から解離されたものが）その人の自律性を侵害するという考え方は，その効果を得るために自己理解すなわち「洞察」を利用するあらゆる精神療法にとって，さまざまな形で必須のものであり続けてきた。非常に特殊な自己理解には変容効果があるという，この中心的な構想

については，以下において明らかにするつもりである．

## 主観的体験の分節化

　すでに述べたように，治療的な効力があると言えるのは，本人によって認識されているわけではないが，すでに患者が主観的に体験していることを（かならず治療者が先導して）分節化することである．患者が体験するのは緊張感であり，そのぼんやりとした感覚によって脅威にさらされる．彼は，そうした緊張感を分節化しようとして反応するのではなく，それを追い払おうとして反応する．いやそれどころか，彼はそれを分節化することも，追い払うこともできない．神経症的パーソナリティの抑制されたダイナミクスから生成するのはこうしたことであり，これが，治療者が患者を自分自身へと導き入れるときに直面する事態である．

　治療者が先導するのだが，そうした緊張感を分節化したり，それを追い払おうとする患者の努力を分節化したりすることには，たんに「洞察」とされているだけで十分には説明されていないような効力がある．以前は未分化であったフィーリングや目的がこのようにして分節化することによって，あるいは「意識が向上すること（raising of consciousness）」によって，それを体験している本人は変貌を遂げる．その人の自己体験が変化するのである．さらにそれは，自分自身との関係を独特の仕方で変化させる．すなわち，受動的なものとして体験されていた症候的行動が，そうするように促迫している目的や主観的必然性が分節化することによって，自分自身のものとして，目的的かつ能動的なものとして体験されるようになるのである．プレッシャーとして体験されていたものは，いまやみずから意図した目的として体験される．未分化な緊張感が，意識的に認識することのできるフィーリングや目的へと変容するのにともなって，少なくとも一時的に，その人はより目的的になる．つまり，彼は，より全面的に統合されるようになるのである．

　たとえば，離婚経験のある20歳代の女性は，1年前に他の女性のところへ夫が去ってしまったのだが，そのとき被った拒絶にとらわれてしまうことがよくある．面接中に彼女は，そのことをどんなに「心から追い払おうとしてもできない」のか説明する．この日は，一緒にした記念旅行について想起している．彼女は，その旅行について話しながら涙を流す．その涙はリアルなものである．しかし，その惨めな記憶を詳細に呼び起こす仕方は，ちょっと不自然であるように思われる．

　　治療者：あなたは不愉快なことをわざと繰り返し口にしているようです．

第3部　治療プロセス

　患　者（沈黙して，それから考え込んだ様子で）：現実に立ち戻っているのです。

　この場合は治療者が先導し，患者がそれに続いたのだが，受動的に体験されていた苦悩が能動的な目的のある体験に変わるような変容が，ここで少しずつ生じる可能性が高い。例証した変化は，このようにして「現実に立ち戻ること」にはどんな性質があって，何を目的としているのか，そうしたことがそれからさらに分節化する可能性をもたらす最初のステップである。けれども，どれほど不完全なものであろうと，目的に関わる感覚が，1つ，また1つと増大するのであれば，プレッシャーや受動的な苦悩の体験は減じられるであろう。彼女が「現実に立ち戻ること」と説明する何かをしているという，それ以上のことには気がついていないときでさえ，その強迫性はもはや以前のように反射的には作動しないのである。注目すべきことだが，私のいう変容や「意識の向上」は，主観的な側面と客観的な側面の両方を兼ね備えている。それによって，有目的性（purposiveness）の感覚が増大するだけでなく，有目的性のアクチュアリティもまた増大する。言い換えれば，変容することによって，症候的行動に関わる志向性（intentionality）の水準が向上するのである。そうした目的が意識的に分節化する程度に応じて，行為はより意図的なものとなり（そう感じられるようになり），その人はより自己主導的と呼ぶにふさわしくなるであろう。[5]

　(5)　私の *Autonomy and Rigid Character* (New York: Basic Books, 1981) 第2章にある，自己主導性の発達に関する議論を参照せよ。

　このようにして志向性や目的の覚知が進捗することには，逆説的かもしれないが，2つの一般的効果がある。一方では（不可思議なもの，偶発的なもの，意志の失敗，などとして体験されていた）かつての症候的行動が，自分の視点とすでにある状況を所与として，心理的には必然的なことであったように患者には思えてくる。他方では（予測不能でありコントロール不能であるように思われていた）現在と未来の行動が，いまやより意志的なものであるように思えてくる。こうした2つの結果が現われるのだが，それらを生み出す原因は共通したものである。以前は，自分自身の行動が主観的な必要性に迫られてのものであるという感覚から切り離されていた（したがって，自分の行動に随伴する主体感覚からも切り離されていた）のだが，いまはそうではない。主体感覚（sense of authorship）が拡大するにつれて，現在と未来は自分が投企する現在と未来の目的しだいであるとみなされる一方で，かつてのリアクションはその時点の自分の視点に照らして理解できるように感じられる。因果関係の連鎖のなかにある間隙は，症候的行動に関するかぎり，その人の拡大した自己覚知によって，

過去と未来の両方に向けて埋められるのである。

　このようにして志向性は進捗し，自分の行動に随伴する主体感覚が回復するのだが，このことは，精神療法によって患者の選択の幅が広がったり，自分の手で選択することができるように回復したりするという，よく耳にする見解の意味を明確にしてくれる。何を願望すべきなのか，あるいは何を願望すべきではないのか，そうしたことが精神療法によって選択できるようになるなど，まさかそんなことはあるまい。誰にもそのようなことを選択することはできない。言えるのは，自分が何を求めているのか，あるいは自分がどうしたいのか知ることによって，行為の随意性が増大するということだけである。とすれば，自分の行為を静観する姿勢が，すなわち行為の目的が，かなりの程度もたらされることになる。そういうわけで，症状行為に関わる主体感覚が拡大すれば，そうした行為は気にならなくなるのであろう。<sup>(訳注2)</sup>

　**(訳注2)** たとえばアリストテレスの『ニコマコス倫理学』(高田三郎訳，1971，岩波文庫)に次のような記述がある。すなわち「願望はより多く目的にかかわるが，「選択」は目的へのもろもろのでだてにかかわる。たとえばわれわれは「健康であること」を願望し，「それによって健康でありうるところのもの」を選択するのであって，またわれわれは幸福であることを願望するし，またそんなふうに言うのであるが，幸福であることを選択すると言うわけにはいかない。総じて「選択」とはわれわれの力の範囲内にあるものについてのみなされるもののように思われる」である。

　精神療法における志向性の拡大，主体感覚の拡大，選択の幅の拡大といった考えは，精神分析における自我領域の拡大という，フロイトの一般概念と矛盾するものではない。特に主体感覚の拡大については，さまざまな仕方で説明されてきた。カイザーは，治療プロセスやパーソナリティ統合の回復について考える際に，その中心に主体感覚の拡大を位置づけることに重点をおいたのだが，それについては，自分の行為の「責任（responsibility）」に関わる患者の体験が拡大することであると述べている。ロイ・シェーファーも，行為の「執行者（agent）」としての感覚について述べているが，これも同じ意味である。私は，このような体験について類似した言葉で説明してきたのであるが，主体性（authorship）を自覚的に体験することは，個人としての自律性や自己主導性がアクチュアルに進捗する際の一側面なのであると強調することも，重要であると思う。

　**( 6 )** Hellmuth Kaiser, "The Problem of Responsibility in Psychotherapy," in *Effective Psychotherapy: The Contribution of Hellmuth Kaiser*, ed. L. B. Fierman (New York: Free Press, 1965), pp. 1-13.
　**( 7 )** Roy Schafer, *The Analytic Attitude* (New York: Basic Books, 1983).

（ 8 ） Shapiro, *Autonomy and Rigid Character* [ 5 ] を参照せよ。
(**訳注3**) 自律性や自己主導性が進捗して，主体性が自覚的に体験されるのは，もちろん神経症者に固有の出来事というわけではない。シャピロは，先天盲開眼者を例にとって，センデンを引用しながら解説している（『ロールシャッハ色彩論』2005，大学教育出版）。手術によって開眼した人は，最初から物を認識できるわけではない。色は認識できるが，そのままでは形を認識することができないのである。物の形が分節化するのは，骨の折れる訓練を経てからである。その段階を経由することによって，はじめて色と形が統合され，物がいわば「色の形」として認識されるようになる。そこには，非連続的な3つの諸段階が認められる。つまり①開眼直後の受動的で苦痛な段階，②訓練によって能動性を獲得する準備段階，③能動性の段階である。このプロセスは，人生という大きなスパンで見ると，個人としての危機であり，人生の転機でもある。この諸段階を体験してもたらされるのが主体性の拡大であり，シャピロの言う意識の向上すなわちレイジング・コンシャスネスなのであろう。ところが，こうした現象は，病の有無にかかわらず，そのつどの場面でも（短期的にも）微視発生しているはずである（われわれが気づいて意識することはめったにないであろうが）。われわれの主体（性）というのは，拡大したり縮小したりしながら，その意味で生成消滅のフラクタル構造をなしているのかもしれない。

## 分極化

以前には疎外されていた未分化な目的が意識的に分節化すると，その人の自己感や自分自身との関係は変わってしまう。だが，それだけではない。同時にその人の自己感が明確化され，自分の世界体験も鮮明なものになる。つまり，とりわけ目的とする対象や，応諾すべき状況が，はっきりと見えるようになるのである。言い換えると，主観的体験が分節化（articulation）することによって，自己と外的状況がそれ以上に分化（differentiation）し，ハインツ・ウェルナーの言葉で言えば，分極性（polarity）が実現するのである。

（ 9 ） Heinz Werner, *Comparative Psychology of Mental Development* (Chicago: Follett, 1948). [ ハインツ・ウェルナー著；鯨岡峻，浜田寿美男訳（1976）『発達心理学入門—精神発達の比較心理学』ミネルヴァ書房．]

次の例証について検討してみよう。高学歴で威厳のある初老の女性が，多くの友人が顔を出すサークルがあるにもかかわらず，数年前に夫が亡くなってからひとりぽっちで，見るからに寂しそうである。ところが，彼女はとてもプライドが高くて，自分が孤独であることを認めようとはしない。散発的な飲酒ではあるが，彼女はとても重

第6章　治療的変化の心理学

篤な飲酒者になってしまった。最初の面接では，飲酒問題についていっさい触れようとしなかった。いまとなっては，こうした問題を認めているものの，多くの大量飲酒者や薬物常用者のように，自分の発作的な飲酒については一種独特な捉え方をしている。彼女は，飲酒が衝動的な行為で，まったくと言っていいほど予想外のことであり，いつものことではあるものの故意にそうしているのではないと考えているのである。彼女が言うには，1杯か2杯のシェリー酒しか飲むつもりはないようである。とはいうものの，「自分が望んでいた以上に」飲酒してしまうこともある。彼女は，自分の飲酒について，道徳的な弱さが現われているとか，意志の力が足りないとか，「常識」がないとさえ口にするのだが，そのときによって言うことが違っている。言い換えれば，彼女はそのことを自分の欠点として捉えて悲嘆し，この欠点があるために自分に嫌気がさしているのである。ところが，自分には酔っ払いたいという願望や，酔っ払ってしまおうとする意図があるなどとは，彼女には考えられない。しかしながら飲酒発作の後で，以下のエピソードのように，これまでとは違うかたちの気づきへといたるのである。

患　者：いいわ，私のなかの何かが，子どもじみた何かが［酒を］欲しがるのだと思います。でも私は飲みたくないの！
治療者：とても軽蔑して言うのですね。「子どもじみた何か」だなんて。
患　者：子どもじみてるわ！　友人に示しがつかないわ！　それは逃げ道なの，みんなそのせいにしてしまうのよ。
治療者：逃げ道の必要なときがあるのかもしれません。
患　者（怒って）：友人に対する責任を，私が軽視しているとでもおっしゃるのですか？
治療者：私は，そのような責任がおっくうになることもあるのかもしれないと言っているのです。
患　者（静かになって，泣き出す）：ああ，みんな本当は私の友人ではないのです。夫の友人だったのよ。私とは義務感で会っているの。私のことなんか，どうでもいいのよ。……私も，みんなのことが，どうでもよくなることがあるわ。

それから患者は，夫が死んでから自分が孤立していて寂しいことや，自分のアクチュアルな飲酒願望や「逃避」願望について話し続ける。彼女は，古いサークル内のさまざまな友人との関係について，さらに具体的に話している。真実は，彼女がいつも主張していたような全面的な相互献身でも，つい先ほどもらしたようなまったくの無関心でもないようである。真実とは，複雑なものである。
このエピソードのなかで，どんなことが患者に起こったのであろうか？　自分自身

105

との接触(自分の感じ方や,自分が求めていることに関わる覚知)が拡大したということ,それから,この覚知によって彼女が変化したということが言えるであろう。少なくとも当分のあいだは,飲酒へと(予想外の出来事か,あるいは自分のなかの「子どもじみた何か」によって)駆り立てられるのを感じる人から,飲酒したいという意識的な願望をもつ人へと,自分自身の意図を認識することなく飲酒する人から,自分が飲酒したいことを分かっている人へと,彼女は変化している。予想外の出来事として体験されていた行為は,いまや意図的なものとして体験されているのである。

(10) シェーファーにとっては「責任放棄された行為(disclaimed action)」であり,カイザーにとっては行為するに際してのそこなわれた「責任(responsibility)」感覚である。

しかしこの変化には,それ以上に重要な点がある。自分自身が行為している感覚や自己感が鮮明になると同時に,自分の行為が応諾すべき外的状況全体が,はっきり見えるようになったのである。認識されていない目的が分節化することと,そこに向けて目的が投企される外的状況全体がはっきり見えるようになることを,分けて考えることはできない。両者は一体となって,自己と外界の分極化を進捗させるのである。

以下は,もっと単純な例である。離婚した若い女性が,再婚してすぐに子どもを産もうか,どうしようか,とても頭を悩ませている。彼女にしてみれば,たとえ楽しむことができたとしても,ひとりで時をすごすこと(「無駄にすること」)は,あるいは夫にするには不適格な友人と一緒にすごすことは,気楽にできることではない。それよりもむしろ,自分は嫌なのだが,独身者が出会いを求めて出入りするバーに行くべきだと考えている。

(訳注4) シングルズ・バーについては,たとえばダイアン・キートン主演の映画『ミスター・グッドバーを探して』(1977年)が参考になるかもしれない。エイズの蔓延によって廃れてしまったのかもしれないが,最近の米国はどうなのであろうか。

患 者(いくぶん動揺して):それはつまり,私が考えているのは,時間を無駄にしているんじゃないかって,ただそれだけのことなんです![シングルズ・バーに]行くこともできたのに。……誰かいい人と出会っていたかもしれない! 私はもう32歳なんです! 統計データを読んだばかりなんです!
治療者:あなたはいま自分のしていることを「考えている」と呼んでいますが,実際は自分のことをガミガミ言っている。
患 者(もっと静かになって):そんな場所は嫌いです。……ああ,何だかんだ言っても,私なんて,誰の期待にもこたえられないんだわ。

**(訳注5)** 婚期を逃すと生涯を通じて独身である人が多い，そういう資料を読んだのであろうか。

　プロセスは同じだが，一点，この例証ではなおいっそう明確なことがある。もともと彼女は「誰かいい人と出会う」かもしれない場所としてのバーについて話していたのだが，明らかにそれはバーについての説明ではなく，むしろ非難するような小言の表明である。自分が時間を「無駄にしている」ことに向けられた彼女の態度と，シングルズ・バーについての漠然とした考えは融合している。彼女の執拗な小言が分節化することによって鮮明な自己感が実現したのだが，それと同時に，この自己感によって，そうした小言が向けられる対象としての状況が，もっと現実に根ざしたかたちではっきり見えるようになるのである。

　もう一度述べるが，行為や症候的行動を刺激する，認識されていない目的やフィーリングを治療的に分節化することには，そうした行動の主体感覚を回復させたり，その志向性の水準を向上させたりする効力がある。しかし，精神療法下にある患者は，疎外されていたり認識していなかったりする主観的体験のなかでも，行為や意図を直接的にはともなわないような，実にさまざまな種類の主観的体験（フィーリング，態度，考え，関心，懸念）にも導き入れられることになる。もちろん，このようなフィーリングには対象があるのだが（それは何かについてのものである），何かをするということに必ずしも対象が直接的に関与しているとは限らない。この種の主観的体験を分節化することから生じる効果も，ほとんど同じである。自己感が鮮明になると同時に，自己と外的対象，あるいは自己と関心を向ける状況との分極性が増大するのである。たとえば，否認されていた情動的リアクション（次の例証では「傷ついた」フィーリング）が治療的に認識されることによって，それと同時に，そうしたフィーリングの向けられるべき対象が，もっと現実に根ざしたかたちではっきり見えるようになるのである。この意味で，その人と，自分がフィーリングを向ける対象との情動的関係は，そうした情動的リアクションが意識的に分節化することによって変化する。かつては，出来事に対する自己中心的な敏感さゆえのリアクションしかなかったというのに，そこにひとつの関係性が創出されるのだと言えるのかもしれない。

　こうしたプロセスは，以下の事例においてはっきりと見て取ることができる。35歳の化学者で，過度に傷つきやすいプライドをもったとても妄想的な男性が，しばしば大きな声をあげて怒る。この日もそうであったが，彼は上役を罵ることがよくある。しかしながら，彼の怒りはいつも自己防衛過剰なものである。自分ではそのことに気がついていないのだが，彼の悪態は，まさに傷ついたプライドからくる怒号である。

## 第3部 治療プロセス

患　者（自分の上役のことを）：低脳な奴らだ！……脳味噌ガチガチのろくでなし！　奴らは俺を認めることが恐いのさ！……ビビっていやがる！　奴らにしてみれば俺はスマートすぎるのさ！　遅れてる。……こんな仕事やめてやる，それで終わりさ！

治療者（しばらくして介入する）：何が起こったのか話していませんよ。

患　者：ああ，本当にあの年寄りの馬鹿どもときたら……年功序列のおかげで出世しただけで，新しい血を，若い者の考えを受け入れようとしない。俺には元気があって，あいつらは半分死んだようなものだから，それで我慢ならないのさ。……（患者は自分のボスに提案をもって接近したのだが，直接の上役のところに行くように丁寧に送り返されたという全体像がしだいに現われる。彼は続ける）奴らは創造的な男が我慢ならないのさ！　官僚主義者め！……（彼は上役たちのさまざまな馬鹿げた習慣を軽蔑して説明する）……やつらは耄碌した老人さ。……本当さ，奴ら馬鹿なんだ！……

治療者（介入する）：あなたが言う通り，彼らは馬鹿なのかもしれません。でも馬鹿の話はともかくとして，彼らのことを軽く受け流す気は毛頭ないようですね。

患　者：どういう意味ですか？

治療者：あなたにとっては，彼らがあなたの真価を認めるか認めないかということが，とても重要であるように思えるということです。

患　者（とても静かになって）：うん……Ｊ［彼の直接の上役］は馬鹿です。Ｌ［ボス］はとてもスマートです。

治療者：たぶん，あなたを動転させるのは彼なのですね。

患　者：あなたは違うっていうのですか？

治療者：おそらく私もそうなのでしょう。それから，われわれはどちらも，こうしたことにとても敏感です。

患　者：みんな自分を認めてほしいのです。

治療者：その通りです。けれども，他の誰よりもこの人には認めてほしい，というのがとても重要なことなのです。

患　者：それは私のボスだ！　私は昇進したい。彼が私のことをどう考えているのかが重要なんです！

治療者：うまく昇進できるのか，できないのか，あなたが気にかけているのはそれだけですか？

患　者（沈黙する。より穏やかになって，物思いに沈んでいるようにさえ見える）：はい，私の気持ちがたぶん傷ついていたことは認めます。

治療者：傷ついて「いた」のですか，それとも傷ついて「いる」のですか？

患　者：分かりました。認めます。傷ついているのです。

第6章 治療的変化の心理学

　治療者：傷ついた気持ちについて，何か「認めている」ことはありますか？
　患　者（また少しだけ怒って）：何があっても傷つかないぞって，必死なのさ！


　それから患者は，まだ嫌々ながらではあるものの，穏やかにそれ以上のことを「認めている」。それは，言うのを「忘れていた」ことで，数日前，一休みしてコーヒーを飲まないかボスに声をかけたにもかかわらず，またしても明らかに敬遠されたことである。
　このエピソードには，患者に生じた顕著な変化が含まれている。最初に彼は自己防衛過剰に怒り，ボスのことを罵り，上役に不信を抱き，自分のほうが優越しているのだと断言した。ところが，面接が終わる頃には，ほとんど反対のことを言っている。さっきまで彼は大声で怒っていたのに，いまは静かに物思いに沈んでいる。彼は，自分が優越していることや，上役たちが取るに足りない人間であることを強く主張していたというのに，いまや少なくともそのなかのひとりに対する尊敬の念を，彼らから認められたいという願望を，それから，屈辱感であろうが，拒絶されて「傷ついた」自分のフィーリングを「認めている」のである。もちろん，大げさで，基本的に不自然な威厳を漂わせており，そのせいで，いまだにそれがつらい体験になっているというのは事実である。つまり，自分のフィーリングが傷ついているという事実それ自体を認識する（「認める」）ことが，彼にとっては屈辱なのである。言い換えれば，その変化が完成にはほど遠く，事実，このエピソードの終わりでも部分的に未完了のままであるのは確かなことなのである。けれども，この段階では，それが紛れもなく起こった変化ということであり，そこには力動的な変化が生じている。つかの間のものであるとしても，自己欺瞞のプロセスとしての防衛は緩和されている。不自然で，大げさで，防衛的な尊大さに代わって，純粋さと，自分自身のフィーリングについての覚知がある。患者は，いままで以上に自分自身と接触したのである。
　こうした変化は，もっと詳細に検討される必要がある。自分のフィーリングが傷ついていることを分かっていない人と，分かっている人とのあいだにある違いは何なのであろうか？　フィーリングが傷ついているとか，傷ついていることが分かっていないと言うことによって，われわれが本当に言おうとしているのはどんなことなのであろうか？　この2つの条件間の違いを検討すれば，こうした力動的変化について明らかになるのであろうか？
　未分化な主観的体験の質について説明しようとすると，いつも，いささか途方に暮れてしまう。乳幼児の主観的体験を想像しようとする場合に起こってくる問題と比較すると，この事例はより確かな根拠に立脚しているのだが，いろいろな意味で，やは

*109*

りそうした困難に匹敵するものである。われわれが考えていたのは，たとえこの患者が上役のことを罵ったり，軽蔑して不信感を口にしたりしても，何らかの「傷ついた」体験や屈辱的な体験が，それに，敬遠されたことに対するある種の恥辱感をともなった自己意識の覚知が，依然としてうずき続けるであろうということである。これだけは，たんなる推測を超えた確かなことである。われわれは，尊大な口調であっても，彼の声に苦しみを聞き取ることができる。彼の話すことからは，上役が自分のことをどう考えているのかという，自己意識に関わる考え（「奴らは俺を認めることが恐いのさ」など）で頭のなかがいっぱいであることが分かる。それから，自分が部下の地位にあることで喚起され，上役に敬遠されたことによって強められるのだが，自分が優越していることを繰り返し断言することは，屈辱感や劣等感を払いのけようとする努力として一番よく説明がつく。彼は後で，そのようなフィーリングのために「必死になっている」と述べているのである。このようにしてフィーリングが分節化する前であれば，夢の場合と大して違わないのかもしれないが，それは断片的な観念-感覚複合体（idea-sensations）から形成されているように思い描くことしかできないであろう。たとえば，うぬぼれた相手のイメージがあって，そのなかに屈辱を受けているというフィーリングや自分が劣っているというフィーリングが刻み込まれているような観念-感覚複合体であるのかもしれないし，あるいは敬遠されたことや，相手に何を言われたとか，相手がどんなふうに見えたとか，そうしたことの断片的回想（感覚の回生）があって，そのなかに自分自身に対する軽蔑が刻み込まれているような観念-感覚複合体であるのかもしれない。言い換えれば，「傷ついた」フィーリングや屈辱を受けたというフィーリングが一方にあって，それが他方にあるこのようなフィーリングを誘発する人物像と融合しているのが思い描かれるのである。そうした人物像に対する患者のリアクションは強烈なものであるが，それについて説明することができるのは，つまるところこのような融合だけなのである。

　もう一度言うが，このようなフィーリングが分節化することによってもたらされる効果というのは，自己と対象との分極性が増大する二重の効果のことである。自己感が明瞭となり，フィーリングがもっと明確に限定された形式と方向づけをとると同時に，そうしたフィーリングの向けられる対象がはっきり見えるものになる。なぜならば，この場合は患者の上役のことであるが，もともとリアクションを向けていた対象がはっきり見えているものと思われたのだが，実際にはそうではなかったからである。患者の上役たち，もっと正確に言えば彼らの敬遠は，上司であることを知らしめ，相手の優位を痛烈かつ屈辱的に思い知らせ，自分の劣位を同じように思い知らせるような（そうしたことの主観的相当物を呼び起こす），引き金にすぎなかった。あまりの

第6章　治療的変化の心理学

辛さに仰天してしまうような激辛料理があるとして，それを口にした直後に感じる痛みの焦点が料理にあるとは言えないように，上司の人物像は，患者のリアクションが向けられる本当の意味での焦点や対象であるとは言えないのである。そんなときに人は，料理のほうに向かって暴言を吐くのかもしれないが，ピントが合ってはっきりしているのは舌先の痛みのほうである。患者の直接のリアクションというのはそうした類のものであり，基本的に自己中心的なリアクションなのであって，そこには，鋭い擦り傷によってこじれてしまった痛々しいほどの敏感さがあるのである。彼が自分の上役たちについて言うことは，目にしたこと，耳にしたことを表現しているというよりも，彼らのせいで自分がどんな気持ちになるのかを表現したものである。大物を前にした屈辱的な卑小性とでも言おうか，そうした未分化な観念-感覚複合体が分節化し，したがってそれが自分のフィーリングへと変容するときにのみ，そのようなフィーリングを誘発する引き金（上司）が客観的な人物像として現われる。この患者には上司に向けるひとつの態度があり，こうした人物像と結ぶひとつの関係性（「ええ，Lはとてもスマートです。……Jは馬鹿者です」）があると言えるのは，この時点である。自己と対象が，二者の自己中心的な融合から分化するわけである。

　こうした新たな体験，つまりこの鮮明な分極性が現われることによって，力動的状況はどのように変化するのであろうか？　言い換えれば，そのようにして分極性が増大することによって，神経症における意識を歪曲する態度の機能にどんな影響が及ぶのであろうか？　影響が及ぶのは確かなことである。けれども，どうしてそうなのであろうか？

　主観的体験のダイナミクスが分節化することからくる効果を理解するためには，こうしたダイナミクスの性質を思い出すだけでよい。特に，主観的体験の神経症的ダイナミクスに占めているのが，それが疎外されていること，分節化していないこと，したがって比較的未分化であること，といった性質に他ならないことを思い出せば十分である。神経症的なダイナミクスは大部分が反射的に作動するが，それについて説明してくれるのは，こうしたことなのである。特定のフィーリングや目的に関わる感覚をいま現在そうあるように脅威的なものにしているのは，そうしたことに付随している，基本的に未分節で未分化な性質（フィーリングや目的の覚知が粗大かつ始原的で，部分を欠いた大域的なものにすぎないという事実）である。そのため，神経症的パーソナリティが機能する場合には，循環性が構築されてしまう。すなわち，パーソナリティの抑制されたダイナミクスが，主観的体験の一定の側面が分節化することを妨げ，次には，そうした主観的感覚にともなう未分化な不快感や脅威が，このようなダイナミクスの原動力になるということである。神経症のプロセスというのは，外的介入を

欠いたままでは非可逆的なのであるが，それは，このような循環性のせいなのである。

　ところが今度は，治療者という名の外的仲介者（external agency）が介入して，自発的には着手し得ないことを始める。治療者は，患者ひとりでは反射的に回避されていたはずの分節化を開始するのである。では，どうして患者は，治療者のこうした行為にすぐさまひるまないのであろうか？　実際には，ある程度ひるむであろう。治療者が介入することによって，通常は患者の側の不快感，混乱，異論，その場しのぎの返事（「どういう意味ですか？」「……と言うのですか？」「そんなことあり得ない！」）などに出くわす。新たに分節化した目的やフィーリングは，未分化な感覚に対するリアクションと似た，即座のリアクションとぶち当たる。ところが，最初は不快であるのかもしれないが，それに続いて（言ってみるならば，いったん危機を脱すると）変化が見られる。というのも，粗大で未分化な感覚であるために同化できなかったものが，フィーリングや目的や考えが分節化して，少なくとも部分的に同化可能なものになるからである。先に述べた例証の化学者であるが，はっきりと「私の気持ちは［上司のせいで］傷ついていた」と口にしたとたん，あるいはそう考えたとたん，彼の体験は別の，もっと同化可能なかたちをとっている。それまでの体験は，はっきりとした大きさや部分間の釣り合いなどない，大域的で拡散した観念-感覚複合体のかたちをとっており，屈辱感によって，防衛的で尊大な怒号が反射的に誘発されていた。いまは，分節化したフィーリングやリアルな人物像が体験されており，もはやこうしたリアクションが刺激されるようなことはない。そうしたリアクションは，法外なものになり，不釣合いなものになり，不必要なものになるのである。もちろん，このように変化したからといって，その結果神経症的葛藤が解消して，パーソナリティが恒久的に変化したことを意味するのではない。そうした葛藤や，それと絡み合っている態度には，たった一度の機会で分節化することよりもずっと多くのことが含みこまれているので，神経症的葛藤がそんなに簡単に解消するはずはない。しかし，こうした変化は，パーソナリティに対して，それからすっかりなくなってしまったわけではない意識を歪曲する態度に対して，影響を及ぼすのである。

## 自己に対するリアクション

　神経症者のフィーリングやリアクションが分節化することについて，ここでもっと具体的に検討を加える必要のあるカテゴリーがもうひとつある。すなわち，自分が認識していない，自分自身に対するフィーリングや態度のことである。フィーリングや動機づけや態度の分節化について大まかに述べてきたことはみな，分節化する対象が

第6章　治療的変化の心理学

患者自身である場合にもおおむね生かせる。自分自身に対するリアクションが分節化することによる効果も，まったく同じである。つまり，フィーリングを向ける対象（自分自身）がもっと客観的に見えるようになると同時に，自分自身のフィーリングがもっと鮮明に感じられるようになるのである。

　そのようなわけで，患者は，以前はそうではなかったのだが，自分自身に対する１つの態度を所有していることを，あるいは１つにとどまらないいくつもの態度を所有していることを，特定の関係のなかで覚知するようになる。患者は，自分のことばかりに気をとられていることにも，気がつくのかもしれない。自分のことが認められずに，恥じていることを覚知するようになるかもしれない。自分がわがままで，いい加減で，軟弱で，男らしくないと考えていることに気がつくかもしれない。それどころか，自分は本当にそうで，周囲にはそう映るかもしれないので，そうならないために気を張っていなければならないと考えていることに気づくかもしれない。このようなフィーリングや態度は，未分化である限りにおいて，それを誘発する対象や出来事と融合しているものである。したがって，自己に対する態度がこのように未分化であることによって生み出される所期の結果というのは，自分の印象がどうあるのか懸念するなかで起こっている私的な事象（おそらく成功とか失敗といったこと）のインパクトのうちで体験されるか，あるいは特定の人が自分に向けるリアクションがあって，それについてあれこれと心配する懸念の質のうちに体験されるかするのであろう。言い換えれば，自己に向けられるこうしたフィーリングや態度によって結果として生み出される効果は，個人的な生活状況のなかで体験され，自分の行動に対する決定力を備えているのだが，その効果が何に端を発しているのか患者本人の覚知は欠如しているのである。

　たとえば，抑うつ的な37歳の離婚男性が，ある若い女性をデートに誘うべきか緊張し，逃げ腰になっている。自分の誘いを喜んで受けてくれることがはっきり分かるように，彼女がふるまっていたことは分かっている。実際の年齢よりも少し老けてみえるかもしれないが，彼にはまったく見苦しいところがない。しかし，彼は，少し老けて見えることやニキビの痕のことをとても気にしている。自分自身に向けている態度は，このような自己意識にもある程度現われている。ところが，それがもっとも強く現われているのは，彼女から「拒絶」されるかもしれないという懸念である。

　　患　者：分かりません，私は拒絶されることを恐れているのかもしれません。彼女はとても美人です。たくさんの男性に言い寄られているに違いありません。
　　治療者：たぶんあなたは，自分が彼女の足元にも及ばないと言いたいのですね。

# 第3部　治療プロセス

　　患　者（少し自嘲するようにして）：彼女は「この気色の悪いおやじがデートを申し込むなんて，私を馬鹿にしているんでしょう？」なんて思うかもしれません。
　　治療者：彼女が？
　　患　者（笑う）

　このようにして，治療者は，自分自身に向けられた患者の態度を分節化し始める（「彼女の足元にも及ばない」）。この分節化には，ひとつの効果がある。つまり，これまでは彼女から発するものとして体験されていた，漠然としているものの抑制的に作用する「拒絶される恐れ」が，デートに誘うなど厚かましいことなのだという，自分のフィーリングの覚知へと変容するのである。それと同時に，皮肉っぽい誇張のためにまだ不鮮明なものにとどまっているが，自分自身についてのイメージ（「この気色悪いおやじ」）が明確になり始める。言い換えれば，分極性が出現しだすということである。患者は，自分自身に向けている態度についていくばくかの覚知を獲得し，こうした自分の態度を感知する感覚によって，不均衡なものではあるが，態度を向ける対象としての自分自身がはっきりと見え始めるのである。それ以前の断片化した自己イメージや自己感は，未分化であることや，状況依存的な揺らぎやすさの結果として，概して極端であったり，不安定であったりするので，最初に行われる自己の対象化が不均衡なものであるのはよくあることである。そのため，「拒絶される恐れ」という，漠然とした，比較的未分化なマトリックスから，この患者の自分自身に向ける態度や自分についての考えが具体的な姿をとって現われる瞬間は，あまり心地のよいものではない。だとしても，そうしたフィーリングに関していえば，これは以前の状態を超える前進である。というのは，いかなる程度であれ，いったん自分自身に対する患者の態度が分節化してその自己像がはっきり見えるものになりだせば，さらにそれについて，もっと均衡の取れたかたちで熟慮できる可能性が生じるからである。

　患者は，自分自身に対するこうしたフィーリングや態度に導き入れられるだけでなく，こうしたフィーリングによって刺激されたリアクションに，とりわけそうしたフィーリングに反応するかたちでそれを追い払おうとすることによって駆り立てられた，多様で，もっと複雑なリアクションにも導き入れられるであろう。たとえば，ああでもないこうでもないと，四六時中，自分を評価しているという事実に，うまく行ったり行かなかったりすることに左右されたかと思うと，今度は自分に耳を傾ける相手の笑顔やしかめ顔に左右されたりして，自己評価が上がったり下がったりすっかり変わってしまうという事実に，それから自分自身を監視したり，自分のことをガミガミ言ったり，自分を苦しめたりしているという事実に，導き入れられるかもしれない。

## 第6章　治療的変化の心理学

　患者は，そのようにして自分を苦しめることによって実現される所期の結果や，自分を評価することによっていたる，揺らぐという結末は体験するのであろうが，こうした所期の結果を生み出しているのは，自分自身の態度によって刺激された，自分に向けるリアクションなのであるという覚知は欠如している。簡潔に言えば，患者は，自分自身に対する主観的なリアクションのダイナミクスにはらまれている，多様な側面に導き入れられるということである。この場合も同様に，こうしたリアクションが分節化することによって，より客観的で，より安定した自己イメージが，付加的な結果としてもたらされることであろう。

　一例である。50歳代の，品格があって穏やかな話し方をする会社員であるが，彼がもともと治療にやってきたのは，目前に迫っている問題とは無関係の状況によって触発された，重篤な抑うつのためである。数か月がたち，全体的に気分もよくなったのだが，このときには深刻な，決意を秘めた表情で面接に現われている。彼は，ずっと誰にも，家族にすら打ち明けていないあることについて話したいと思っていたのだが，その時が来たのだと述べる。そのとき彼は，落ち着いた態度で，仕事とプライベートでみんなを誤魔化してきたことについて説明したり（認めたり），彼の考えでは，家族の問題が深刻な危機にあるあいだ全力を傾けてふるまったのだが，見せかけの行動指針に準じたそのような誤魔化し行為について説明したりしている。後ろめたさを感じており，何年ものあいだ，決してこのようなことを口にすることはなかったのだが，そうしたことを隠しておくためには，親密な人たちとの関係においても嘘を重ねなくてはならないこともあった。

　彼は，次のようなことを穏やかに話して，ストーリーを終結させた。それは，自分のことを尊敬すべき人間だといつも思っていたいのだが，この問題に関して自分は確かに恥ずべきであり，それをひた隠しにしておくことによってこの日まで自分は恥ずべき存在であり続けたのであるから，そう考えることができないのは，はっきりしているというものであった。不安そうに見えるのだが，彼は治療者を見つめる。

　この一瞥を認めて，治療者は，患者がそう述べたにもかかわらず，その意見には疑問に思えるところがあると話す。患者は，「他の結論は何も」思いつかないと付け足しながら，「そんなことはない」と答える。治療者は，この陳述でさえまだ最終的な結論として述べられたのではなく，むしろ自分が受け入れねばならない意見であると考えているかのようであると示唆する。

　話し合いは続く。この患者が，もう何年ものあいだ，ひっきりなしに証拠を洗いなおしながら，自分自身に対する告発と格闘してきたことは明らかである（やり取りのなかで，そうであろうと治療者は述べている）。何年ものあいだ，自分がそうしてい

ることに気づかないまま，いうなれば審議していたのである。いろいろな出来事を証拠として，彼は自分自身に対して「尊敬すべきである」という無罪判決を言い渡すことができなかった。ところが，同じように，「恥ずべきである」という有罪判決を受け入れることも明らかに望んではいなかった。したがって，この内的な法廷はすぐに開廷されることになるが，いつも結論に到達しないまま休廷してしまうのである。

　まもなく彼は，職業上の危機が実際にはどんな事態になっているのか，自分と家族の将来について，その時点でどれほど強い恐れを抱いているのか，そうした事態や恐れが刺激となって，どれほど自分の行為が駆り立てられているのか，そのようなことについてシンプルな言葉遣いで話を進める。そこに，より現実に根ざした，ひとつの自己像が出現する。それは，全面的に尊敬すべきものでも，全面的に恥ずべきものでもなく，実際のところ両者ほど極端なものではない。自分自身に関する以前の考えは，おそらく両極のあいだを揺れ動いていたのであろうが，彼が一方のイメージを支持して他方のイメージを追い払おうとしたときには，基本的に曖昧で，不安を呼び起こすものであり続けた。そのようにして絶え間なく努力していること自体が分節化することで，その対象である自分自身が，もっと現実に根ざしたかたちではっきり見えるようになるのである。

## 児童期における自己覚知の発達

　主観的体験が治療的に分節化することによって生じる分極効果は，基本的発達プロセス，特に意識的動機づけや世界の対象化に関わる児童の発達と一致している。成人の治療的変化が，何らかのかたちで発達的な原型をモデルにしていると言うつもりはないのだけれども，ただたんに，いずれにおいても同一の基礎的な心理プロセスが作動していると言いたいのである。

　最初，乳幼児の主観的世界というのは，意識的な目標や目的からなる世界ではないし，態度やフィーリングが向けられるような客観的な人と物からなる世界でもない。ほとんど最初の段階から，感覚が内部に発するのか，あるいは外部に発するのか，乳幼児なりに何らかの区別をしているように思われているのかもしれないが，基本的に新生児は，自分自身の感覚に反応する。新生児は，生理的欲求に関連した合図や，本能的反応に関連した合図に対して，程度の差はあるが反射的に反応する。もう少したつと，そうした合図にも慣れ親しみ，それに対して反応するようになるが，合図を「感知」することによってさらに分化した多様なリアクションが誘発されるものの，そうしたリアクションはまだ本能的なものにとどまっている。たとえば，乳幼児に哺乳瓶を近

づけると，吸啜と予期が誘発される。ところが，このようなリアクションが生じたからといって，自分から独立して存在している哺乳瓶という物，といった概念を，乳幼児が獲得していることを証明するわけではない。この時点では，物や人に対するフィーリングや態度について，十分に内省された意識的目的について，あるいは純粋に意図的な行為について，口にすることはできない。これらはみな，まだ実現していないはずだが，自己と客観的世界がある程度分化していたり，分極化していたりすることを前提としているのである。

(11) Werner, *Comparative Psychology* [9], 特にp.191以下を参照せよ。
(12) Daniel N. Stern, *The Interpersonal World of the Infant* (New York: Basic Books, 1985) [ダニエル・スターン著；神庭靖子訳（1989，1991）；『乳児の対人世界（理論編）』，『乳児の対人世界（臨床編）』，岩崎学術出版社.] を参照せよ。

活動し，体験し，言語発達を含めて発達する途上において，漸進的にのみ世界は客観化される。「行動物（things-of-action）」しかなかったところに，今度は「静観の対象（objects of contemplation）」が存在している。世界に対する持続的ではっきりとしたフィーリングや態度は，児童の自己覚知がそうであるように，発達し，分節化するにいたるのである。児童は反応するばかりでなく，自分が何を望んでいるのか，何をしたいのか分かっている。世界に対する児童の関係は，自分自身との関係もそうであるが，こうした分極性をともないながら変化する。可能性を想像することから生じる意識的な目的や，意図的かつ自己主導的な行為が，受動的に誘発された即座のリアクションにますます取って代わるようになる。ここに，行為の主体感覚や，みずから選択しているという感覚が確立される，もろもろの条件が整うのである。

(13) Heinz Werner and Bernard Kaplan, *Symbol Formation* (New York: Wiley, 1963), p.67以下を参照せよ。[ハインツ・ウェルナー，ベルナード・カプラン著；鯨岡峻，浜田寿美男訳（1974）『シンボルの形成　言葉と表現への有機-発達論的アプローチ』ミネルヴァ書房.]
(14) Shapiro, *Autonomy and Rigid Character* [5], chap. 2 を参照せよ。

このように発達するといっても，ウェルナーとカプランが言うように「高次の水準が達成されたからといって，低次の水準が失われるわけではない」。意味のある行為に関するかぎり，たとえ受動的に体験される未分化な反応性が意識的目的に従属するようになるとしても，そうした反応性が，明確に分節化したフィーリングや目的と完全に置き換えられるというわけではない。断片化し，自己中心的かつ癒合的で，未分化であるような，あらゆる類の観念-感覚複合体が，分節化した，十分に意識的なフィーリングや，関心や，目的を，包囲し続けるのである。それに，実際には以下の

ように仮定することが理にかなっている。つまり，意識的に分節化するすべてのフィーリングや，考えや，目的が，未分化な主観的体験のマトリックスから形成され続けるということ，それから，意識的な分節化が実現する前に，感覚やリアクションが未分化であったり，曖昧にしか分節化していなかったりするような段階を経て，瞬く間に「微視発生（microgenesis）」を遂げるということである。この意味で，おおむね一時的なものであるとすれば，自分が何を感じているのか，どうしたいのか分からない状態（不快にさせる状態でもある）は，われわれにとって当たり前のことであり，生きていくうえで避けることのできないものであると言うことができる。このような一時的状態は，通常であれば自然に緩和される。つまり，しばしば言葉の助けを借りて，ときに誰かと「徹底的に話し合うこと」によって，フィーリングが明確になったり，考えや意識的目的が形成されたり，対象がはっきり見えるようになったりするのである。話をすることに常に認められる「治療的」価値があるとすれば，それはカタルシスではない。主観的体験が分節化する，ということである。

**(15)** Werner and Kaplan, *Symbol Formation* [13], p. 8.
**(16)** 同書，特に p.18を参照せよ。

　たとえば，ある会社員が，ちょっと心配しながら自分のパートナーが取引先と進めている交渉について説明している。最終的に，不承不承ながら，そのパートナーが信用できないのではないかと疑っていることを口にする。それから彼は「ずっと分かっていました。けれども，声に出して言うまでは，本当に分かったことにはならないのです」と付け足している。
　フィーリングや，考えや，目的が，いつも自然に形成されて，このようなかたちでパーソナリティに統合されるのだとすれば，精神療法というのは，以下のようなものであると考えることができるのかもしれない。すなわち精神療法とは，抑制的かつ自己疎外的な神経症的パーソナリティのせいで常にそのようにして分節化することが妨げられていたところに，分節化する能力を回復させるための，系統立った手続きであると。

# 第7章
## 治療関係

　精神療法において本当に大切なのは治療者の理論的方向づけでもなく，精神療法の成否を左右するのは治療者が準拠している方法論や自分が準拠していると考える方法論でもなく，治療者が患者と構築する関係の質なのだと言われることがある。カイザーは，治療者のコミュニカティヴな態度こそが実効的な治療へと導く動因なのであると結論したのだが，それはこうした意味である。この見解は極端すぎる。私は，ある状況においては，他のことをコミュニケートしてもそうはならないのに，特定の考えをコミュニケートすると，治療的な効力が生まれることを説明しようとしてきた。一般論として，相手に考えを伝えることによって影響を及ぼすことができると考えるのは，当然のことなのである。しかし，精神療法が実効的であるために重要なのは治療関係の質だけではないとしても，いくつかの重要な点で，治療関係の質が大きな問題となることに疑いはない。そうした連続的なプロセスとしての関係の質はともかくとして，考えをコミュニケートすること自体を取り上げて，それについて検討を加える必要がある。考えというのは，高度に抽象的な思考によって移し置かれるものではない。治療者が自分の考えを述べることは，患者の陳述にひけを取らないくらいそのすべてが同時にひとつの行為であり，それが何らかのコミュニケーションであるかぎりひとつの社会的行為であると言える。そうしたコミュニケーション自体に，自分の考えはもちろんのこと，目的や態度や関係性があらわとなる。効力のあるそうした治療的コミュニケーションには，実は自分の考えだけでなく，何らかの関係性や患者に対する態度もあらわになってしまうことを示すつもりである。

　（1）Hellmuth Kaiser, "The Universal Symptom of the Psychoneuroses: A Search for the Conditions of Effective Psychotherapy," in *Effective Psychotherapy: The Contribution of Hellmuth Kaiser*, ed. L. B. Fierman (New York: Free Press, 1965), p.152以下を参照せよ。

第3部　治療プロセス

## 自己と接触すること，治療者と接触すること

　われわれは，一方にある治療関係の質と他方にある患者の神経症状態とがかなり一致していることを示す臨床観察や，両者が一致するものだという一般原則すら，すでに目にしている。こうした観察については，第5章で，患者の神経症的な自己疎外や自己欺瞞のせいで治療者とのコミュニケーションが常に歪曲されてしまう，という原則と絡めながら要約した。確かに，このような一致について考えたからといって，最初のうちは，われわれの知りたいことに対して満足のいく答えを与えてくれるわけではないのかもしれない。というのは，それによって解明されるのは，患者の状態が関係の質に及ぼす影響であり，その反対ではないからである。しかし，さらに検討を加える価値があるのは，両者の一致であり，そうすることによって大きな成果が生み出されるはずである。

　この一致は，実際のところ容易に適用範囲を広げることができるのかもしれない。これまで述べてきた事例は誰も彼もみな，自分自身や，アクチュアルなフィーリングや思考とよりいっそう接触する一方で，治療者との接触も増大しているのである。

　再度，すでに述べた事例について考えてみよう。すなわち

　　患　者（誇張された自信とともに）：そうするのが正しいに違いありません！……おそらく。
　　治療者：おそらく。

　患者は驚き，治療者に異議を唱えだし，次には笑う。彼は自分が不確かに思っていることについて説明し続け，いまはもっと落ち着いた様子で話している。患者が自分の懸念について話しているときには，懸念などないと耳障りな声で大げさに否定しているとき以上に，治療者が患者との接触を，純粋なコミュニケーションを体験しているのは明らかである。簡単なことである。神経症者が自分のアクチュアルなフィーリングから切り離されて，こうした自分自身を欺くプロセスに組み込まれている場合には，それとともに治療者と純粋なコミュニケーションを営むことなどできないのである。反対に，自分自身と出会うことを回避するために，患者は何とかして治療者との接触を回避するはずである。この例証が明らかにしているように，自分のフィーリングを否認しようとする患者の努力によって，語るということが，純粋なコミュニケーションとは異なる何かへと変容してしまう。つまり，それとは別種の発話行為に，自

第7章 治療関係

己欺瞞の手段になるのである。ところが，それに加えて，この変容には意識を歪曲する内的な効力があって，相手との関係にも影響を及ぼすことは避けられないのである。

　ひょっとすると患者は，この例証のように，まるでスピーチでもしているかのように，説得や勧誘を試みているかのように，本来そうあるよりも大きな声で，力を入れて話すかもしれない。治療者を見るのではなく，むしろ特別な切迫した仕方で，これでよいのだという保証や確認を与えてくれるサインが治療者から発せられていないか，くまなく探すかもしれない。自分が語っていることに関心をもっているわけではないし，それを確信しているわけでもないのに，治療者と目が合うことを完全に避けながら，コツコツと語ることに励むかもしれない。例証を増やすこともできるが，このへんにしておこう。これらの例証に共通しているのは，そのすべてにおいて何かが欠如しているということである。すべてにおいて，患者は治療者に向けて話しているのではなく，それ以外のことをしている。となると，治療者の側は，それがどういうことであるのか認識しないのかもしれないが，コミュニケーションが欠如していることを体験するであろう。こうしたとき治療者は，まるで純粋なコミュニケーションであるかのようにして患者が語っていることに耳を傾けようとしつつも，ふと自分がうんざりして落ち着きがなくなっているのに気がつくことがよくある。対照的に，例証のように治療者が介入した結果として患者が「自分自身であること」ができる場合には，彼は治療者に向けて純粋に，なおかつ確信をもって話すこともできるのである。それに，概して患者は，そのようにして語ることを望んでいるのである。

　いろいろと検討を加えてきたが，ここで興味深い問いを提起しよう。すなわち，もしも患者の自己疎外が減じることで治療者からの疎外も減じ，それによって患者とのコミュニカティヴな接触がいっそう増大することになるとすれば，その効果は反対方向に向けても生み出されるのであろうか？　より純粋な，治療者とのコミュニカティヴな関係が達成されることによって，同時的に，患者の自己疎外も減じるのであろうか？　もしそうだとすれば，より純粋でコミュニカティヴな接触を患者とのあいだで確立することによって，自分自身とよりいっそう接触するように患者を導き入れるという，われわれの狙いが達成されることになりはしまいか？ということである。

　論理的に筋が通っていて，この推論には説得力がある。けれども，治療者のための指針としては，その価値は疑わしいようである。実際のところ，それは論点を巧みに回避する，問題の言い換えにすぎないであろう。というのは，なにしろ患者の側から治療関係に干渉したり，それを歪曲したりして，コミュニカティヴな接触に対する障害物となるのが，神経症的自己疎外という現に存在している患者の状態に他ならないからである。治療状況は，よりコミュニカティヴに関係する機会を患者に提供するで

*121*

# 第3部 治療プロセス

あろうが，そうした問題の性質があるからこそ，患者がそれを受け入れるものと期待することはできない。自分自身の主観的ダイナミクスのせいでコミュニカティヴな接触に耐えることができず，それを回避することが必要な人と，どうすればそのような接触を確立することができるというのであろうか？ 実際そうある以上に自信があるのだと自分に言い聞かせたり，自分は男らしいのだと言い聞かせたりしているに違いない人と（したがって，治療者をも説得しようとするはずである），どうすればそうした純粋で，コミュニカティヴな関係を確立することができるというのであろうか？ あるいは，その主観的ダイナミクスのせいで，自分は関心をもっているのだと信じ込もうとしているのだけれども，関心のないことをうやうやしく，一本調子に話さねばならない人と，どうすればそのような関係を確立することができるというのであろうか？ 結果としてわれわれは，振り出しに戻ってはいないだろうか？

全面的にそうだ，というわけではない。このように考えると，治療のゴールへといたる近道があるのではという望みを，どれもみなくじかせるのは確かなことである。この考え（治療者とコミュニカティヴに接触することが，同時に自分自身との接触を達成することをも意味しているということ）が治療的変化の近道を与えるものではないとしても，それでもなお，いくばくかのことを学ぶことはできる。少なくとも，そのような変化が生じる治療関係があることを知ったり，その意義を理解したりするには役立つはずである。

そのうえ，私が示唆したことと同じような，患者が少なくとも一時的に自分自身と接触する効果が，治療関係それ自体に備わっている例を見つけるのは，思ったほど難しいことではない。私が思い描く例証には，治療者側の言語化がまったくないのである（コミュニケーションがまったくないと言っているのではない）。

たとえば，野心のある，とても成功した重役が，しばしば生活レベルの優劣を肩比べしてくよくよする。彼は移民である一族の地位についてとても気にしているのだが，自分がトップに立つ経営幹部であることに配慮しないで，「ファーストクラス」に満たない人間として待遇すると感じている，「同窓会」に不満をぶちまける。彼は移民としての立場に「甘んじる」ことのないように，「運のいい，ただの雑魚」にならないように，決意している。そのため，どんな満足感であれ「受け入れる」ことを極端に嫌がって，自分が欲求不満であることに気づくことがよくあるのだが，そうしたことを，彼はひどく取り乱した激しい怒りらしきもので誇張する。ところが，治療が経過するにつれて患者は変わった。ここにいたって彼は，自分の問題を誇張して，道徳上の憤りを表現する新たな方法を探そうとするにもかかわらず，そのような自分の行きすぎたふるまいを笑わねばならないときもある。しかし，いまだに彼は笑うことが

第 7 章　治療関係

好きではないし，笑いたくないのである。

　　患　者（入室して，大げさな溜め息をついて着席する）：やれやれ，まったくつまらん二流のキャリアにして，あいも変わらぬ一週間。……私，キャリアって言いましたか？　雑役！　日雇い労働！……ラッキーなことに，長くは続かないのかもしれない。……（解雇されるかもしれないことについて話し続ける）

　患者とは違って，治療者はこの時点で1つも言葉を発していないが，この大騒ぎが本物の悲劇でないことは承知している。おそらく，そうするつもりはなかったにもかかわらず，治療者は，懐疑的な表情かおかしそうな表情を浮かべていたのであろう。

　　患　者（治療者を見て，まったく自然に笑い始めたのだが，どう見てもそれを押し殺そうとしている）：私を笑わせようとしているのですか！
　　治療者：私が？
　　患　者：そうです，そういう顔に見えるんです。あなたはおもしろがっている。それで私は笑っているんです！
　　治療者：あなたがそうした惨めな気持ちでいるのに，本当にそう思うのですか？　私の表情はあなたを笑わせるほどのものだったのですか？
　　患　者（少しのあいだ混乱し，狼狽し，それからリラックスして）：はい，ちょっと我を忘れていたのかもしれません。

　それから彼は，まだ神経質な感じで不承不承ではあったが，とても満足のいくことがあったのを「認め」て，それについて話している。
　この偶発的な出来事は，限定的なものであるにせよ，私が提案した仮説を裏づけるように思われる。患者は認識していなかったが，この治療者は，患者が自分のアクチュアルなフィーリングから疎外されているのを認識した。いまのところ治療者は，自分がこのように認識していることをコミュニケートするつもりはないし，そうしようと努力していたわけでもないのだが，共感して感じ取ったことが自分の表情に現われていることには気がついていないし，感じ取ったことを雰囲気として漂わせようとしているわけでもなかった。患者が治療者の眼差しに懐疑の表情か，おかしそうな表情を見て取ったのは，もっともなことである。治療者の表情に見て取ったことを受けて患者は反応したが，それは不随意的かつ非意志的なものであり，患者にしてみれば不愉快な不意打ちであった。この反応は，言い換えれば，疎外されたフィーリングが治療

123

的に分節化するときに例外なく見舞われるような，最初の抵抗と混乱に合致するものである。それにもかかわらず，患者にはこのようなフィーリングがあると治療者が認識していることが，目で見てはっきり理解されるかたちで示されると，それに対して患者は純粋なフィーリングをもって反応した。患者は，この不随意的な反応がきっかけとなって，結果として，自分がアクチュアルに感じているフィーリングの性質を不本意ながらもすぐさま認めている。一時的なことではあるが，自分が抱いているフィーリングの性質が意識的に認識される前に，治療者に対して，それから治療者と患者がコミュニカティヴに接触することに対して，患者の不随意的な社会的反応が生起することに疑いはない。そのようなわけで，治療関係に効力があるとすれば，それは患者が自分自身と接触するように導かれるこの部分にある，と言うことができるであろう。

> **（2）** 患者のフィーリングの特質について，患者か治療者が意識的に認知する前に，このような接触が起こることはまったくあり得ることである。「補完的リアクション（complementary reactions）」（相手の言語的および非言語的なメッセージに対する直接的な情動リアクション）と，共感的反応とのあいだに設けたヴィッコ・テーケ（Veikko Tähkä）の区別が，ここでは適切である。患者に対する治療者の言語化されないリアクションというのは，その2つが入り混じったものであるのかもしれないが，治療者に対する患者の反応は，確かに「補完的」な類のものである。Veikko Tähkä, "The Early Formation of the Mind," *International Journal of Psychoanalysis* 68 (1987): 229-250を参照せよ。

　似たような結末にいたるもので，これに匹敵する例をあげるのは難しいことではない。それは，愉快に笑い出す可能性がその場に潜勢しているような状況に限られるものではない。たとえばある患者が，説得力に乏しいのだが，自分には悩みの種などないのだときっぱり否定して，自分が悩んでいるなど根も葉もないことだと断言しようとしている。みんなうまくいっているのだと，このようにして自分に言い聞かせようとするとき，彼は治療者のほうを一瞥する。治療者と目が合うと動揺してしまい，患者はそれ以上話し続けることができない。最初はあまり気乗りせず，不愉快そうにではあるが，ほどなく彼は，自分が否定しようとしていた苦悩や懸念に気がつくのである。

　自己欺瞞には，このように不随意的でコミュニカティヴなリアクションがともなうのだが，そうした自己欺瞞を無効化する力を買いかぶるのではなく，そうした力というのは，どうやら非常に限られた条件下でしか発生しないかもしれないことを，むしろ知っておく必要がある。そうした効力は，疎外された自分のフィーリングに対する患者の拒絶が，あまり強いものではない場合に限って生じるようである。さもなければ，自己覚知が拡張した感覚によって不快感が生じ，そのせいで補正的リアクションが誘発されることになるであろうし，治療者と接触することをもっと全面的に回避す

第7章　治療関係

るようになるであろう。たとえば，患者は自分の発話を以前よりも決意あふれるものに一新するか，治療者と目が合うことを避けるかすることであろう。

　不本意に笑い出してしまう患者の例から，もう1つ基本的なことが言える。実際こうした偶発事が生じるときにはめずらしいことではないのだが，その直後に彼は，こんなことは他では起こるはずがないと不満を口にしている。そんなことで笑ったのはここだけであって，ひとりでいるときも，誰かと一緒のときも，友人と一緒にいるときでさえ，けっしてそんなことはないのだと述べる。彼の言いたいことは，はっきりしている。ここでの自分のリアクションは例外的なもので，他の状況で生じるはずはなく，どうにかして笑ったことを否定したいのである。それから彼は，再度まじめな表情に戻ろうとする。しかし，治療者を見て，またしても噴き出してしまうのである。

　患者の不満は事実に合った観察に基づいており，2つの点でためになるものである。1点目は，「こんなこと」はひとりでいるときにはけっして起こらないという，彼の陳述によって示唆される。治療状況ではどれほど簡単に神経症的自己欺瞞が放棄されるように思われようと，概して，治療状況と同程度には自然に放棄されるはずがないことをその陳述は教えてくれる。治療的変化のプロセスというのは，対人的プロセスであり，コミュニカティヴなプロセスなのである。2点目は，患者が友人と一緒にいるときに生じることと，治療者と一緒にいるときに生じることとの，違いに関するものである。もちろん，これは推測にすぎない。友人たちが，彼の言うことや，彼が時どき自分の姿として示すことがあるこのような様子を，額面どおりに受け取らねば申し訳ないと思っている，そう仮定してみよう。彼らは，彼の沈んだ面持ちが誇張されていることや，無理に作られた不自然な性質があることなど認識しないかもしれないし，ぼんやりと不愉快に感じるだけかもしれないし，見て見ぬふりをしようとするのかもしれない。さもなければ（おそらく，それどころか），誇張されていることを認識したとしても，親愛の情から，あるいは礼儀として，おそらく励ましの言葉を添えながら，腫れ物にさわるようにして扱わねば申し訳ないと思うのである。しかし，一般的に言って，同情を寄せる彼らの親愛の情がどんなに深いものであるにせよ，いざ心配事を分かち合おうとしたり，このようなときに彼が示す姿に共感しようとしても，うまくいくことはないであろう。結局のところ，本人が信じてはいないのであるし，他人の情動状態に対して自然に起こるはずの共感反応がそうした姿によって簡単に喚起されるなどというのは，無理な話である。

　治療者がそれと類似した状況におかれたとすれば，同じような仕方で反応するかもしれない。治療者の関心事が，患者に共感的な関心を払うこと（あるいはそれを示すこと）であるとすれば，患者の示す姿が，無理に作られていて，誇張されていて，ど

125

こか不自然であること，つまり自己欺瞞のふるまいであることが，治療者の認識から漏れてしまうかもしれない。この意味で言えば，治療者がきちんと共感しようと意識するのは，治療のためにならないであろう。このような治療状況が実現するのは，患者と治療者の見せかけのコミュニケーションにすぎない。すなわち，自分の呈している姿を患者本人がアクチュアルには信じていないうえに，患者の呈している姿に向けて表明する共感的な関心を，治療者がアクチュアルには感じていないということである。その一方で，こんなふうに言えるかもしれない。確かにこの事例では，共感的反応が，最初は患者のことをふたりで笑うことからなっていたことは，ある程度認めざるを得ない。だが，たとえそうだとしても，患者の誇張を認識して，まさにそうすることがその人にとって不可避的であるのだと正しく理解することによって，本当の意味での共感的反応が可能となるのである。

　この事例を通じて，ある種の関係性のようなものが有する治療効果を，言語的コミュニケーションを除外して，混ざり気のない純粋な状態で取り出そうとしてみた。明らかにこれは一特殊例であって，そうすることが特にすぐれた効果を発揮するということではない。私が言いたいのはそんなことではなく，一般的なことなのである。例証では，治療者は言葉を発してはいないが，患者本人が認識していないフィーリングを（そうしたフィーリングとの「接触」を）コミュニカティヴに認識することによって，まず反応が触発され，次にフィーリングそれ自体の意識的分節化が生じているようである。ところが，一般的な原則として，治療者がさらに言語的に分節化しないのであれば，このプロセスは頓挫する可能性がある。自己覚知にともなう不快感と直面するわけであるから，治療者に対して即座に反応したとしても，それだけでは自己覚知が決定的な拡大を遂げるには不十分である。それにもかかわらず，治療者に対するこのような反応は，意識の向上と分節化を導くために役立つものとみなすのがよいようである。治療者側のこのような接触と，それに対する患者の反応は，言語的なものであれ非言語的なものであれ，効果的な治療的コミュニケーションの基本となるものである。治療関係に必須なのは，このような接触である。

　この見地から言えば，私の例証にある治療者の非言語的反応と，より一般的な言語的分節化との差異は，はっきりしたものではない。治療者の言語的コミュニケーションは，非言語的コミュニケーションと同じように，患者本人が認識していないフィーリングへの接触を触発するのかもしれない。

　たとえば，治療者はほとんど発言していないのだが，第4章で述べた事例について再考してみよう。患者は，自分が「本当に望んでいる」のは，堕胎しないでもう1人赤ちゃんが授かることなのかもしれないと，その可能性を誠実に尊重しようとしてい

## 第7章　治療関係

るのだが，この場面では，友人の赤ちゃんを目の当たりにしたときの自分のフィーリングについて説明している。すなわち

患　者（語気を強くして，少し不自然な情動をともないながら）：……すばらしかったわ。……このまま産んじゃおうかしらなんて，ほとんどそんな気になってしまうの。
治療者：ほとんど？
患　者（一瞬動揺して，大きな声で）：どうして私はもう1人赤ちゃんがほしくないの？　普通の女性はみんなそうじゃない！　こんなの普通じゃないわ！

　自己欺瞞のプロセスのなかにあり，そのとき患者自身はまったく気がついていないのだが，ここで治療者は患者が堅苦しい感じであることを認識し，そのことをコミュニケートする。それによって，次には，それ以前には気がついていないようなフィーリングが，患者の側にひとつの反応として触発される（おそらく気のすすまない不快な反応であろう）。このような治療者のコミュニケーションによって，最初は無自覚である患者から反応が引き出されることも，注目に値する。治療者のコミュニケーションは，患者の関心を惹起する。そうしたからといって彼女が快く思うことはないであろうし，実際には不愉快になるかもしれない。しかし，コミュニケートすることが，彼女に興味を起こさせるのである。もっと言うと，治療者がコミュニケートすれば，言葉のない意識向上だけで終わってしまうのではなく，もともと認識されていなかった考えやフィーリングがそれ以上に分節化するにいたる，コミュニカティヴな反応が引き起こされるということである。言い換えると，以前は認識されることのなかった彼女の考えやフィーリングが分節化することは，治療者に対して，この患者が，相次いでコミュニカティヴに反応するまっただなかで展開するというのが，的を射ているのである。治療者が先導したコミュニカティヴな反応は，次には患者によって拡大されているのだが，この二者間のコミュニケーションの拡大が直接的なきっかけとなって，患者の自己覚知は拡大するにいたる。治療者との接触と，自分自身との接触を，この患者は一挙動で成し遂げているのである。

（3）「コミュニカティヴな接触（communicative contact）」という新しい表現を考え出したカイザーは，このようなコミュニケーションの体験は治療上の恩恵であり，それ自体が治療の目的であると結論するにいたった（Kaiser, "Universal Symptom" [1], p.152以下を参照せよ）。私自身の結論はそれとは違う。私は相手とのコミュニケーションの体験に関する満足を認めることにやぶさかではないが，それ自体が治療上の恩恵であるとは思わない。しかしながら，確かなのは，治療者とコミュニケーションを営むうちに患

127

者の自己覚知が拡大するということである。

## 治療的態度

　ある意味では，治療的態度については言うことが少なければ少ないほどよい。患者に対する何らかの態度を治療者に推奨しても，堅苦しい役割を押しつけてしまうだけかもしれない。治療的態度は，精神療法という作業それ自体と，患者の双方を理解することによって身につくはずである。さらに，私が推奨している治療上の見解が暗に語っているのだが，治療的とされる基本的態度についてさらに明確に検討し，その治療上の意義を吟味して，それが本当であるのか見極めることが役に立つかもしれない。

　治療者は，読心術のできる人ではない。治療者は，患者自身が認識していなかったり，分節化することができないでいたりする特定の考えやフィーリングがどんなものであるのか，ときに推量することがあるというのは本当である（間違っている可能性が高い）。ところが，治療者は概して見通しが利くわけではない。患者の考えやフィーリングが想像以上に，劇的に分節化する転換点を目の当たりにして，驚くことであろう。患者の主観的世界は少しずつ分節化するにすぎないが，治療者も患者と同じように，全面的かつ明確に，その主観的世界と出会う。しかし，このプロセスを先導してそれを持続させるのは，治療者である。患者について，本人が理解できるよりもわずかばかり余分に認識することができるだけであるが，そうした治療者の観察とコミュニケーションが患者に影響を与え，患者によるさらなる分節化を可能とするのである。

　この観点から，少し前に述べた例について考えてみよう。患者はとても不自然に勢いづいて，最近目にした育児場面について話す。すなわち「このまま産んじゃおうかしらなんて，ほとんどそんな気になってしまうの！」である。治療者は「ほとんど？」と言葉を繰り返す。患者は，少しのあいだ混乱と抵抗を示してから（彼女がそう口にしたとき，自分の言葉を自覚しているわけではなかった），「どうして私はもう1人赤ちゃんがほしくないの？　普通の女性はみんなそうじゃない！　こんなの普通じゃないわ！」と述べる。もう彼女は，以前可能であったレベルよりも明確かつ純粋に（そうすべきであると考えてはいるのだが，そうしたくはない）自分のフィーリングを分節化している。このような効果が生じているというのに，治療者がほとんど何もしゃべっていないことに注目してほしい。「ほとんど？」という言葉を発するのに，患者のことをよく知っていなければならないという道理など，ないことに注目してほしい。患者のことを知っている必要は，実際のところほとんどなかったのである。

第7章 治療関係

　しかし，少なくともいま取り組んでいる例において（それから本書全体に引用されている例証においても，ほとんどの場合そうであると思うのだが），治療的な効力のあることをコミュニケートするために，患者や，患者の心について深く知っている必要がないのだとすれば，治療者がそうできるのは，何の力によるのであろうか？　すでに示したことだが，精神療法という作業に際して治療者が心得ておくべきもっとも基本的なことは，端的に自分が他人であること，患者とは異なる視点をもつひとりの人間であることである。この条件が基本ではあるが，明らかにそれだけでは不十分である。たとえばこの事例においても，友人が患者に対して，治療者とはまったく異なる仕方で反応したことは，想像にかたくない。友人は，彼女の「ほとんど」に現われた堅苦しさを見落としてしまったか，ぼんやりと気づいてはいたが取り合わなかったか，あるいは分かっていたものの何も言わなかったか，したのかもしれない。友人は，彼女が自分自身の内面に「このまま産んじゃおうかしら」という気持ちを見出すように，実際に根気強い努力を重ねながら，患者を活発に励ましていたのかもしれない。こうしたことがみな起こったであろうことは，想像にかたくない。というのは，友人であればこそ，患者の努力に対してそのようなサポートを与えることが，自分には期待されているのだと感じてしまいやすいからである。しかし，もしそうであるとしたら（もしも患者に対して受けこたえする範囲が，そうすることを自分は期待されているのだと思うことや，患者自身が差し出すイメージに制限されてしまったり，相手がみずから制限してそこに対してのみ反応するとしたら）患者に対する治療者の態度がどんな点で違っているのか，分かってくるのかもしれない。というのは，日常的な社会の風潮が説明したようなものであるとすれば，社会の利便性のほうが優先されて，患者から独立した視点という治療的な利点が捨て石になってしまうからである。
　治療者は，患者から見て取れることが，患者が提示しようとする自己像と一致していないときでさえ，あるいは患者が治療者に向ける期待と一致していないときでさえ，自分が患者について認識したことに敬愛をもって対処し，見すごしてしまうようなことはない。しかも治療者は，患者本人が認識していないし，気づきたくもないであろう側面について，患者と対話することを厭わない。こうしたことだけでも，患者に対する治療者の態度や，特別な存在である患者との関係性を，はっきりと表わしている。これが，治療が有効であるために必要不可欠な，カイザーの言うコミュニカティヴな態度である。
　患者は，自分自身や，自分のおかれている状況や，自分の問題について理解しているが，患者が求める関係というのは，そうした自分の理解の仕方と一致するような関係である。そのため，治療関係や治療者の態度は当然こうあるはずだと患者が寄せる

129

## 第3部　治療プロセス

期待は，その自己欺瞞によって制限されている。しかし，治療者は，そうした制限を尊重しなければ悪いとか，尊重するふりをすることによって患者に調子を合わせねば悪いとか，そんなふうに思うのではない。たとえば，患者が子どものように，育ちの遅れた子どものように扱われることを，あるいは早熟な子どものように扱われることを，おそらく求めているのだとしよう。治療者は大人としての患者にも話しかけるだけでなく，奇妙であるが，子どものように扱われたいと思っている大人としての患者に話しかけるのである。患者が，心を入れかえ，「進歩向上」し，悪い癖がなおることを期待しているとしよう。治療者は，もちろん悪い癖とはどういうことなのか大いに尊重して耳を傾けるが，そのようにして制限された患者の期待に添うつもりはまったくなく，その他のことも偏りなく理解しようとするだけである。患者は自分の問題を特定のパースペクティブから提示する。患者は自分の懸念を追い払い，その覚知を回避しようとする。治療者は，提示された問題だけでなく，患者がそれを理解して提示する仕方についてもためらわずに伝えるし，その問題が患者自身のもっと大きな問題と結びついていることも，気兼ねしないで話す。治療者は，自己欺瞞に向けて患者が努力していることや，そのために認識されていない懸念についても，そうしてほしいと頼まれなくても率直に伝える。要するに治療者は，より現実に根ざした，「よりストレートな」関係を提供するのであって，患者の自己欺瞞を重んじてそれに歩み寄るのではない。それは，日常的な社会関係よりもコミュニカティヴにやりとりする関係であり（そのやりとりの主題は一方的ではあるのだが），ある意味では，それ以上に親密な関係なのである。治療者側のこうした態度があるからこそ，そのような関係性が実現されるわけであるが，それは，患者を自分自身に導き入れようとする治療者の関心と切り離すことはできないのである。

　このような治療的態度や関係性が可能になるのは，治療上の取り決め（主としてプライバシーが守られることや，精神療法が一定期間継続すること）や，たがいに受諾した専門的な目的があるからである。精神療法以外の場面でそんなことをしても，無遠慮だと不快感を抱かれるはずである。しかし，このような態度や関係性を受け入れることのできる能力は人間らしい能力であり，治療のコンテクストを離れても簡単に思い描くことができる。

　反ロマン主義の喜劇という副題がつけられているが，1894年に書かれたジョージ・バーナード・ショーの戯曲である『武器と人間』から，以下のこっけいな場面に注目してみよう。

　2つの配役は，甘やかして育てられた裕福な家庭の娘で，自分の美貌を意識して，人目を引くような演技がかったポーズをとるライーナと，感情を交えずに話すものの

## 第7章 治療関係

親しみやすい，スイス軍人のブルンチュリー大尉である。ライーナは，生まれてから人生で2回しか嘘をついたことがないと（彼を守るために）彼女に言わせたかどでブルンチュリーを非難していたところで，彼女は悲劇を演じるポーズをとった。舞台監督はショーである。

ブルンチュリー（うさんくさそうに）：これまでの人生で2回しか嘘をついたことがない，と言うんだね。お嬢さん，ずいぶんと割り引いちゃいませんか？　私はまことに生一本の人間ですが，それが昼までもつことはありませんな。

ライーナ（偉そうに彼を凝視して）：お分かりでしょうか？　あなた様は私を侮辱していらっしゃるのですよ。

ブルンチュリー：そうせずにはいられないのです。あなたがそうして気品のある態度をとって，ゾッとするような声でお話しされることには感服いたします。しかし，あなたのおっしゃることは，何ひとつ信じられないのです。

ライーナ（荘厳に）：ブルンチュリー大尉！

ブルンチュリー（動かないで）：何だね？

ライーナ（自分の耳を疑うかのようにして立ち上がり，彼を見下ろす）：いまおっしゃったことは本気なのですか？　いま何とおっしゃったのか自分でお分かりですか？

ブルンチュリー：もちろん。

ライーナ（あえぎながら）：私！　私！！（信じられないといった様子で自分自身を指さして，「私が，ライーナ・ペトコフが嘘をついてるとおっしゃるの！」ということを意味している。彼はひるまずに彼女と目を合わせる。急に彼女は彼の横に座り，大げさな態度から親しみのこもった態度へとすっかり打って変わってつけ足す）。どうして私のことが分かったのですか？

ブルンチュリー：直観です，お嬢さん。直観，それから経験から得た知識です。

ライーナ（不思議そうに）：私のことを真に受けない人にお会いしたのは，あなたが初めてですわ。

ブルンチュリー：ということは，君のことを初めて真剣に受け止めた人間が私だということかね？

ライーナ：はい，そうだろうと思います。（彼と打ち解けて）こんなふうにして話しかけられるのは，とても奇妙な感じだわ！　私はいつもあんなふうにしていたの。

ブルンチュリー：それはつまり？

ライーナ：つまり，気品のある態度とゾッとする声のこと。（一緒に笑う）小さい頃，乳母にそうしていたわ。彼女はそれを信じていました。私は両親の前でもそうするの。両親も疑わないわ。

第3部　治療プロセス

(4) Bernard Shaw, *Arms and the Man*, in his *Seven Plays* (New York: Dodd, Mead, 1951).

　治療者は，自分の仕事を消耗するものとして話すことがある。彼らがたいてい言わんとするのは，おそらく共感や励ましや支持のことなのであろうが，いわば与えることが絶えず求められるということである。ある著者は，一日が終わって疲労を感じなければ，自分が患者のために最善をつくしたとは思えないとしていた。しかしこの見解は，どんなことが治療者に求められるのかという点で，きっと間違っている。それどころか，もし治療者が面接時間に常に消耗しているのであれば，何かがおかしいことは明白であろう。すなわち，そこではコミュニケーションが営まれていないのである。

　一般的に私的な関係においては，一方にとっての利益は他方にとっての利益でもあり，損失ではない。一方にとって満足のいく体験は，他方にとっても満足のいく体験である。それは，精神療法においても同じことである。以前には自分自身から切り離されていて，そのため治療者からも切り離されていた患者との接触が実現することは，両者にとって満足感を与える体験である。誰かとコミュニケーションがうまくいく体験，首尾のよいコミュニケーションを達成する体験，それからたがいに話し合い理解し合う体験は，たとえ話される事柄自体がどちらか一方の関心によるとしても，おもしろくて満足感を与えるものである。もちろん，精神療法において，患者との接触を実現しようとする努力がしばしば失敗に終わったり，あまりうまくいかなかったりすることで治療者がやるせなさを覚え，これが自分の限界ではないか，自分にこの仕事は向いていないのではないかという意識を残すことになるのは事実である。しかし，そんな体験をしたからといって，いつも疲労困憊するというわけではないし，それが特別に労苦の多い体験というわけでもない。いつものことであるが，多かれ少なかれ理解して接触することに成功するか，失敗するかである。苦しみを味わい，懸命な努力をしたとしても，何の効果も生み出さないであろう。

　共感のないところで共感しようと努力すれば（退屈しているというのに，気遣いを示そうとしたり，興味をもとうとしたり，興味をもっているように見せかけたりするのであれば），ひどく骨が折れ，疲労困憊するものである。興味のあることについて誰かに話すのは，骨の折れることではない。話し手自身が興味をもっていることについて話すのであれば，それに耳を傾けることも，概して骨が折れるものではない。骨が折れるうえに疲労困憊するのは，話をする本人でさえ自分の言っていることに興味もなければ確信もないというのに，そのような人に長々と耳を傾けながら，接触すなわち純粋なコミュニケーションを欠いたまま一緒にいることである。こうしたことは，患者との接触やコミュニケーションを体験しているわけではないにもかかわらず，そ

の結果として本当に興味をもっているわけではないにもかかわらず、治療者があたかもそうであるかのようにふるまわねば申し訳ないと思う場合に、特に言えることである。

## 従来的な分析関係

精神分析の従来的な取り決め（患者は寝椅子に横たわり、治療者はその背後に座る）にしたがえば、分析家はちっとも患者の顔を見ることができない。患者の表情もまず見えないであろう。もちろん、患者から治療者が見えるかといえば、その視野はさらに制限されている。患者の空間が限定されることからくる影響もまた重要ではあるが、それについてはしばしば議論されている。ここでは、分析家の視界が制限されていることの意義について検討したい。共感的に傾聴し、共感的に理解するという目的に照らして、それが深刻なハンディキャップであると考える人もいよう。そうであるか、あるいはきわめて特殊な共感的傾聴と理解を反映しているかの、どちらかである。著名な分析家であるテオドール・ライクは、分析中の患者は、実のところ分析家に向けて話すのではないと述べている。つまり患者は、分析家に背を向けながらそこにいない聴衆に対して（before the analyst）話すのである。この意見は、ちょっと誇張して言ったものであろう。ライクは、基本規則にしたがうことを患者があえて意識するかぎりにおいて、患者は分析家に背を向けながらそこにいない聴衆に対して話すのである、と言うべきであったのかもしれない。できるかぎり検閲したり意識的に方向づけたりしないで、患者が分析家に背を向けて自分の考えや「連想」を提示することは、そうした患者の努力と大いに関連しているのである。

（5）Theodor Reik, *Listening with the Third Ear* (New York: Farrar, Straus, 1949), p.108.
（6）そのようなわけで、フロイト（"On Beginning the Treatment: Further Recommendations in the Technique of Psychoanalysis" [1913] *Standard Edition*, 12:139 [London: Hogarth Press, 1958]）や、彼に続いてオットー・フェニーヘル（*Problems of Psychoanalytic Technique* [New York: Psychoanalytic Quarterly Press, 1941]）がそうすべきであると警告しているそのように、患者が公式の部分と非公式の部分に面接を分割してしまうことのないように分析家が注意を払ったとしても、それは無駄であるように思われるのである。というのは、患者はそうすることによって分析の取り決めに関する現実を認識することしかしていないからである。実際において、入室したり退室したりするときに習慣として期待されるのは、患者が治療者に「向けて」簡単に挨拶することである。しかし、寝椅子に横臥しているあいだ、患者は治療者に「背を向けて」話すのである。忠告は、それどころかむしろ、患者はこの押しつけられた分割を解消しようとしてそうしているの

かもしれないことに分析家は自覚的であれ，というものになるはずである。

**(訳注1)** この部分は，引用されている Theodor Reik, *Listening with the Third Ear* (New York: Farrar, Straus, 1949) を参照して，"talk to the analyst" を「分析家に向けて」，"before the analyst" を「分析家に背を向けながらそこにいない聴衆に対して」と，それぞれ訳出した。後者については，患者が寝椅子に横臥し，治療者がその後ろに着座する，古典的な精神分析状況を想起されたい。

それに対して分析家は，この関係のなかでは，特別な仕方で傾聴しなければならない。すなわち，患者がもたらすことのなかから，精神力動的に重要なマテリアルに焦点を合わせて傾聴しなければならないのである。この種の傾聴については，精神分析学の文献でしばしば議論されてきた。ライク自身はそれについて「第三の耳で聴くこと」と呼んでいるのだが，それが意味するのは，患者が提示するものに耳を傾ける際，考えられるその無意識的意味や隠喩の意味をよりよく把握するために，治療者が特別な想像力や連想に身を任せて自由に漂うことである。(7) 当然のこととして患者に求められる特殊な話し方にとっても，分析家の特殊な傾聴にとっても，確かに寝椅子は絶対不可欠なものではないが，いずれにとってもマイナスにはならないし，むしろ双方を促進することは明らかである。個人的には患者から見えないように座るのは自分としては快適なことであった，というフロイトの陳述が引き合いに出されることがよくある。それにくらべて，この取り決めをより満足のいくものにするのは，自分の治療作業に必須のきわめて特殊な傾聴である，とフロイトが続いて述べているくだりが引用されることはごく稀である。(8) 分析家が自由に漂いながら想像したり連想したりするためには，また，それから患者のもたらすものを「第三の耳で聴く」ためには，患者がいまここにいるリアリティや，その真剣な眼差しや，期待に満ちた一瞥や，切迫した質問などから，あえて一定の脱関与をはかることが，疑いなく役に立つのである。

（7）Reik, *Listening with the Third Ear* [ 5 ].
（8）Freud, "On Beginning the Treatment" [ 6 ], p.133.

分析家は患者の無意識的な声や非理性的な声を聞き取ろうと耳を澄ませるのだが，分析家が話しかけるのは意識的で理性的な患者である。分析家と患者とのあいだにコラボレートする関係が存在するのは当然であると考えられていたり，あるいは治療が終局的に成功するためには，少なくともこのような関係性が不可欠であると考えられていたりする。このコラボレーション（古典的な精神分析におけるよりも，精神分析学から派生した精神療法において一般に強調される）は，同等の責任を基盤としているのではなく，フロイトが述べているように，もちろん各自の役割にしたがった「一

体となった取り組み（joint effort）」を基盤としている。不合理で時代錯誤した無意識的な目的や空想を（神経症的自己疎外に関する従来的な考え方にしたがって）大体において合理的な意識から切り離してしまうことは，こうした過去の遺物を秘匿している患者の精神世界の覆いを取り去って，それについて理解しようと一体になって取り組むことが，可能であることを意味している。先（第3章）に私は，このような関係性が，「治療同盟」なる問題含みの概念に，少なくともその説明のいくつかに具体的に示されていることについて触れた。このように，基本規則にしたがうよう患者に求めるときに分析家が語りかけるのは，あるいは自分のフィーリングや抱えている問題について話すよう患者に求めるときに精神療法家が話しかけるのは，あるいはそうしたことに取り組むべく治療者が一体になるのは，おそらく理性的な（あるいは「静観的」と呼ばれることがある）自我である。分析家や治療者が自分の解釈を語りかけるのは，そういうものとして考えられている患者の側面に向けてなのであり，解釈が受け入れられているのか少なくとも最終的に信頼を寄せるのも，そうした側面なのである。
(9)

(9) しかしながら，そこから治療同盟なる概念が発展したのだが，すでに述べたように一体となった取り組みに関するフロイトの見解は，自我の「静観的」要素ではなくて，陽性転移つまり分析家との親密な関係（rapport）についての意識的要素に依拠していたのである。"The Dynamics of the Transference" (1912) *Standard Edition*, 12:105 (London: Hogarth Press, 1958) を参照せよ。

こうした点で，患者は，分析家や治療者との「共同制作者（collaborator）」とみなされる。そうすると，この役割のなかで（多くのことを語り，基本規則にしたがい，自分のフィーリングや問題について話すなどして）コラボレーションをまっとうする限り，患者は当面の治療的関心から漏れてしまうことになる。これでは，患者自身がマテリアルをなしているのではなく，患者本人は公平無私な自己観察者であり，マテリアルの提供者であると暗にみなされてしまう。従来的な治療の枠組みというのは，このように，患者が生み出すテキストに集中するものである。この見地から言えば，患者の提示するマテリアルから患者本人へと治療的関心が回帰するのは，コラボレートする役割の遂行に患者が失敗したときや，沈黙しているか，そうでなければ（陰性の転移反応に見舞われているときのように）抵抗しているときだけである。

ところが実際には，患者が基本規則を遵守しようとしている場合でも，意識的な方向づけや発話の目的が本当になくなってしまうわけではない。患者の発話は，自分が理解する基本規則の要求に準じて方向づけられるようになるだけである。実際，基本規則を遵守しようと努力する患者には，予想とはまったく違う影響が一般に及ぶよう

## 第3部 治療プロセス

である。すなわち，考えやフィーリングが分節化するとしても，直接的なコミュニケーションの場合よりも自己意識が希薄化されるのではなく，強調されてしまうのである。事実上，精神分析の基本規則に相当するのであろうが，精神療法では，自分の問題やフィーリングを話すように患者に求めるのはよくあることである。したがって，上記と同じことが，精神療法におけるこのような患者への要求についても言えるのである。いずれの場合においても（患者も治療者もその事実を認識することはないであろうが），とにかくそうした影響が及んでいるかぎり，患者は，自分が患者であるという強い意識を本来よりももち続ける恐れがある。患者は，「一体となった取り組み」のせいで，患者としての役割をさらに意識するようになり，それに準じて自分を方向づけてしまう。たとえば，自己を意識するような発話形式が頻発するとき，はっきりそれと分かることが多い。すなわち「私は……と感じる」「私は……と思う」「私は今日落ち込んでいて……」などである。こうした発話の形式は，明らかに，何かを報告するような形式になっている。しかし，自意識の強い態度に，必ずしもこのような発話形式があからさまにともなわれている必要はない。

　患者の役割意識には多くのヴァリエーションがあり，それにともなって，治療者に「背を向けて話す」という特別な方法には，微妙なニュアンスの違いが多々ある。たとえば，自分がそうしていることを自覚することなく，面接場面で話すに「ふさわしい」ことを探す患者については，すでに述べた。

　患者は少しのあいだ黙りこみ，それから「何も話すことがありません」と述べる。

> 治療者：話したいことは何もない，ということなのかもしれませんね。
> 患　者：いいえ。単純にお話しすることがない，ということです。話すにふさわしいことが何も。
> 治療者：ふさわしいこと？
> 患　者：そうですね，問題点です。

　また，別の患者にとっては，患者としての役割や，治療者に「背を向けて話す」というそれにともなう責任には，一般的な性格として，自分には心理的な欠点があり，自己改善や自己改革に向けて忠実に努力するのだという，謙虚で悔恨の情に満ちた認識が備わっている。またある患者は，いくらか気分がよいというのに話すべきことを不安そうに探すのだが，自分の非を「認めること」なしに，他にも自分には心理的「欠陥」があるのではないかと気にかけることなしに治療者に対して話すことは，「傲慢」で「思い上がった」ことであるような気がすると述べる。そうしたことは，自分には

第7章 治療関係

結局そのような「欠陥」がまだあるのだと患者が思っている場合に，とりわけ当てはまることである．また別の患者は，治療者のオフィスにいるというのに「話し合う」べき心理的問題が何も思い浮かばない場面（つまり「マテリアル」がないために，コラボレートする役割から仕方なく離脱する場面）と，以前にオフィスの外で偶然治療者と顔を合わせた際の不快感を比較する．

　治療者に背を向けて話すさまざまな仕方と一体になった患者の役割意識は，コラボレートする治療関係という従来的な考え方によって助長されるのだけれども，それはあらゆる精神療法において，特に博識な患者が導入されたときなのだが，ある程度まで疑いなく発展するものである．このような役割や関係の仕方を前提としているかぎり，こうしたことに治療者が気づいて結果的に分節化したとしても，そのことが特別な治療上の問題として浮上することはない．むしろ肝心なのは，別の目的があるはずの治療上の取り決めや教示が，役割意識やこの種のコミュニケーションのモードに図らずも影響を及ぼしているというのに，そのこと自体が認識されていないということである．患者に対する治療上の教示（つまり，自分のフィーリングについて話すこと）にすぎないと思われるのかもしれないが，それは治療プロセスや，治療者や，参与者としての自分自身に対する患者の関係を，暗黙のうちに規定してしまう．こうした役割意識や特殊なコミュニケーションのモードが治療上の取り決めや教示のなかに潜在していて，その事実に治療者が気づいていないとすれば，患者がそうした役割にしたがうように治療者が意図している一方で，患者がそうするつもりで話したことをふたりして延々とやりとりするようなことが起こってくるはずである．こうしたやりとりは，患者との新たな接触や生き生きとしたフィーリングの分節化に終わるのではなく，そのような認識されていない役割に応じるだけで，つまり自分に与えられた治療作業を遂行していることに満足するだけで，終わってしまうであろう．このようなやりとりでは，コミュニカティヴであるどころか，形式的なものになってしまうのである．

　もうひとつ，この種のコラボレートする治療関係が患者のコミュニケーションに及ぼす，もっと一般的な影響がある．それは，患者がより自由に，より個人的な話をすることができるために，こうした関係が功を奏することと関連している．一般的な治療関係や，特にこの種のコラボレートする治療関係，それから何と言っても寝椅子を利用することが，その他の方法よりも，ほとんどの患者にとって私的な生活について話すのを容易にすることは確かである．しかし，このような利得には，やはり代償がともなうことを知っておくのがよい．

　たとえば，友人に話すよりも，治療者に話すほうが容易なのはどうしてなのであろうか？　たいていの人が寝椅子に横臥する取り決めによって話しやすくなる理由な

*137*

ど、いまさら言うまでもないことであると思う人もいるかもしれない。つまり、相手が視野に入らないということは、とりわけ相手と目を合わせる必要がないということは、自分が話さねばならないことからくる恥辱感をあまり感じないですむということである。しかし、そこに問題があるのだ。寝椅子に横臥することによって患者の恥の体験は減じるのだけれども、それは相手との接触感や、直接的にコミュニケーションを営んでいる感覚が減じるからに他ならない。自分の感じていることや考えていることを相手に話す体験や、自分が理解したことを相手の瞳のなかに見る体験が（対面するよりも、衝立に隠れて話したり、手紙で伝えたり、電話で話すときのように）希薄化してしまえば、自分が絶え間なく感じたり考えたりしているという感覚も、あまり強いものではなくなる。そうしたことについて話す体験を希薄化するものは、そうしたフィーリングを覚知することも希薄化してしまうのである。

　このようなわけで、患者を話しやすくするのは、寝椅子に横臥するという特別な取り決めだけではない。治療者に「背を向けて話す」ようなモードを含めて、患者としての役割意識や、治療作業を遂行しているのだという感覚や、それから治療規則や自分に向けられている期待を全体として意識していることが一丸となって、患者を話しやすくさせる。というのも、自分はこう思うとか、自分はこう感じたとか、自分はこんなことをしたとか、そうしたことをただ口にしているにすぎないのに、そうしているのだという患者の感覚を、そのすべてが希薄化してしまうからである。自分は期待されている通りに治療者に背を向けて話しているのだという意識や、自分はマテリアルを提供しているのだという意識や、話しているときの自分は（「私は……と感じます」「私は……と考えました」と話す）協調的な患者なのだという全体としての感覚によって、自分のフィーリングに対する覚知が希薄になってしまう。このように、患者には自分のフィーリングや考えや動機づけに関する意識をはっきりさせることが期待されているのだが、そうした意識を患者が分節化したとしても実際には不鮮明になってしまうか、少なくとも直接的なコミュニケーションによる分節化ほどには、はっきりとしたものにはならないであろう。

　彼女はすでに述べた事例で、離婚経験のある24歳の女性患者だが、男性治療者に対して、彼の夢を見たとしぶしぶ話した。彼女がこの夢の内容を治療者に話すのは容易なことではないし、彼女が言うには夢を見たということすら口にしづらいのだが、というのは、その内容を話してしまえば、あるいは見たということを口にするだけでも、「夢が膨らんでしまう」からである。ところが、この例証には続きがある。まもなく別の考えが浮かんできて、この問題と悪戦苦闘することになるのである。彼女は、自分が結局のところ、夢を「治療者に話す一患者」であることに思いいたる。彼女は「そ

う考えると話すことが少し楽になります」と付け足すのである。

## コラボレートする関係からコミュニカティヴな関係へ

　一方にある治療者とのコミュニカティヴな接触と，他方にある患者の自己覚知や自分自身との接触の，密接な関係について検討を加えてきた。治療者に背を向けて話す，自己観察者でありマテリアルの提供者でもあるような部分的な役割を割り当てるのだが，ここで私が示そうとしているのは，精神療法全般に受け継がれたそのような精神分析学的伝統の一側面というのは，コミュニカティヴな接触の直接性を制限するので，患者が差し出す当の「マテリアル」から患者を部分的に疎外し続ける，というものである。先に述べたように，相手とコミュニケーションを営むということは，同時にその人自身が分節化するということでもある。もしそうなら，コミュニケーションの直接性が減じることによって，そうした分節化の意識も希薄になると言えるのかもしれない。

　初期のフロイトは（当時は病因的記憶から構成されている）治療マテリアルにアクセスするために催眠を用いていたが，意識の強い患者は，ある意味では排除されていた。そのこともあって，フロイトはこの方法を放棄して自由連想法を選んだ。そうすることで，先見の明のある交換をしたのである。彼は，患者とのコミュニケーションが増すことを目指して，病因的記憶にもっと直接的にアクセスする可能性を犠牲にした。すぐに最早期の実践から一歩踏み出して，そこから全面的に出立したことは理にかなっている。確かに，患者の考えやフィーリングに対してもっと自由にアクセスするためには，従来的なコラボレートする関係として説明したような役割を，患者に割り当てることが必要なのである。しかし，そうした見かけの利得を見込んだとしても，それには必ず代償がともなうものである。その代償とされるものが，直接的なコミュニケーションであると考えられるとすれば，治療者に背を向けて話すことを助長するような取り決めや教示はなくしてしまって，そのかわりに患者が望むように，患者ができる範囲で，治療者に向けて話すことを承認するのが理にかなっているように思われる。その結果として，最初のうちは立ち入った話が聞けないのは，もっともなことである。しかし，患者の心理に固有のコミュニケーションを阻んでいるものがさらに見えるものになり，コミュニカティヴな接触が実現する可能性は増大するであろう。

# 第8章
# 発生論的解釈の問題

　個人史を治療に用いることは，特別な地位を確保してきた。一方では，特定の種類の発生論的な理解や発生論的な解釈は，いずれも精神分析学それ自体にとって重要であるように，そこから派生した精神療法一般にとっても依然として重要であることは確かである。他方では，早期幼児期の記憶が回復したとしてもそれはきわめて不完全なものであること，それから，わずかばかり回復したとしてもほとんど信頼するに足るものでないことが，広く認められている。実際，発生論的再構成一般に対する深刻な懐疑が（そうすることによってどんな治療作用がもたらされるのか，そうすることにどれほどの治療的価値があるのか，という点についてのみならず，再構成されたことは真実であり妥当なものであるのか，さらには理論的に可能なことであるのか，という点についてまでも）精神分析家のあいだで持ち上がっている。成人の心的リアクションを誘発する原因が受動的に刻印され，ずっと保持され，それが治療によって発掘されるという考えは，心理学的には支持することができないとして徹底して拒絶している者もいる[(1)]。彼らは，精神分析を通じて作り上げられる児童期の出来事について，より相対主義的な見解を提示しているのだが，客観的にそこにあったものが掘り起こされたというよりも，むしろ主観的に，遡及的に，精神分析であるからこそ構築されたのであると率直に評価している。フロイト自身から始まったのだけれども，彼らは，児童期の生活史をそのまま再構成しただけであると精神分析学で思い込まれていたものが，実はずっとそのようにして再構成されてきたのだと主張している。この主張はとても力強く，まったくもって説得力がある。だがそれは，発生論的なマテリアルを系統立てて治療的に利用し続けるのであれば，その考えやそうしたことを行う理由が，本来の精神分析におけるそれとはかなり違ったものになる必要がある，というニュアンスを含んでいる。ジーン・シメクが述べているように，「われわれは［発生論的］解釈のプロセスに関するフロイトの説明とその論理的根拠は，もはや適切なものでは

*141*

第3部　治療プロセス

ないという事実を直視すべきである」[2]。

（1）Jean G. Schimek, "The Interpretations of the Past: Childhood Trauma, Psychical Reality, and Historical Truth," *Journal of the American Psychoanalytic Association* 23 (1975):845-865を特に参照せよ。また、Roy Schafer, *The Analytic Attitude* (New York: Basic Books, 1983), chaps. 12, 13、それから、Donald Spence, *Narrative Truth and Historical Truth* (New York: W. W. Norton, 1982) を参照せよ。

（2）Jean G. Schimek, "Fact and Fantasy in the Seduction Theory: An Historical Review," *Journal of the American Psychoanalytical Association* 35, no. 4 (1987):937-965.

　この問題に関するドナルド・スペンスの見解は極端で、率直に言うと実用主義的である。分析家が個人史を構成することは、彼が述べているように「将来的な効果を生み出すための手段であって、過去の原因が波及して生じた結末ではない」[3]。分析家は「治療プロセスが［そうすること］によって促進されるであろう、という心からの信念のうちに」[4]、特に「自分の人生を連続した、まとまりのあるものとして、したがって有意味なものとして理解すること」[5]を容易にするであろうという信念のうちに、発生論的なイメージを構成する。スペンスの見解に認められる実用主義は、私には、好ましい治療関係と両立しないように思われる。（もし彼の患者が「そうおっしゃるのは、あなたがそう信じているからなのですか、それともそう信じることが私のためだと考えているからなのですか？」のように解釈について尋ねたとしたら、いったい何と答えるのだろう。）しかし、この種の実用主義は問題外としても、系統だった発生論的構成の目指すところが保持された病因的な過去の発掘ではもはやないとすれば、引き続きそれを治療として用いることを正当化するかぎり、必然としてスペンスの見解とあまり変わらないことになるであろう。本当に、系統だった発生論的構成の目的が、もっぱら患者の自己概念をさらに凝集的なものにしたり、個人史が統合される感覚をもっと完全かつ連続的なものにしたりすることであるのなら、抑圧された記憶や空想を意識にもたらすという本来的な、そして（少なくとも原則的に）ずっと力強い治療目的が放棄されてしまう一方で、それを従来的に用いることにともなう、以前からずっと問題視されてきた説教くささが、そのまま残されてしまうことになるのではあるまいか。言い換えれば、この発生論的構成を現代的に用いることによって患者にもたらされるのは、自分自身の新しい役割、つまり新しい（おそらく、より満足でき、より「有意味」であるような）自己意識の内容でしかないのかもしれない。

（3）Spence, *Narrative Truth* [1], p.274.
（4）同書, p.275.
（5）同書, p.280.

# 第8章 発生論的解釈の問題

## 発生論的理解か，それとも性格学的理解か？

　ここでは，発生論的理解と，それを治療的に用いることについて検討していることを確認しておこう。問題になっているのは通常の発達論的な意味での発生論的理解ではないし，成人（神経症やその他の問題を抱えている人）には何か発達上の問題があるというのも，自明のことではない。具体的に言えば，問題になっているのは従来的な精神分析のようにして精神病理を発生論的に理解することであり，そこでは，現実に発生した出来事であるか空想であるかを問わず，手つかずのまま無意識的に保持された早期の幼児期体験が，成人の症状，リアクション，態度，それから関係性に対して，直接的な影響を及ぼすと断定されているのである。

　幼児期の出来事が治療によって回復することに関してもっとも説得力のある根拠が含まれていたのは，実はフロイトとブロイアーが提唱した前精神分析学的な神経症の外傷理論であった。その疾患概念と治療法の決定との関係は，単純明快なものであった。神経症（パーソナリティから隔離された，特異な症状を引き起こす）は，膿瘍が形成されているかのように特別な状態で保持された，幼児期に起こった出来事の記憶からなっていると考えられていた。「ヒステリー患者は回想に苦悩している」というのがフロイトの定式化であった。カタルシス，つまり除反応を可能にするためには，できるかぎり直接的に，催眠を通じてそうした記憶を回復させることが治療的に必要なのは明白であり，それが論理的な必然なのである。

　ところが，病原的な作用因とみなされるのは，現実に発生した心的外傷であるという考え方から，発達的，本能的に生成する願望や空想，それらと絡んだ葛藤であるという考え方に基本的な方向が変わったときから（つまり，精神分析そのものの始まりから），病原的な記憶や空想を回復することは，もはやそれほど簡単なものでも，直接的に達成されるものでも，自明の治療効果のあるものでもなくなってしまった。このことは，わりと直接的に「症状分析」を行っていた精神分析の黎明期以降，特にそうである。しだいに神経症は，初期に考えられていたよりも複雑な事態であると，あるいは考えられていたよりもずっとはるかに症状や派生物として精神生活全体に広がっているのだと，認識されるようになっていった。早期記憶の回復は抵抗によって妨げられるだけでなく，一見それが達成されたように見えるときでさえ，必ずしも治療的に有効であるとは限らなかったことは認めざるを得ない（よって，それ以上の「徹底操作」期が必要である）。早期の記憶や空想が治療者との関係のなかに再創造されると考えることによって，そうした記憶や空想の回復をよしとする理論に依拠するこ

第3部　治療プロセス

とから治療的な努力が奪回されるという点で，実際，転移という概念には多大な価値があったのである（転移は，まだ原則的には回復した記憶のなかに再変換されるものであったから，理論的奪回は部分的なものにすぎなかった）。

（6）このような症状や派生物が，かならずそのエネルギーや方向づけをもともとの幼児期の起源にいまだ依存しているのか，あるいは葛藤の媒介物としてそれ自体が独立したものになっているのかという問いを，1926年にフロイト自身が提出している。すなわち「それがかつて存在していたことが分析によって明らかになる古い願望は，いまだ存在しているのであろうか？　その答えはわれわれの手のなかにあり，なおかつ確実であるように思われる。それは，その派生物や症状が実際に現われるわけであるから，抑圧された古い願望はいまだ無意識のなかに現存しているに違いない，というものである。しかし，この答えでは不十分である。それによってしては，古い願望がいま現在機能しているのは，もっぱら備給エネルギーのすべてが転移された派生物を介してであるのか，それとも古い願望がそれ自体としていまだ現存してもいるのかという，2つの可能性のうちどちらかを決められるようにはならないのである。……このような問いを呼び起こすように思われる事柄が，正常な精神生活と異常な精神生活の双方において，少なからず存在しているのである」である。(Inhibitions, Symptoms and Anxiety [1926], *Standard Edition*, 20: 142 [London: Hogarth Press, 1959]).

臨床的な視点から言えば，神経症の性格学的な性質が分かると，無意識的に保持され，力動的に影響を及ぼす幼児期の体験なる概念は，支持できないものとなる。というのは，保持された幼児期の中核葛藤なる概念が擁護されなくなるからに他ならない。つまり，その2つは実質的には同義なのである。早期体験が，成人の行動やリアクションや関係性に直接影響を及ぼすと考える場合には，成人にパーソナリティがあることや，成人の意識に備わっている態度を認識しそこない，そうしたことを回避してしまうことになる。間違いなく，そのあいだに介在する発達プロセスがなかったことにされたり，「短絡化（short-circuit）」されたりするのである。これは，一般的なかたちでの反論である。具体的に言うと，当該の問題と関連する幼児期体験の形式は，全体としての成人の神経症的キャラクターは言うまでもなく，当然それによって説明がつくと考えられている成人の総体的な症状や特性や行動の形式を，そのうちに含み込むことなどとてもできないのである。幼児期の体験における原型のうちに成人の症状や行動を含み込ませようとする努力は，幼い子どもに成人の精神能力を遡及的に与えるようなものであるという反論を引き起こしたが，まさにその通りである。精神分析学には全般的に敬意を示しているのだが，そのジャン・ピアジェをして「発達論としては不十分」であるとか「あまりにも恒久不変の科学たらんとしている」と言わしめたことを，最後の反論としよう。

## 第8章 発生論的解釈の問題

（7） Schimek, "Interpretations of the Past" [ 1 ], p.860を参照せよ。
（8） Jean Piaget, *Intelligence and Affectivity: Their Relationship During Child Development*, trans. and ed. T. A. Brown and C. E. Kaegi (Palo Alto, Calif.: Annual Reviews, 1981), p.37.
（9） Jean Piaget, *Play Dreams and Imitation in Childhood*, trans. C. Gattegno and F. M. Hodgson (New York: W. W. Norton, 1962), p.186.

　しかし，早期の原型は，成人の総体的な症状をうちに含むことができないだけではない。何よりも，臨床的な視点から言えば，保持された幼児期の体験は発達しつつあるパーソナリティから切り離されたものであり，成人が呈している総体的な症状の直接的原因とみなされるという考えは，その総体的症状がいつも決まって成人のキャラクターや態度に一致し，そこに侵入するものではないという事実によって反駁される。加えて，成人のキャラクターや態度は，私の説明した一般的な意味での総体的症状に一致するというだけではない。特定のリアクションや特殊な関係性（転移としてのリアクションや関係性）が，成人のキャラクターや態度から派生することを示すこともできるのである。

　再度念頭においておくのがよいが，解離された幼児期の体験が手つかずのまま保持されているという考え方は，もともと，神経症の症状を理性的な成人のパーソナリティへの限局的な侵入とみなし，そうした事態について説明することを目的としていた。他のこととは無関係に症状が隔離されている事態がまずあって，それがこうした考え方に説明能力を与えていたのである。そうすると，もはや症状がパーソナリティから隔離されたものであるとは認められないとしても，多様な神経症状態において，主観的な疎外感のある症状や部分的な疎外感のある症状，それにリアクションがいろいろと見て取れるかぎり，やはりそうした考え方が妥当なものであり続け，なおかつ必要なものでもあり続けるようである。理性的な成人の心にとって違和感のあるリアクションや症状は，発生の起源が別のところにあると考えられる。それが，いまだに保持されている過去の断片のなかではないとしたら，いったいどこなのであろうか？

　ところが，いったん神経症的パーソナリティを間近にすると，それとは違った説明も可能である。神経症的パーソナリティとそのダイナミクスは，これまで考えられてきたのとは異なり，そこには分裂が存在していることが明白となる。神経症者は自分のことを理解していないということになるのであるが，神経症的パーソナリティがおのれに抗って反応することが明らかになる。かつてそう思われていたように，理性的な成人が小児期から響いてくる疎外された声に影響される，というのは事実ではない。むしろ事実は，成人としての自分の声を聞き分けることができない，そのような成人であるということである。自分は実際そうある以上に男らしくて立派であると考

え，そうあらねばならないと感じるように自分自身を欺く，そのような成人であるということである。本当はそうではないのに，自分は誰かを憎悪しているのだと考えたり，自信に満ちていると感じたりする，そのような成人であるということである。あるいは，特定の記憶や空想に対して無自覚的であるだけでなく，自分の主観的体験には全面的に気がついていない，そのような成人であるということである。真実というのは，ある意味では，考えられていたよりも風変わりなものである。つまり，見方によれば，自己欺瞞や自己覚知の歪曲のほうが重要なことなのである。

　この神経症的自己疎外という考え方は，神経症の症候学に関して，保持された幼児期の体験という仮定よりもさらに全面的な理解を与えてくれる。というのは，成人の総体的症状やリアクションは，認識されていない未分化な成人の態度，主観的体験，それに主観的ダイナミクスから生じる結果であると，説明がつくからである。言い換えれば，それは成人の総体的症状について，成人のパーソナリティにはらまれているダイナミクスやその性質の問題として説明することを可能にするのである。そのようなわけで，治療的な意味でもっとも重要なのは，保持された幼児期の体験を回復することよりも，むしろそうしたパーソナリティの機能を分節化することである，ということになるであろう。

　こうした神経症的なパーソナリティ像は，幼児期の葛藤があることを否定するものではないし，それが発達的な影響を及ぼすことを否定するものでもない。けれども，神経症的なパーソナリティ像ということで強調されるのは，こうした葛藤が永続することの意義が，発達から葛藤が分離されてしまうと理解するところにあるというよりも，むしろ葛藤が発達に影響を及ぼすと理解するところにある，ということである。幼児期の葛藤は手つかずのまま保持されるのではなくて，容易には破棄されないという仕方で発達を歪曲するのであろう。幼児期の葛藤や不安から派生する記憶は，常に力強く影響を及ぼしているのかもしれない。というのは，その元来の強烈さが隔離によって保存されているからというのではなく，反対に，そうした記憶には発達という点で重大な意義があり，そのために維持されてきたから，あるいはそれがいま現在も重要なものであり，その深刻さに準拠してそうした記憶が再構成されているからである。

## 不安の起源

　保持された幼児期の葛藤という視点から神経症の不安を理解すること，について考えてみよう。不安は，結局のところ危険を予期することから生じるに違いないと考え

第8章 発生論的解釈の問題

られている。だから、不安というのは、見たところ実際に危険が迫っているわけではない場合でも、主体自身の意識的立場からすると、無意識的に保持されている、幼児期に遭遇したおそらく空想上の危険を予期すれば生じるに違いない。精神分析による幼児期の空想された危険のなかでもっともよく知られているのは、子どもが無力に見棄てられる危険、去勢される危険、それから超自我によって処罰される危険である（その背後にあるのは、つきつめると親の脅しである）。したがって、この見解によれば、幼児期原型の派生物であり、置き換えであり、表象代理でもある、そうした目的や意図や状況によって、幼児期に遭遇した脅威を再現する予期不安のシグナルが喚起され、次にはそれがさまざまな制止したリアクションや防衛的なリアクションを誘発するということになる。

フロイトは「成人の自我は……もはや存在していない危険からおのれを防衛し続けるのである」と述べている。一見したところ無毒無害の意図や、行動や、状況に対するリアクションとして、神経症的な不安や制止が触発されるのはどうしてなのか、上記以外にどんな説明ができるのであろうか？ 昔ではない「いまここ」に現われるもの、すなわちいま現在心に呼び起こされるものが、過去に遭遇した危険の表象代理ではないとすれば、それ以外に脅威となるものはあるのであろうか？ ともかく、上記とは違った答え（ちょっと違ったタイプの答え）も考えられるかもしれない。特定のフィーリングや意図や行為が脅威的な意味を帯びてしまうのは、外的危険が後続するのを幼児として予期することが再び起こるからではなく、そうしたことをどのようにして体験するのかという内的体験の性質、すなわち個別的なパーソナリティを備えた個人の、主観的体験の質によるものと考えられるのかもしれない。特に、そうした体験が認識されていなかったり、意識的に分節化していなかったりする場合には、なおさらのことである。

(10) Sigmund Freud, "Analysis Terminable and Interminable" (1937) *Standard Edition*, 23 : 238 (London: Hogarth Press, 1964).

フィーリング、動機づけ、それに意図は、個別的なパーソナリティを備えた一個人のうちに現存しており、それらは主観的なものとして理解されねばならない。ところが精神分析理論を含む心理学理論の伝統では、動機づけは、抽象的かつ非主観的に捉えられ、欲動、欲求、それに方向性のあるエネルギーのようなもの、などとして考えられてきた。原理上は、動機づけに主観性が認められる場合であっても（それが願望として扱われる場合のように）、個別的な人間であること、すなわちどんな主観的体験をするタイプの人なのかということについては、たいてい言及されていないのであ

*147*

る。

　フィーリングや動機づけや行為は，パーソナリティのうちにアクチュアルに現存しているものであるが，それらがパーソナリティから切り離されて，事実上ベクトルのようなものとして抽象的に捉えられてしまうのであれば，実在の，あるいは想像上の外的な危険や処罰と結びつくことによって，たんに不安や制止を惹起するものというイメージを与えるだけであるのは事実である。抽象的な内的強制力によって不安が喚起されるのであれば，そうした内的強制力は何らかの外的危険と結びついているのだと考えるしかない。この図式だと，それ以外に変数や作用はないということになるのである。ところが，動機づけや意図や行為について，個別的なパーソナリティを備えた一個人が体験するものとして語る場合，こうした図式は変化する。ということは，主観を重視したものの見方があり，主観的体験には個人に特有の形式や質があり，耐性の閾値は人それぞれであり，そうした閾値を超えてしまう観念や感覚を覚知したときのリアクションの仕方も人それぞれであると言いたいのである。ある種のフィーリングや動機づけは，それが意識的分節化や自己覚知にいたろうとしても，各自の個別的な態度や自己感と違和感なく適合する。なかには覚知するに耐えられないものもあり，そうした感覚（すなわち，フィーリングや動機づけに対するその人の覚知が起始すること）によって，パーソナリティの特質と一致した，心を悩まし不快感を与えるようなさまざまなプロセスや，制止をもたらし意識を歪曲するようなさまざまなプロセスが誘発されることもある。私が先に記述し，例解したのは，こうした主観的体験のダイナミクスについてなのである。

　このように理解すると，もっぱら，日常的体験と整合することになる。ある人について，こんなことはしないはずだとか，できないだろうとか，そうしたことをわれわれは見分けているし，予想することもできる。その人の幼児期のことや個人史についてまったく知らなくても，そうしたことを予想できる可能性は十分ある。われわれの知識と予想は，具体的な関わりのなかでその人について知っていること，つまりその人らしさや態度やフィーリングについて知っていることに基づいている。幼児期のことについて知るのは不必要であるばかりか，いったんその人のことが分かってしまうと，そうしたことは実際にはほとんど何の役にも立たないはずである。その人にとっては，ある行為が耐えがたいものであると感じられ，それについて考えただけでもうんざりするはずであると，われわれには分かっている。その人がそんな耐えがたいことをするなど，とても考えられない。いやむしろ，そうすることをみずから選択したり，喜んでするなど，想像もつかないのである。（というのは，われわれが考えるのは，薬物の影響下であるとか酩酊した状態におけるふるまいや，うっかり間違えて行う行

第8章　発生論的解釈の問題

動や，想像を絶するような外的強制下でのふるまいのような，その人の特殊な行動についてではなく，その人の意欲や態度によって示唆される，フィーリングや態度なのであるから。）それに，その人が何か耐えがたいことをしている姿をうまく思い描くことができたとしても，自分が思い描いているのはその人ではまったくなくて，誰か他の人であることにはすぐに気がつくのである。

　上記のように考えるのが有益である。誰か自分の知り合いのひとり（一定のフィーリングと態度を備えたひとりの人間）があることをしようとするなど想像がつかないとしても，それ以外の人であるならそうするであろうと容易に想像できるのであれば，われわれは，そうすることに対してその人が抱いている嫌悪感の意味や不安の特質について，もっと簡単に理解することができるのかもしれない。あることをしたり，しようとしたりするためには，いまとはまったく異なったフィーリングや態度を備えた別人であらねばならないとすれば，いまあるその人の自己感は，そうしたいという願望やそうしようとする意図がわずかであっても覚知されることによって，脅威にさらされるに違いない。患者が，その人の基本的態度や自己感と反目するとわれわれが考えているような，そうした行為のことを考えて不安の質に表現するのは，このようなことなのではあるまいか？　堅苦しいほど職務に忠実なある人は，もっと割りのよい仕事に転職しないか打診されて，重荷になっている現在の仕事をやめたいという「ただそれだけで」転職するのは「無責任なこと」であり，「尻尾を巻いて逃げること」になると述べる。ある臆病な女性患者は，男性治療者に対して新しいメガネに換えたのですねと伝えることが，「ずうずうしい」ことだと思うと述べる。こうした人たちは，このような行為にともなわれている態度によって，つまり，こうしたことをみずから行う体験によって，いま現在の自己感が独特の仕方で脅威にさらされてしまうと言っているのではなかろうか？　そして彼らは，このような脅威を感じ取ってしかるべきではなかろうか？　この見地からは，不安をもたらす一見して無害な動機づけが，「もはやこの場に不在である」危険な光景を蘇らせるに違いないと仮定したとき，フロイトは間違っていたと言わねばならない。

　不安についてこのように理解することは，循環論であるとみなされるのかもしれないが，確かにそれには一理ある。硬直的な人は，個人の自由で選択しようとするまさにそのときに不安を体験する。どうしてだろう？　なぜならば，彼が硬直的な人だからである。外的な危険や想像上の危険というかたちをとった，もともとの原因との直接的な関連という意味で言えば，この回答が満足できるものでないことは認めざるを得ない。しかし，それは妥当な線の回答である。自我の詳細についても言えることであるが，人間のパーソナリティというのは，精神分析学が今日までそう考えてきた以

*149*

## 第3部　治療プロセス

上に，もっと稠密に組織化されるものである。そう考えられていたような，過去のことを運ぶ単なる伝送器（transmitter）でもなければ，それが刻印された単純な型板（template）でもないのである。

　私が思うに，神経症の起源とその展開については，まだあまり理解されていない。しかし，そもそも不安という体験は，実在する危険や想像上の危険を予期することを契機として発生したのである，と仮定してみようではないか。さらにこうした不安体験のせいで，子どものパーソナリティのうちに，とにかくほとんどの場面で不安体験を未然に防いでくれるような抑制的態度（規則を遵守しようとする柔軟性のない意識であるとか，臆病な態度のような）が発現するべく，拍車がかかる傾向があると考えてみよう。（ここで言っているのは，適応原理という点で，パーソナリティの発達が，不安を一掃したり，未然に防いだりするその後のダイナミクスと，いくらか類似しているかもしれないということだけである。）こうした抑制的態度が発生するにつれて，動機づけやフィーリングを一定以上覚知することは，その抑制的態度と反目したり，不安を喚起したり，そうした態度とぴったり一致する何らかの制止した補正的リアクションを誘発したりすることであろう。こうした抑制的態度といま現在反目しあっている主観的体験は，もともと危険を感じていた体験と同一である必要はない。抑制的なパーソナリティと反目する諸傾向の特質や諸状況の特質というのは，そうしたパーソナリティが発達する一因となっていた原体験によって決まるのではなく，いまある抑制的態度の性質によって決まるのであろう。すでに臆病な年長の子どもや成人は，自分が臆病になる本来的な要因となった体験に尻込みするだけではない。昔とは別人なわけであるから，それとは同列に扱うことのできない，もっと幅広い体験にも尻込みする。そのような人は，昔は怯えていただけであるが，いまとなっては臆病な人である。その臆病さのせいで，いまとなっては，客観的には問題のなさそうなあらゆる行動が，大それたことに感じられるのであろう。このようなわけで，ある種の独特な不安を契機としてもともと形成された抑制的な態度は，不安を喚起する物事の枠組みを変形したり，大きく拡大したりして，そうした態度にとって脅威となるありとあらゆることを，そこに組み込もうとするであろう。このようにして神経症的パーソナリティは，パーソナリティのダイナミクスという点で，もともとそれが発生した起源から自由になるのである。

　こうした考え方は，精神分析学にとって真新しいものではない。パーソナリティのダイナミクスについて，上記のようなかたちで理論的に認識しているものがあり，それは自我に関する理論や超自我に関する理論はもとより，パーソナリティ構造を意味するものと受け取ることができるのであれば，心的構造一般に関する認識のうちにも

第8章　発生論的解釈の問題

暗に示されている。もともと特定の状況に応諾するかたちで発達した一定のリアクション（たとえば制止としてのリアクション）が，パーソナリティに同化されると同時にパーソナリティを変化させて，結果としてパーソナリティのリアクションの傾向になるのではないとしたら，心的構造というのはいったいそれ以外に何を意味すると言うのであろうか？　とすれば，さらにそれは，パーソナリティのこうしたリアクションの傾向が，原刺激であった特定の状況からその後自由になることを，それから連想によるこうした状況の再現前化からさえ自由になることを，匂わせてはいないであろうか？　こうした理論的展開のなかで，精神分析学は新たな方向に歩を進めたが，古い理論が一新されたわけではない。自我や超自我について言えば，全面的にパーソナリティの一側面として統合されているものと理解されるのではなく，保持されたままいまだ力動的に影響を及ぼすような外的障害要因の記憶や空想が収められているたんなる貯蔵庫と理解されているかぎり，それから，過去からは自由であるのかもしれないが，同じく力動的な影響力をもつ内在化や取り込みや同一化などのための貯蔵庫として理解されているかぎり，少なくともそれは事実である。そのようなわけで，私がここで説明した考えは，精神分析理論の考え方を穏当に拡張したものであると思うのである。

## 転移という概念

　治療の観点から言えば，無意識的に保持された幼児期のイメージや空想が治療者に直接的に置き換えられるという独特の意味において，転移ほど重要な歴史的概念はない。特定のリアクションについて発生論的に理解するものであるが，いまある患者のパーソナリティの意義をこれほどはっきりと軽視している例は，他に類を見ないであろう。患者の成人としてのパーソナリティは，転移反応という従来的な考え方の枠内では，保持されている過去を伝送する媒介としての役割以外には，ほとんど何の価値もないのである。
　疑問視されるのは，この概念が指し示している臨床上のリアクションではない。成人が意識していない早期の関係性からくる影響を含めてだが，子どものそうした関係性が担っている発達上の意義でもない。問題は，成人としての関係性のうちに，特に治療者との関係性のうちに，幼児期の原型が程度の差こそあれ直接的に転移されるということに，かつてのような発達上の意義を認めることができるのか，できないのかということである。そうした可能性とは対照的に，このような関係性には重要な転移など何も現われず，むしろ発達が干渉された成人のパーソナリティのダイナミクスが

*151*

現われるという，もう少し込み入った理解もあり得ることである。
　転移をめぐっては，その他の症候的行動やリアクションときわめてよく似た問題が生じる。転移反応に含まれているフィーリング（厳密に言えば，転移反応に含まれる無意識的構成要素のこと）は，発達途上にあるパーソナリティから切り離されたものであり（「それは発達の途上で停滞し，意識的なパーソナリティから遠ざけられていたのである」），年代的な意味で場違いな侵入であり，昔からほぼ手つかずのまま保存されたものであると考えられている。ところが臨床的な証拠は，もちろん特別な状況におかれた場合はともかくとして，こうしたフィーリングが，成人としてのパーソナリティが備えている基本的形式やそのダイナミクスと実際には一致することを示しており，疑いなくこの見解と対立する。

　**(11)** Sigmund Freud, "The Dynamics of the Transference" (1912), *Standard Edition*, 12：100 (London: Hogarth Press, 1958).

　たとえば，治療者のことを「冷たい」と言って怒りをあらわにし，自分を追い払いたいのではないかと最初から疑うのは，相手の冷遇に対して極度に敏感であるものの，いやに偉そうに構えて，自分の劣等感にはほとんど気がついていない，硬直的な信念をもつ防衛的な若い女性である。同様にして，治療者，特に男性治療者に対して，オドオドしたロマンチックな愛着を急速に発展させるのは，大げさなくらい純真で，乙女チックで，暗示にかかりやすい女性である。
　すでに第5章で説明したことであるが，治療関係をさまざまなかたちで歪曲する「転移」は，特殊な状況下で，幼児期の出来事とはまったく無関係に，特定の神経症的パーソナリティのダイナミクスから生じる可能性がある。またこれに関連して，多種多様な成人のリアクションをそのうちに含み込むには，幼児期の原型では不十分であろう。言い換えれば，転移という概念を，有効であるように思える早期家族体験の原型という比較的限定された枠組みに拘束しないで，そこから解放すれば，こうしたリアクションに対してもっと繊細な臨床観察ができるようになる可能性が濃厚なのである。
　患者が治療関係を歪曲することは，さまざまな点で，重要な幼児期の関係性と非常によく似ているのかもしれない。結局のところ，患者のパーソナリティは，一定の関係性を通じてその大部分が形成され，その仕方は，関係性がもたらす可能性やそこから獲得されるものに影響されることになる。こうした事実は，成人の関係性の歪曲というのは，保持された幼児期の記憶や空想が直接的に転移されることによって作り出されたものというよりも，成人のパーソナリティによって作り出されたものである，

第8章　発生論的解釈の問題

と認識する立場からも疑問視されるものではない。幼児期の関係性が刻印された，その人に固有の痕跡や記憶（影響を与えるものであろう）は，依然として残っている。しかしながら，そうした痕跡や記憶が持続して賦活されるのは，それが成人にとって引き続き重大な意味を担っているからなのであって，事実はその逆ではないのである。

　この問題については，具体例を用いることで，もっと要点をはっきりさせることができる。無意識的同性愛願望に対する防衛としての，妄想症に関する理論を定式化するにあたってフロイトが用いたのであるが，既述の事例シュレーバーのなかに，興味深い，詳細に記録された箇所がある。枢密顧問官フレックシヒ博士に対するシュレーバーの妄想的観念，それから後の神に対する妄想的観念を，彼の父親のただならぬキャラクター，態度，それに育児法を記した文章と比較照合してみると，精神病性転移なる仮説がもう正当化されるはずのないことが明らかになる。

(12) Daniel Paul Schreber, *Memoirs of My Nervous Illness*, trans. Ida MacAlpine and Richard A. Hunter (London: William Dawson, 1955).［D. P. シュレーバー著；尾川浩，金関猛訳（2002）；『シュレーバー回想録——ある神経病者の手記』（平凡社ライブラリー）平凡社．］を参照せよ。
(13) Sigmund Freud, "Psychoanalytic Notes on an Autobiographical Account of a Case of Paranoia" (1911) *Standard Edition*, 12: 9-82 (London: Hogarth Press, 1958).
(14) William G. Niederland, *The Schreber Case: Psychoanalytic Profile of a Paranoid Personality* (New York: Quadrangle, 1974) を参照せよ。

　シュレーバーの一次妄想は（自分の意志に反することであり戦慄するのだが），最初は彼の精神科医であるフレックシヒによって，後には神によって，性的虐待を目的として女性に変身させられた，というものであった。妄想症の幻覚のなかでシュレーバーの迫害者に変貌したフレックシヒは，シュレーバーが性的に降伏したいと無意識的に願望していたまさにその人であったのだ，とフロイトは結論を下した。フロイトの考えが正当であることについては，何の疑いもない。「脱男性化」からくるシュレーバーの最初の戦慄と，それにともなう「官能的な」感覚の両方が，『回想録』のなかで十分に文章化されているのである。

　シュレーバーの父親は，小児整形外科医であると同時に（社会の「軟弱さ」や「堕落」に苦言を呈する）熱狂的な改革者であり，身体的教養の提唱者であり，なおかつ育児の権威でもあった。加えて，その考えは出版されて広く知れわたっていた。彼は，心理的かつ身体的な強要と拘束からなるとんでもない養生法を唱導し，身体的かつ精神的な健康に関する理論，つまり真っすぐな姿勢と真っすぐなキャラクター（upright posture and upright character）に基づいて，自分の子どもをその支配下においてい

*153*

たのであろう。そこでは，さまざまなベルト，吊革，それに鋼鉄製の止め金が，「綿密で融通の利かない」規則や，子どもの行動全体に及ぶ規範と関連づけられていた。この加虐的な調教の明示された目的は，子どもの意志を破壊してその「粗野な性根」を鎮圧することであった。

(15) 同書，p.56.

ウィリアム・ニーダーランドが指摘しているように，フレックシヒと神によって弾圧されるというシュレーバーの妄想的観念に，一家の「具体的生活体験の痕跡」が刻まれていたのは疑うことができない。それには，特有の感覚はもとより，神のような父親との早期関係に端を発する空想も含まれていたであろうことは，確かである。女性としての性的「官能性」というシュレーバーの感覚が，もともとは父親の加虐的な躾に応諾するかたちで喚起され，最初は父親に向けられていたというのは推測にすぎないのかもしれない。しかし，このような推測は，特に前者の推測は信じがたいものではない。精神病発症前のシュレーバーが，こうした同性愛願望や感覚それ自体を認識していなかったのではないかと疑うことはできない。実際に認識していたとして，その場合でさえも，そうした願望や感覚が自分のものとして認識されていなかったのではないかと疑うこともできない。では，直接的転移という仮説に説明能力のあることが歴然としていることをふまえたうえで，もしもそれに不具合があるとすれば，いったい何なのであろうか？ それには何が欠けているのであろうか？

(16) 同書，p.103.
(17) 同書第Ⅱ章.

今度の場合も，問題は，こうした理解ではシュレーバーの成人としてのパーソナリティとそのダイナミクスが抜け落ちてしまうということである。この意味で，直接的転移なる仮説は発生論的な発達像ではなく，発達の単純化なのである。とすれば，このようにして単純化することによって，理解しようとする営みが捨て去られてしまうという，深刻な犠牲が払われることになる。すでに示したが，ロバート・P・ナイトは，精神分析学の世界でもっとも広く支持されている考えとしてフロイトの妄想論に言及しているものの，「どうしてこの妄想症者がこのようにして強烈な同性愛願望の空想を発展させたのかも，どうして絶望的なまでにそれを否定しなければならなかったのかも，フロイトの理論では説明がつかない」と指摘している。フロイト自身，こうした忌まわしい同性愛願望に対抗して形成された特殊な妄想的形式の防衛について，自分の理論では説明がつかないことを事実として認めている。シュレーバーのパーソ

ナリティについて理解することによってのみ回答できるものがいくつもあるが，こうした問題はそのひとつである。したがって，そのような問いを立てたとしても，直接的転移理論によっては不可避的につかみそこねてしまうことになるのである。

**(18)** Robert P. Knight, "The Relationship of Latent Homosexuality to the Mechanism of Paranoid Delusions," *Bulletin of the Menninger Clinic* 4（1940):149-159.
**(19)** Freud, "Psychoanalytic Notes" [13].

『回想録』から立ち現われるシュレーバーの大雑把なパーソナリティ像でさえ，上記の問いに対するいくつかの回答をそれとなく示している。それは，きわめて硬直的で道徳的なキャラクターのことで（「道徳的潔白」とはシュレーバー自身の記述である），礼儀正しいこと，禁欲的であること，融通のきかないこと，威厳と「男らしい道義心」に強い関心があること，意志が強いこと，自制心があること，である。シュレーバーが，男性として当然の美徳を自分は本当に体現しているのだと確信していたことは，『回想録』が十分に証明している。シュレーバーが同一化していた男らしさのイメージは，弱々しいこと，柔和であること，道徳的に品のないこと，性的にふしだらであること，すぐに性的に降伏すること，「官能的」エロティシズムのことで頭がいっぱいであること，といった女らしさのイメージと，あらゆる点で対極に位置づけられているのだが，そのことを証明する痕跡も『回想録』にはあふれている。この両極的イメージは相補的なものである。ここには，ひとつの視点から見た男らしさと女らしさについての考えが反映されているが，もっと控えめなかたちでは，男らしさが誇張された男性のあいだにいまだ認められるものである。このような態度が身についた硬直的な男性にとって，特に性的な降伏のイメージというのは，コントロールを明け渡すイメージ，硬直的で緊縮した意志を放棄するイメージであるからこそ，ことのほかエロチックに感じられる。同時に相手の強圧に屈伏することは，主観的体験としては自己コントロールを断念することであり，自己に屈伏するようなものである。そして，硬直的で道徳的な意志や自己コントロールが「男らしい」ものであると考えられれば考えられるほど，性的な降伏のイメージは女性的なものであると考えられる可能性が高い。そのようなわけで，先に立てられた問い（女性が性的に降伏する空想は，こうした心的構造を備えた男性にとって，どうしてそれほどまでに嫌悪すべきものであらねばならないのか？　それから，その一方で，このような空想はどうしてそれほどまでに抵抗しがたいものなのであろうか？）に対しては，結局のところまったく同じ回答が与えられる。シュレーバーの言葉で言うと「売春婦」の「官能性」ということになるが，女性の性的降伏という観念は，こうしたキャラクターや態度が身についている人にとって，

飽くことなき，われを失ったエロティシズムのイメージなのである。

　**(20)** 私の *Autonomy and Rigid Character* (New York: Basic Books, 1981), p.146以下を参照せよ。

　シュレーバーほど硬直的ではない，自分自身のフィーリングから比較的疎外されていない人であれば，こうした内的葛藤は，きわめて両価的な意志の内的奮闘，自己に屈伏しまいとする奮闘といった，意識的なかたちをとっていたのかもしれない。シュレーバーの場合，内的葛藤は，外部の強圧的人物である主治医に屈伏してしまわないように，両価的な，意志による防衛的奮闘（つまり妄想症）へと変容してしまった。そもそも，極度に硬直的で強迫的なキャラクターから妄想症が発展することには，一定のロジックがある。そのキーポイントは，このようなキャラクターがストレス下におかれたときに，硬直性をよりいっそう強め，そのためもっと不安定になって，さらに防衛的になるということである。シュレーバーがすでに患者としてしぶしぶしたがっていた，力強く権威のあるフレックシヒ博士は，迫害者（強要し，侮辱し，抵抗する意志を破壊しようとする人）であると同時に性的に降伏する対象でもあったが，このことは，硬直的なキャラクターがこのような降伏という観念に対して両価的であることから生じるのである。

　シュレーバーが独裁的な父親との関係から直接的に学んだのは，弱々しさや相手に降伏することは嫌悪すべきであるという価値観だけでなく，自分がその立場に甘んじるべきことをわきまえることでもあったのだろう。また可能性は少し低くなるが，厳密に言えば，父親に対して強制的に屈従させられるという幼児期体験が，後年になってはじめて，回顧的なかたちで，エロチックなモデルになったのかもしれない。いずれにせよ，説明したような硬直的なキャラクターや態度が発達したのだが，こうした関係性がその主要な決定要因になっていることは確実である。シュレーバーがそうなってしまったのは，父親との幼児期の関係が，もっとも重要なこととして持続的に影響を及ぼしていたからである。そのような人にいったんなってしまえば，自分にとって魅惑的であると同時に嫌悪すべきエロチックな空想は，その基本的形式を，もはや父親の記憶からもってくるものではない。こうした空想に過去の体験が利用されていたのは確かであるが，その空想は（空想の内容については，憤慨して防衛的に拒絶していたのだが）成人としてのキャラクターが想像することによって生成したものである。すべては，硬直的で「男らしい」キャラクターとそのダイナミクスによって形成された，シュレーバーの主観的世界から生成したものなのである。

第 8 章　発生論的解釈の問題

## 発生論的解釈

　発生論的解釈だと，幼児期の体験が，成人のリアクションに対して直接的な影響を及ぼす原因であると理解するのだが，それは精神療法にとって 2 つの仕方でマイナスになる。治療者にしてみれば，発生論的原型に没入することによって，目の前にいる患者の主観的世界から気をそらしてしまうことになる。患者にしてみれば，発生論的構成は，効果的な治療的コミュニケーションを増進するよりも，それを独特の仕方で希薄化してしまいやすい。

　最初の点については，簡潔に検討するにとどめよう。そこから特殊なリアクションが生じる発生論的原型は，われわれが求めるのであれば，比較的容易に，回顧的なかたちで発見することができるわけであるから（さまざまな発達的原型を支持する多様な学派が存在していることの説明となる），患者のいま現在の主観的体験に備わっているもっと複雑なダイナミクスに対してそれ以上の関心を払うようなことは，治療者にはできなくなる。言い換えれば，それは治療者に（したがって，やはり患者にも）手っ取り早い説明を与えてくれるのである。

　ここで主に検討したいのは，このような手っ取り早さが患者に対して直接的に及ぼす影響である。特に強調したいのは，保持されている過去の影響がいま現在のリアクションに対して直接的に及ぶとする仮定に基づいて，パーソナリティを回避して心理的に解釈することが，いま現在の主観的体験のダイナミクスを重視する解釈を補足するわけではない，ということである。この 2 種類の理解は，患者を異なる方向に導くことであろう。

　少々系統的に要点を例証してみよう。「あなたが私に腹を立てているのは，いつもあなたに屈辱を与えていた横暴な父親と，私を混同しているからなのです」とコミュニケートする治療者は，「あなたのプライドはとても傷つきやすいし，自分のことを思いやるにしてもためらいがちだし，結局こんなところに患者として来る羽目になったのは屈辱的なことだし，それで私に腹を立てているのですね」とコミュニケートする治療者とは，違った理解と，別の方向を向いた関心を示すのである。

　後者の理解は，大部分が未分化な，いまある主観的世界のダイナミクスのうちに患者のリアクションのロジックを見て取り，そうした主観的世界に彼を導き入れることを目指している。前者の理解は，「もはや不在である」幼児期の状況にその理解がぴったり一致することのうちに患者のリアクションのロジックを見て取り，そうした状況に彼を導き入れることを目指している。成人のリアクションが「もはや不在である」

# 第3部　治療プロセス

状況に反応したものであることが本当に正しいとすれば，そうしたリアクションを自分のものとして引き受けることによってパーソナリティの統合が修復されたり，それが自分のものであるという患者の感覚が修復されたりするには，そうした状況から波及している影響に対して解釈が必要なのは明らかである。しかし，この命題が間違っているとすれば，発生論的解釈はそれこそ逆効果となる。言い換えれば，無意識のうちに治療者を横暴な父親と混同しているせいで，患者が治療者に腹を立てているのだとしたら，それが解消されるには，自分のフィーリングが絡み合った，実在する対象のアイデンティティを覚知するしかないのである。ところが，自分のリアクションの情動的な源泉が，いまだに保持されている幼児期のリアクションのなかに直接見出されるのではなく，認識されていない成人の態度や主観的世界全体のうちに見出されるとすれば，発生論的解釈では，そうした事実が覆い隠されてしまうことになる。というのは，この場合，症候性のリアクションに関心を向けることで，成人の未分化な主観的世界へとさらに深く導かれようとするまさにそのときに，それは昔あった出来事の名残であると説明され，症候性のリアクションといま現在の関連性が疑問視されてしまうからである。つまり，患者は，現在を過去と混同していると告げられるのである。

　私の推論が正しければ，もはやそこにないものを，患者が誤っていまそこにある危険なもの（あるいはいま失ったものや，そこにいる人など）とみなしてしまうというのは，事実無根である。それどころか，現在には，自分にとっての（成人であれば誰にでもあてはまるということではなく，その人にとっての）内的脅威がアクチュアルに含み込まれている。たとえば，シュレーバーが自分の男らしい意志にゾッとするような脅威を感じるのは，フレックシヒを幼児期の暴君である父親と取り違えているからであると考えるのは，とんでもないことである。むしろ真相は，自分の意志は男らしいものであるが，それにもかかわらずアクチュアルな脆弱さや傷つきやすさを感じてしまう身の毛のよだつような感覚があって（つまり，嫌悪すべき誘惑に負けてしまいやすいという，自分のアクチュアルな脆弱さに対する未分化な感覚があって），そのために外敵としてのフレックシヒをいまそこに作り出すということなのである。もしもそうだとしたら，そうみなされることがたまにあるように，発生論的に解釈することによってあまりにも「主知主義的（intellectual）」な理解を与えてしまうことになるだけではない。それは，患者の注意を，間違った方向に向けてしまうことにもなるのである。もはやそこにはない状況に患者の注意を向けてしまうとなると，それが患者固有のリアクションであるという事実に導き入れたいと思っているというのに，そのリアクションは患者から浮き上がった他人事であると，暗に言ってしまうことになる。われわれは，そうした反応を患者が示すのは，彼がいまそうあるからこそなの

## 第8章 発生論的解釈の問題

である，という事実に導き入れたいのである。

この点に関しては，自分のリアクションや行動について，患者本人が発生論的に説明する場合にはっきりする。たとえば，アルコール依存症患者が「私のなかの子どもじみた何かが酒を飲みたがっているんです。私は飲みたくないの！」と言えば，治療者は「いいえ，それには賛成できません。酒を飲みたいのはあなただと思うのです。そう考えることが我慢ならないのかもしれませんが，たとえあなたが鼻であしらって請けあわないとしても，そう思うのです」など，いろいろなやり方で無理なく返答することができるのである。あるいは，自分自身に容赦なく小言を言うこと（彼は私にふさわしくないの！　どうしてつき合っているの！）について，「そうやって私の母親が話しているんです！　母親が私のなかでそう言っているのが聞こえるんです！」と患者が言うときに，治療者は「いいえ，自分にそう言っているのはあなたです。確かに，母親の態度は口うるさいものだったのかもしれません。けれども，もしそうなら，あなたは自分がそうしていることには気がつかなくても，母親の口うるさい態度についてここで話し合っていてもよかったはずです。そうした態度は，あなたは聞き入れなかったのかもしれませんが，母親が口にしたありとあらゆることから『取り込まれた』ものなのです」と，指摘することになりそうである。

発生論的な説明をいっさい与えずに解釈することは，非難になると言われていた。[21] この見解について，その要点とそれが正当化される理由を理解するのは難しいことではない。とどのつまり，文明化された社会のなかで，発生論的理解を基礎に据えることによって，精神疾患をめぐる道徳主義との戦いに精神分析学は勝利したのである。このようにして発生論的に説明することは，そもそも自分が無罪であることを弁明するようなものである。なぜそうであるのか，一考する価値はある。

(21) どこに書かれていたのか示すことはできないが，確かオットー・フェニーヘルが言ったことだと思う。

私は，2つの理由があると考えている。第一の理由は単純である。つまり，発生論的な説明というのは，文字通りの説明なのである。個別の事例に当てはめたときに，合っているのか，間違っているのかという問題に関わりなく，それは科学的かつ確定的なものである。それに，行動やリアクションにはそれを引き起こす原因があり，心理学的に理解できるものであるとみなすことによって，道徳的に判断することが無意味に思えるようになる。しかし，第二の，もっと厄介な問題がある。われわれが検討してきたような発生論的な説明が自分の無罪を弁明するようなものであるのは，たんにそれが説明であるからというだけでなく，このような特殊なかたちの発生論でもあ

*159*

第3部　治療プロセス

るからなのである。それが自分の無罪を弁明するようなものである理由は，成人のパーソナリティに触れるのを回避することによって，大人である自分の責任をないがしろにしてしまうところにある。発生論的な説明は，成人としての主体性をないがしろにすることで，負うべき症状行為の責任主体を持ち去ってしまうのである。神経症者に対する寛大な見解ではある。ところが，そうした無罪の証明は，あまりにも完全すぎて，現実的なものとは言えないのである。

**(訳注1)** シャピロは最新の論文（David Shapiro（2006）Self-Reproach and Personal Responsibility. *Psychiatry: Interpersonal and Biological Processes*, Vol 69(1), pp. 21-25）で，患者の自己非難の背景にある道徳的な責任と，心理学的な責任を区別している。本書では"responsibility"をすべて「責任」と訳出したが，厳密には「主体／責任」とでもすべきところであるのかもしれない。

　神経症的パーソナリティの臨床像は，症状行為に関して，主観の立場に立った理解とともに，もっと現実に根ざした理解や，道徳的な非難に取って代わるより現実的な選択肢を与えてくれる。それが前提としているのは，自分がどんなふうにして物事を捉えているのか自覚のあるなしは問わないが，人はみな，自分のものの見方に合致したふるまいをし，反応を示すということである。その人がどんなふうに物事を捉えているのかに応じて（つまり，その人がどんな人であるのかに応じて），次にはあることをするように見えたり，あるいはそうするようには見えなかったりするのであろう。もちろんその人が生きてきた生活史は，その人がどんなふうに物事を捉えるのか，その人がどんな人であるのかを決定する一要因である。しかしそれは，その人が何をするのか，どんな反応を示すのか，そうしたことを直接的に決定する要因ではないのである。

　精神療法に発生論的マテリアルが占める場所はないと言っているわけではなく，それが占める特権的な場所などないと言っているだけである。いまある患者の主観的世界（態度やフィーリング）を織りなしているいくつかの側面を，それが生じることになった源泉や，それが発生した発達上の転回点を参照することによって，発生論的方法で分節化するのがうってつけの場合もある。このようにして生活史を用いるからといって，いま現在のリアクションというのは，保持された過去の直接的な発現であると言っているのではない。それは，リアクションが，あるいは患者が，どのようにしてそうなったのかを参照することによって，いまある姿をはっきりと描き出すための一手段にすぎない。そうした個人史を利用することはともかくとして，患者が自発的にもたらす発生論的マテリアルには，他のあらゆる主題と等しく（それ以上でも，それ以下でもない），精神療法において占めるべき場所がある。患者は，自分の幼児期

*160*

# 第 8 章　発生論的解釈の問題

について自発的に話すことがよくある。その場合には（何か他に意図するところがあるのだけれども）いま現在の理由があって，いまある態度と，関心と，目的をもちながらそうするのである。

　患者は，あるときには幼児期の体験を自発的に想起して，ただそれを表現して伝えたいだけだと思うことがある。それは，体験のいくつかの側面を分節化することができると，はじめて気がついたからなのかもしれない。こうしたことが起こるのは，治療的に変化した結果（言い換えれば，これまでのフィーリングに対する新たな覚知をもたらすような，別の見地に到達した結果）であるに違いない。またあるときには，その他のマテリアルもそうだが，誰か他の人に体験を伝えるためではなく，むしろ自分の体験に絡んだいまあるフィーリングを払いのけるために，その幼児期について話すこともある。このように体験というのは，何かを証明するために，何かを正当化するために，何かを否定するために，何かを受け入れるために話されるのである。患者は，幼い頃に母親から虐待されていたストーリーについて，母親に対するいまの自分の態度を正当化しようとして話すのかもしれない。あるいはそれとは違って，母親を憎むのは当然の権利であると，自分に言い聞かせるかのようにして話すかもしれない。あるいは，母親と穏やかな関係を築きたいと思っているのだが，「優しくなりすぎる」ことを恐れているかのように話すかもしれない。あるいは，自分は大して興味がないのだが，治療者が興味をもつだろうと思って，よく耳にする昔話のように話すかもしれない。その他のマテリアルも同じことだが，発生論的マテリアルを手にした治療者は，患者が話すことの意義や，患者が詳しく話す出来事を，患者本人よりも広く見渡せる立場におかれている。治療者は，どんなふうにして患者が過去の出来事について話すのかという話し方のうちに，患者本人が認識することのできない，いま現在の意義を見て取ることができる。患者が，ぽつりと過去のことを話す。すなわち「いつもみんなに示さなくちゃならなかったんです。ママのいい子なんかじゃないってことを」である。彼はこれを，過ぎ去った昔のこととして話している。しかし治療者には，その話し方から，患者がいまもなおそう思っていることが分かる。つまり治療者は，少しのあいだ昔の出来事に耳を傾けて，患者本人がいまだ認識していないもののいま話しているということにはっきりそれと分かる，ということは明らかにいま現在そうであることを表わしている当時のフィーリングや態度に，患者を導き入れることができるのである。

　たとえば，ある若い医者であるが，面接中はいつも打ち解けない様子で，落ち着き払っているように見えるのだが，あるとき必死になって涙を流すまいとしているようであった。そのことに治療者が触れると，ようやく彼は涙を流した。その後まもなく，

## 第 3 部　治療プロセス

それでもまだよそよそしい感じは残っていたが，心を打つ純粋な態度で彼は話した。自分を育ててくれた警察官の叔父に，小さい頃，子どもであれば誰にでもあるような失敗をとがめられて，折檻を受けていたのだという。その折檻は，彼が言うには，もう少し大きくなってどんなことがあっても絶対に泣かないと決意するまで続いた。すなわち

　　患　者（少し誇らしげに，満足して）：……けれども私は泣かなかった。叔父が殴ろうとしたのは，それが最後でした。……彼はそのときから，私に対して新たな尊敬の念をもつようになったのだと思います。
　　治療者：彼だけではなかったと思うよ（あなたも）。あなたに対して，新たな尊敬の念をもつようになったのは。

このようなやりとりにおいて目指すのは，過去を再構成することでもなければ，過去そのものを取り戻すことでもない。それは，通常の治療目標と異なるものではなく，主観的生活のさまざまな側面に接触するように，患者を導き入れることなのである。

# 第9章
# 治療的変化の行程

　この仕事を始めたばかりの大部分の治療者は，やる気をそぐような事実に直面しているはずである。たとえ患者が顕著な安堵感を体験したり，自分が感じたり求めたりすることを新たに体験するような際立った治療的変化であるとしても，そのような変化が一時的に起こることと，変化を安定させて永続化し，それを足場にして前進することが，まったく違うことであると気がつくのである。一方は，多くの場合，比較的容易に達成される。つまり，一回の面接のなかで実現できるときもあるのだ。他方はきわめて困難である。何年もかかるかもしれない。つまり，その進展には確実にムラがあり，逆行することがめずらしくないのであって，たとえ一過的に前進したとしてもすっかり駄目になってしまうかもしれないのである。一体どうして，そうなるのであろうか？　とても迅速に効果が現われて顕著に変化したとしても，それが永続しないことがよくあるのはどうしてなのであろうか？　変化を安定化させるためには，どうしてよりいっそうの努力が必要なのであろうか？

　こうした事実について考えると，思いもよらなかった答えが思い浮かぶ。すなわち，治療的変化と絡み合う，2つの異なるプロセスが存在しているということである。第一のプロセスについては，すでに検討を加えている。つまりそれは，患者が自分自身との新たな接触を体験して，自分のフィーリングや目的に関わる，新しくてもっと明瞭な意識的分節化が達成されるときに生じる，主体と客体の分極化からなっている。これは即効的である。第二のプロセスは，それと同時に起始するのだが，この新たな分節化と変化が態度に及ぼす影響である。

　このような二重性があるからといって，驚くことはない。そのつど新たに分節化するフィーリングや新たに焦点化される目的は，変化した態度が具体的に発現したものでもあるのだ。そのつど新たに分節化するフィーリングや，あるいは新たに焦点化される目的は，パーソナリティを構成している現存する態度に反旗をひるがえす。第一

163

のプロセスは，それが生じる程度にはまったくかかわりなく，即効的である。それは満足感を与え，苦痛を和らげ，ワクワクするような体験でさえあるのかもしれない。態度が拡張して変化する第二のプロセスは，不安や不快をともなうものであり，その性質からして非常に緩慢である。態度は（神経症的パーソナリティを形成するもろもろの態度の体制化とは言わないまでも），変化に対して抵抗する。われわれに見える全体としての治療的変化のプロセスは，これら２つのプロセスの複合効果であり，それには固有のダイナミクスが備わっている。このプロセス全体が一種の弾力性を帯びているような印象を与えるが，それはこの複合効果のためである。

## 変化への抵抗

　精神療法は，疑いなく（そして不可避的に）同じことを反復する。それがいつも単調に感じられるわけでないことは，事実である（主観的な持続時間が短く感じられるのは，そのせいなのかもしれない）。つまり，精神療法が順調に進むのであれば，予想外の驚きやさまざまな出来事が満ちあふれてもいるのだ。しかし，それでもなお，一般的に精神療法が反復するものであるという事実に変わりはない。われわれは個別的な関係のなかで，自分自身へと，そのフィーリングや関心へと，患者を導き入れる。われわれは患者のうちに変化を見て取り，患者は自分自身のうちに変化を感じ取る。自分の関心の性質や，関心を向ける対象に関わる患者の覚知は先鋭化し，拡大する。ところが患者は，１，２週間もすると，新しい覚知など消え去ってしまったかのように，もともとそうしていたのとまったく同じような仕方で，同じことを，あるいはそれと非常に似通ったことを口にするかもしれない。どうして，何度も繰り返し同じ領域ばかりが奪い取られてしまうのであろうか？

　いまさら言うまでもない可能性が１つ思い浮かぶ。おそらくそれは，神経症的パーソナリティの，自己覚知を抑制するダイナミクスの問題なのであろう。現存している態度に反目するのであるが，自己覚知が拡大することによって，どのようなかたちであれ不安体験が活発化する。その不安が，次には自己覚知を抑制する「補正的リアクション」を誘発するのである。しかし，この説明では何か変である。われわれの理解が正しいとすれば，このような補正的リアクションのダイナミクスは，意識的な覚知の外部にあるほとんど反射的な働きに左右される。すでに考察したが，自己覚知が一度達成されると，こうした自動的な係合や支配力からなる抑制的なダイナミクスは機能しなくなる。とどのつまり，これがレイジング・コンシャスネスという，本質的な治療原理なのである。患者ひとりでは自発的に分節化することのできないところへ

## 第9章　治療的変化の行程

介入し，分節化する場合（患者の自己覚知を拡大すべく，われわれが行為する場合），われわれは，そうでなければ反射的に始動してしまう抑制的なシステムからくる制約を見抜き，そのように行為することによって，それが機能しない状態に（理論的には）する。さらに，間違いなくそれは一瞬にしてなされるようである。けれども，1週間後にはそうではないのだ。

治療上の出来事について考えてみよう。強迫的なほど実直な教師が，とても物憂げに，ついこのあいだの週末について話す。それは，特に幼い2人の子どもに関連していて，家族に対する責任感で満ちていた。全体としてみると，彼は子どもたちと楽しんでいるように思われるのだが，他の関心を排除してまでも，暇なときには子どもたちと一緒に何かをして過ごす必要があるのだと考えていることが判明する。どうしてなのか？　「子どもたちの成長のため」である。さらに話すにつれて，そのようなことを勧めている理論を耳にして，自分はやるべきことを「十分に」やっていないのではないかと強迫的に懸念するようになったことが明らになる。この患者は，子どもたちのためというよりも，むしろ自分自身に関わるどうしても消えない懸念を追い払うために時間を過ごしていることに，すぐさま気がつく。時間がたつにつれて，やるべきことを十分にやっていないというこの懸念がさらに分節化し，彼は目に見えるほどリラックスすることになる。明らかに彼は，自分自身のために時間を取り戻そうという考えに，とりわけ没頭していた。ところが，いくぶんかたちを変えているのだが，ある時点でその懸念は突然に回帰する。彼は「でもやりたいことだけしていたら，私はまったく利己的で思いやりのない人間になってしまう！」と言うのである。

基本的に自分の行動には形式的な意味があるのだと，患者がはじめにホッとして認めていたところと，その後で突然に不安が回帰したところのあいだで，何かが起こった。そこでは自己覚知の拡大が，つまり自分自身のフィーリングや関心についての意識や，それから特に自分の義務的な態度とはまったく異なる態度を生きている感覚が，引き続き拡大されているのである。それはあたかも，最初に考えていたよりもずっと大きな（加えてもっと不快な）荷物を自分が手にしていることに，突然気づいたかのごとくであった（「やりたいことだけしていたら……！」）。彼の義務的態度という視点から言えば，自分のおかれている状況に対する見方が一新され，そうした状況に期待を向けるということは，このような生活上の特定の事柄だけでなく，自分自身も変化することと絡み合っているのだというほとんど明白な不安に満ちた気づきが，そこにはあったのである（「……私はまったく利己的で思いやりのない人間になってしまう！」）。

ごくわずかな時間でこのようにして主観的な展開が生じることから，どうしてそんなに頻繁に，新たに分節化したフィーリングや変化したリアクションが覚知から退い

165

ていくのかという問題に対して，少なくとも一般的なレベルで回答することができる。治療的変化というのは，特定のリアクションのなかで，小さな歩幅でのみ生じ得るものである。ところが，一つひとつの変化には，その人や，その人の態度が，全体としてもっと変化したことも具現されている。この事実，つまり特殊個別的な変化が全体に影響を及ぼすことは，治療の目的を後押しするようにも，抗うようにも作用する。一方では，まだあからさまに取り上げられていないとしても，精神療法のなかで特定の症状や症候性のリアクションが変化したり，消え去ったりするかもしれないという結論が導かれる。(訳注1)他方では，一つひとつの変化によって，より全体的な脅威が呼び起こされることを意味している。特定の不安や葛藤が分節化すると，以前には嫌で認識されていなかった特定のフィーリングや願望が，自己覚知を阻む障壁を通過するのかもしれない。しかし，そうした葛藤に具現された態度（パーソナリティの傾向性や，それと結びついている多様なフィーリング，それを維持するリアクションや考え，それを補強するものの見方に起源がある）は，大部分がいまだに分節化していないのかもしれない。特定の葛藤は，意識的に分節化するとすぐ，一瞬にして消散するのであるが，基本的な態度とそれに結びついているフィーリングは，その消散をしのぐような補正的リアクションを反射的に誘発し続けるのである。

**(訳注1)** 神田橋の「症状をきかずに治療してみた」（神田橋條治『発送の航跡』1977，岩崎学術出版社）を髣髴とさせるのではあるまいか。症状そのものを真正面から取り上げなくても，それが消退する場合には，シャピロのように考えると理解しやすいのかもしれない。

　このようなわけで，特定の葛藤が分節化するのにともなって自由と安堵の感覚がもたらされるわけであるが，たったいま説明した父親の事例（結局のところ，依然として強迫的なほど実直である）にしてみれば，そうした感覚が覚知されるだけで，自由と安堵の感覚は，その性質やさらにまたその息吹が意識内部に拡大するにつれて，自分はわがままであるという不安で嫌気がさす感覚に変貌を遂げてしまうであろう。簡潔に言えば，葛藤というのは，それだけで独立している事象なのではない。つまり，それはたいてい，パーソナリティの基本的な態度や気質を具現しているのである。そのようなわけで，特定の葛藤（深い葛藤も浅い葛藤も同じことである）が治療的に分節化したり消散したりしたからといって，それだけで事がすんだとか，完結したなどと考えることはできないのである。

　抑制的な態度による補正的リアクションのほかにも，精神療法においては，パーソナリティの変化への抵抗そのものが現われる基本的な回路がある。すなわち，新たな覚知を（あるいは治療プロセスそのものを）現存する態度に同化することである。こ

## 第9章 治療的変化の行程

のプロセスは，補正的リアクションと類似していて，新たに出会うことを，身についている古い態度にしたがわせてしまう，その人の不可避的な体験による部分が大きい。このような同化のもっとも明白な例は，比較的シンプルで直に見て取れるものである。例証はすでに述べているのだが，治療者にとってはどれもみななじみのものである。

ある強迫的な女性患者は，個人的な意思決定を満足にすることができるのは何らかの権威ある規範を参照できる場合に限られることを実感したり，自分のしたいことを大切に思っていないようである（それについて考えてもみないことがよくある）と実感したりすることによって，まず最初に大変な衝撃を受ける。ところが，まもなく，そうしているのだと自覚することなしに，彼女がこの実感を新たな規範へと変容してしまったことは明白である。今度は，精神保健の規範を遵守しなければならないというフィーリングとともに，自分が「本当にやりたい」ことは何であるのか解決の手がかりをあれこれ探し出そうとするのである。

またある男性患者は，とても苦悶しているように見える短い沈黙の後で，「私は自分が話したいことを見つけ出そうとしているんです。なぜなら，ここでは自分が話したいことを話すべきだと分かっているからです。そうでしょう？」と話す。

また，怖じ気づいた，影響を受けやすいある若い女性患者は，いかにも立派な夫の権威に当惑してしまうことがよくあるという治療者が示唆した考えに，とても興味をもっているように見える。どうやら彼女は，夫について以前よりもずっと客観的に語り始めるような気がする。ところが，次回の面接では「昨夜はっきり言ってやりました。あなたが私に話してくれたように」とやっきになって話す。この新しい，おそらく解放感のある考えは，もうひとりの男性の権威から発せられる指令に変容してしまったのである。

こうした事例が例証するように，現存する態度によって治療体験が同化されてしまうのは治療内容に限られるのではなく，それには治療関係が含まれている。その意味で，転移とは，このような同化であると考えることができるのかもしれない。

（最初は有害で，平静を乱すような体験が，現存する態度に同化されてしまうのであるが，そのようなことが精神療法に限られるわけでないのは注目に値する。すでに述べているのであるが，顕著な例は，妄想症ではあるがいまだ厳格に従順であろうとするシュレーバーの幻覚体験に認められる変化である。まず彼は，身体に宿る「官能的な」女性の感覚によって驚愕したのだが，後にそれが神に対する自分の義務であると理解して，この変容を心の平静とともに受け入れている。ここに合理化のプロセスが絡み合っているのは確かなことであるが，合理化のプロセスというのは，知的なレベルのプロセスとしてあまりにも狭く捉えられており，基本的な現象である同化をそ

## 第3部　治療プロセス

こに含めて考えることはできないのである。）

　同化のプロセスがいたる結果だけでなく，同化のプロセスそのものを，治療場面で目の当たりにすることができる場合もある。先に述べた事例がその見本である（第4章を参照せよ）。新しい考えや関心は，古い態度や関心に同化されてしまうのである。すなわち，

　建築家の若い女性が，最初は元気であったが，見るからに落ち込んでいる。彼女は自分の問題として，過度に「挑発的」で「とげとげしい」こと，あまり「女性的」ではないこと，「包容力がある」わけではないこと，それに「ソフト」ではないことを問題として提示する。特に「ボーイフレンドと続かない」ことを懸念しているのだが，上記のような特徴のせいで自分が「うんざりする」ことも，はっきりと述べる。ところが，自分がどうあるべきなのか，それに関する彼女の考え（「女性的」）がとても因習的で，古風にさえ思われることを治療者が示唆すると，彼女は驚き，それに関心をもったようである。

　しばらくして治療者は，自分の問題に目を向けるための，彼女がそうしているのとはまた別のやり方があるのでは，と簡単に意見を述べる。自分に「挑発的」で「とげとげしい」ところがあるせいで不満を感じているようだが，治療者は，事実はおそらくその逆ではないかと示唆する。そもそも，うまくいくはずがないと思っているので，それで彼女は「挑発的」で「とげとげしく」なるのであろうと（実に神経質である）。

　彼女は，「要するに，防衛的で，虚勢を張ったようなものだということですね」と付け加えており，この考えにはっきりと興味を示したというよりも，胸が躍ったのかもしれない。この時点で，彼女はすっかりリラックスしている。自分自身に向ける態度について新たな覚知が生まれ，そうした態度からくる影響力が減じられたようである。しかし，彼女はほどなくして身を乗り出し，またしても切迫した懸念をあふれんばかりにして，「じゃあ治療が成功して私がもっと安心できたら，とげとげしさはなくなるんですね？」と質問する。彼女のロジックはしっかりとしているが，いずれにせよある程度は，新しい考えが古い懸念に奉仕するように利用されたのである。

　現存する態度にそれぞれの新しい自己覚知がある程度同化されてしまうことは，補正的リアクションがある程度そうであるように，避けがたいことであるのかもしれない。いずれも，これまでと同じように，特定のリアクションだけでなくそうした態度が治療プロセスと係合しているという事実からくるのであろう。このようにして治療体験が同化されてしまうことが治療全体を覆い，態度がほとんどまったく変化しないで終わってしまう可能性はなおさら十分にある。しかし，一般的にこのような同化という事実は，パーソナリティの変化への抵抗というもっと広い事実と同じように，治

療効果が全面的に取り消されたことを意味するのではない。たとえばこの女性は，自分自身について，新しい，ほっとするような体験をしている。彼女は，周囲に映る見かけ（「とげとげ」しくて「みんなをうんざりさせてしまう」）についての心配の仕方だけでなく，物事の感じ方も含めて，いままでとは違ったかたちで自分を意識するようになった。とすれば，そうしたことを完全に忘れ去ってしまうわけではない，と考えることが理にかなっているのである。またその際，そうした体験が現存する態度に同化されることを根拠として言えるのは，治療的変化というのは，一連の複雑な譲歩と妥協を通じて進展するようだ，ということだけである。

## 抵抗という概念

　私はこれまで「抵抗」という用語を，パーソナリティを変化させようとする外的な（つまり治療的な）試みに直面した際の保守的傾向を説明するために，非個人的かつ客観的な意味合いで用いてきた。(1)この意味で，抵抗には動機というものが何もない。それはパーソナリティの反応傾向について言っているのであって，その人の意図的行為について言ったものではない。そうした意味で，この概念は非個人的なものなのである。治療的変化に抗うパーソナリティの抵抗は，反目する体験を同化する能力を含めて，自己を調整して安定化をはかる能力の一特殊例にすぎない。

　　(1) 抵抗には「保守的組織」としての神経症的パーソナリティが反映されるとする，類似した見解としては，Herbert J. Schlesinger, "Resistance as Process," in *Resistance: Psychodynamic and Behavioral Approaches*, ed. Paul Wachtel (New York: Plenum Press, 1981), pp. 24-44を参照せよ。

　変化に抗うパーソナリティの抵抗には，その人の個人的動機の発生や，意図的行為や意図的行為に準じるものの発生が含まれているのも事実である。平静をかき乱すような変化に抗おうとする抵抗は，確かに生きとし生けるものすべてに備わっているひとつの能力であり，反応傾向であるに違いないが，内省意識を授けられている有機体としての人間においては，そうした能力が動機や行為を形作るまでに拡大しているのである。しかし，こうした動機を全体として捉えると，変化すること自体に抵抗するためのものであるとはいえない。そこでの動機と補正的リアクションは，特定の変化や変化することの脅威によってもたらされる，特有の不快感を一掃することを目指しているのである。たとえば，自分が「利己的であること」からくる個人的な不快感は，そうした不快を払拭することを狙った，「深い思いやりのあること」に一変する補正的行為を促迫する。したがって「抵抗」という用語は，変化への抵抗という意味で，パー

第3部　治療プロセス

ソナリティの基本的傾向性を説明するためになくさずに確保しておかねばならないのかもしれない。そのような傾向性から発生することのよくある個人的な動機や行為というのは、状況に左右されるより即時的な類のものなのであって、目先の問題を超えたものではないのである。

　治療的関心、特に効果を性急に求めるような治療的関心という観点から言えば、神経症的パーソナリティの保守的傾向や自己を調整する能力は妨げとなる。しかし、神経症的パーソナリティでさえそうなのだけれども、全体としての適応の要件についてもっと客観的に考えてみると、適応という意味ではパーソナリティが安定していることは絶対不可欠であるのかもしれないし、それから特に成人がそうなのであるが、急激な変化に対して抵抗することは絶対不可欠であるのかもしれない。容易に変化してしまうように形成されている人は、同時にあまりにも可塑性がありすぎて、影響を受けやすい。このような人は、逆境に立ち向かうことなどけっしてできないのである。

　抵抗という概念は曖昧なものであり、歴史的に言っても1つにとどまらない意味を与えられているので、上記のことはすべて注目に値する。以前に理論的に正当化されたのであるが、大方の場合、抵抗という用語には、患者が治療作業を妨げるという意味合いがあった。そのため、治療マテリアルを提供したり、それへのアクセスを受け入れたりすることに対する患者側の「拒絶」という意味で、あるいは期待通りの仕方で治療に反応することを拒絶するという意味でさえ、今日でも広く用いられているのである[2]。もちろん、こうした考え方のせいで、治療者の努力にもかかわらず神経症にとどまり続けているということで、患者と敵対関係に陥ったり、患者が迷惑千万であると感じたりしかねないであろう。けれども、精神分析学が理論的に発展すること（自我の重要性、特に抑圧と防衛の執行者の重要性が認められること）で、抵抗それ自体が治療マテリアルの主要部分をなしており、それを分析することが治療プロセスを左右するもっとも重要なものなのであるという構想が、ずっと以前に正しいものとされている。この抵抗という考え方は、ヴィルヘルム・ライヒの業績のなかでもっとも明快に述べられていた[3]。ちょっと曖昧だが、これら2つの見解のあいだに位置づけられるのは、精神分析プロセスの「本質的部分」は抵抗を「克服すること」にある、というフロイトの定式化である[4]。

　　（2）Otto Fenichel, *The Psychoanalytic Theory of Neurosis* (New York: W. W. Norton, 1945), pp.27-29を参照せよ。
　　（3）Wilhelm Reich, *Character Analysis* (New York: Orgone Institute Press, 1949).［ウィルヘルム・ライヒ著；小此木啓吾抄訳（1966）；『性格分析―その技法と理論』（現代精神分析双書）岩崎学術出版社.］

（4）Sigmund Freud, "Psychoanalysis" (encyclopedia article, 1922), *Standard Edition*, 18: 249 (London: Hogarth Press, 1955).

　抵抗の明示的意味と暗示的意味が，神経症に関する理論的見解や，特に何を治療マテリアルにするのかということに関する理論的見解に応じて変わってしまうことは，明らかなようである。もしも治療マテリアルがもっぱら抑圧された幼児期の記憶からなっているとすれば，抵抗について治療作業を妨げるものとして考えることには，確固とした意味がある。神経症という問題が，全体としてのパーソナリティから分離して保持された特定の幼児期葛藤と同一視されるということであれば，治療マテリアルの定義を拡大して抑圧や防衛の執行者それ自体まで含める場合には，この抵抗なる概念は曖昧なものになってしまうものの，まだ支持されることになる。（この場合，特定の防衛が顕在化したものとして，抵抗は治療マテリアルである。つまり，識別された問題が回避されたり，中核葛藤から派生するマテリアルが回避されたりするので，妨害になるのである。）ところが，神経症という状態が性格学的なものであると理解され，治療マテリアルが患者自身であると理解される場合，抵抗は障害物であるという考えはすべての意味を失うのである。

　アンナ・フロイトは，一定の限度を超えてまで基本規則を遵守することなど患者にはできないのだと述べている。われわれは，彼女の議論をさらに押しすすめることができる。重要なのは，意図的なものであったり，知らず知らずのものであったりするのであるが，患者が何かについて話すことを拒絶したり，回避したりするということだけではない。患者はいつも決まって，自分の主観的体験の質を歪曲するような仕方で話すであろう，ということの方が重要なのである。患者は，興味をもっているわけではないのだが，自分は興味をもっているのだと考えていることを長々と話すことであろう。つまり，いかにも自分が興味をもっているのは確かなことなのだと周囲に映るようにして，治療者の顔色をうかがって自分のふるまいが確かであることの証しを探しながら，まったく信じてはいないことを話すのだ。実際に自分が感じている以上に，熱中して，むっつりして，あるいは平然としてしゃべるのだ。恥辱感をアクチュアルに感じているというのに，自分は怒っているだけだと述べ，本当にそうであると考えているのだ。あるいは，次回の予約を確認する一方で，自分の人生と同じようにこの治療は失敗であると断言するのだ。自分自身をそのような仕方で欺くわけであるから，患者のコミュニケーションもそのように歪曲されるであろう。話すことのうちに心へと通じる窓を差し出してくれるものと信頼を寄せるのであれば，コミュニケーションのすべてが治療に対する深刻な足かせとなろう。しかし，コミュニケーションそのものが治療マテリアルであると，それから神経症的パーソナリティが機能してい

第3部　治療プロセス

る姿の現われであると認めるのであれば，そんなことはまったく足かせとはならないのである。

　この観点から言うと，抵抗には，パーソナリティの保守的傾向や，パーソナリティの基本的な変化への抵抗のことをさす非個人的な意味がそのまま保持されていて，その意味で，私がすでに述べた補正的リアクションや同化プロセスは，この用語によって無理なく示すことができる。治療努力に対して，ある人のパーソナリティが他の人のそれよりも抵抗を示すということもまた確かにあるのかもしれないが，そうしたことは，治療プロセスに対して向けられるその人の態度やその人が見込んでいる治療的変化に対して向けられる態度からくる影響ではないし，その人の態度によっては確実に見極めることができないのである。最初は恥ずかしくて性癖について話せない患者，けっして遅刻しないけれども「幸福なバカ」になるつもりはないと毎回冒頭で断言する患者，そういうものとして自分が理解している患者役割によって安心し，義務的にコツコツと「マテリアル」を差し出す患者のなかにあって，どの患者の治療が長引くことになるのか，あるいはどの患者の治療が成功するのかと言われても，そうしたことについて予測できる根拠などないのである。病が存在していることをその回復の阻害要因とみなすような無意味な考えをするのであれば話は別であるが，こうしたリアクションは，どんな場合でも全然治療を妨害するものではない。つまり，リアクションの一つひとつに，治療の主題であるコミュニケーションと関係性の，制限や歪曲が現われているのである。それに，こうした歪曲や制限に対して治療的注意が払われることが，治療の主題に対する準備段階の位置づけしか与えられないようなことは，ここではないのである。

　患者を自分自身に導き入れるプロセスで，治療者と患者との接触が果たされた，とても首尾よくいった出会いを学生が描写することがある。以前は自分が何を感じているのか分からず，そうしたことを明らかに知りたくない様子の患者が，いまや心に浮かぶことを話すことができ，おまけにそれを熱心に話したいとさえ考えていた。この出来事を指導者に説明した後で，学生はそのとき自分が何をすべきであったのか質問する。こんなとき（自分が考えたり感じたりしていることをついに発見して，以前には回避したかったことについて患者が話したがるとき）学生は，「どうすればよい」のであろうか？　この問いには，考え違いが含まれている。治療作業というのは，たとえ瞬間的なものであるにせよ患者が自分自身と出会い，自分が感じていることやしたいと思っていることを発見したとき，あるいは感じていたことやしたいと思っていたことを発見して，それについて話すことができたり話すことを望んでいるとき，もうその瞬間に終わっているのである。そのとき達成されるコミュニカティヴな接触と，

第9章 治療的変化の行程

それに続く患者のフィーリングの分節化は，その所産なのである。

## 治療の行程

　治療というのは特殊個別的なレベルの作業なのであって，一般的なレベルの作業ではない。生活するなかで起こってくる具体的な事柄に向けられる，患者の関心や懸念に連れ添うのである。そのようなわけで，治療の行程について，もっと言えば首尾よくいった治療の行程について，系統だてて隅から隅まで説明することができないとしても，けっしてそこに治療者の至らなさが映し出されているわけではない。どうしてそんなことができる必要があるというのか？　治療者はセッションごとに，その時点でそうある患者に対して応諾することになるであろう。治療者の作業に必要なのは，前もって考えた計画ではなく，そのつどの面接で直面することに関心を向けることだけである。（このような治療計画は，確かにスタッフ・カンファレンスで立てられることもあるが，厳密にそれにしたがおうとすることはめったにないのではあるまいか。）このような仕方で治療が展開すること（患者の懸念と関心によって導かれるがままにどこへでも連れ添い，その意味で治療の方向づけを患者に委ねること）に対して，神経症という問題にとって遠回りになるとして，異論が唱えられることがある。精神療法にあてられる時間が制限されることが少なくないというのに，そんなことではあまりにものんびりしているとみなされることがあるのだ。このような異論に対しては，患者が気にしていること以上に神経症という問題に直接通じているルートはないという意見でもって，たいてい正しく反論がなされてきたように思う。問題であると治療者が考えることに「直接的に」貫通しようとするいかなる試みも，たとえ前回の面接で話された深刻な懸念に患者を向けかえるような類の穏当な努力であるとしても，それは時間を浪費するだけであり，時間が短縮されることにはならないであろう。もちろん，このことが意味しているのは，自分の神経症という問題や認識されていない懸念のアクチュアルな特質を，患者がひとりで発見すべく置き去りにされているのだ，ということではない。そのためには，治療者の援助が本来的に必要なのである。

　**(訳注2)** どこで読んだのか失念したが，ある精神療法の達人は「いきあたりばったり」に治療にあたっているそうである。ここに書かれているのも，論理的な，シャピロ流のいきあたりばったりである。しかし，少なくとも初心者はやめておいたほうがよいと思う。シャピロは『神経症のスタイル』の著者であり，人間に関わる深い知識を備えたうえでの発言であることを忘れてはなるまい。

　治療が患者の関心や懸念にしたがって展開し，治療者の思い描くデザインにしたが

*173*

うわけではないとしても、その事実は、治療自体の展開ロジックにしたがった、記述できる有意味な行程をたどることと矛盾するわけではない。けれども、われわれは「自然な」治療の行程について、つまり自発的な行程について習うのかもしれないが、治療者にしてみれば、依拠すべき規範としての用途や、実践的な用途は、それには何もないということになろう。どうやらそれは、治療計画を立てるためには役に立たず、無用であることが確認されるだけのようである。少なくとも、そうした自然な治療の行程という考えは、十分に論理的であるように思われる。ところが、この問題は実際のところそれほど確実なものではないし、重要でなじみ深い臨床上の諸問題と絡み合っているのである。

基本的に神経症状態の構造によって決定されるような、治療が展開する「自然な」行程が存在するのであれば、体系的に理解してその行程にしたがうほうがよい、ということになりやすいのかもしれない。治療者がこの行程に沿った治療の展開を促進させることに失敗したり、あるいはうっかりそれを妨げてしまうようなことがあれば、治療プロセスの流産を招来する誘因になったり、実際に流産を生じさせてしまったりするのだ、と主張されるのかもしれない。実際のところヴィルヘルム・ライヒは、まったくもって体系的な「抵抗分析」を、まさにこの主張とともに導入している。(5) この治療上の問題は、けっして精神分析史上に残る関心事にとどまるものではない。それは、治療者やそれを目指す学生にとって、今日でも一般的な問題なのである。

（5）Reich, *Character Analysis* [3].

フロイトが推奨するのは、患者が導くままそれに連れ添うということであった。ライヒの主張する要点は、フロイトの推奨が、一般に考えられているほど単純なものでも確実なものでもないことを、明確にするものであった。たとえば、患者は、さまざまな「水準」から発生し、さまざまな主題を暗示する「豊富なマテリアル」を提供する可能性が高い、とライヒは指摘している。患者の連想には、理解したり受け入れたりする準備が全然できていないような、多種多様に解釈されるマテリアルが含まれている可能性が十分にあったのである。簡潔に言えば、分析家はいともたやすく「豊富なマテリアル」のなかで自分を見失ってしまい、まったく効果がないというのに幼児期神経症の派生物に解釈を与えてしまい、そのようにして時期尚早に解釈することで、解釈の有用性を破壊すらしてしまうとライヒは考えていたのである。この事態は、ライヒが「混乱した」あるいは「混沌とした」治療状況と呼んだものである。こうした状況を回避するための唯一の方法は、いつも体系的に抵抗の分析（彼の場合、性格抵抗を意味する）に対して優先権を与えることである、と彼は主張している。かくして、

第9章　治療的変化の行程

神経症の「成層（stratification）」にそって，彼が想定していた神経症の発生的展開を逆にしたかたちで，分析は展開したのである。

　その当時から分析家のあいだにあったコンセンサスは，ライヒは秩序だった「層化された」治療という自分の期待に，深入りしすぎたというものである。生きていくうえで見舞われる予測不可能な境遇が患者に及ぼす影響は言うまでもなく，彼は人間の心性が複雑であることをあまりにも過小評価してしまったのだと，一般的には考えられている。しかし，秩序だった「層化された」治療なる彼の構想は現実離れしていたとしても，「混乱した」あるいは「混沌とした」治療状況に関する認識はそうではない。ところが，それについては，一般的な意義を認めがたくするような言葉でもって説明されていたのである。

　ライヒは「混沌とした」治療状況について，内容解釈や「意味」の解釈がバラバラな順序で行われたり，あるいは抵抗が取り払われる前に行われたりするという点で問題があると考えていたのだが，実際のところそれは，われわれにとってはすでになじみ深いものである，より基本的な治療上の問題を反映している。解釈を誤った順序で行ってしまうという点だけが問題なのではない。話し手とのいま現在の関係とは無関係に，どんなふうにして話されるのかということとは無関係に，何かについて話す目的とは無関係に，あるいは話されることに対する関心の程度やその種類とは無関係に，話されること（連想内容やナラティヴや提示される問題）を取り上げて，それを解釈してしまうという点も問題なのである。そうしたことが生じるのは，治療者がおそらく患者の言葉にはあまりにも熱心について行こうとするのに，患者本人からは注意が逸れてしまうからなのかもしれない。また，そうしたことが起こる理由は，患者と治療者の双方にとって，そのとき関心のあるものではまったくあり難いと思われる主題について，あるいは興味のわくような類のものではない主題について両者が話し合う事態へと，治療者が先導することにある。

　このような状況は，ライヒが「混沌」とした状況であると説明していることが示唆するほどには，たいてい劇的なものではないのだが，間違いなく，治療においてはとてもありふれたことである。まったくもって，飽き飽きとすることがよくあるものである。実際，ある程度そうした状況は，毎回の面接のなかで，おそらく繰り返し生じることであろう。その一方でライヒの思い描くまっとうな治療像というのは，完璧に順序の定まった秩序正しいものであり，上記のような問題点は有害なものであると過信されている。ライヒの警告に反して，このような状況は解決することができないのだという，はっきりとした理由などない。治療者に必要なのは，目の前に座っている患者に関心を戻すことだけなのである。

第3部　治療プロセス

## 治療展開の特質

　ライヒの秩序だった,「層化された」諸段階を経るのではないとすれば,治療展開にはどのような特質があるのだろうか？　自分自身からの患者の疎外感が減じることや,意識を歪曲するパーソナリティのリアクションが減じることを主張するとして,こうしたことが達成されるのは,ほとんど途切れなく連続するような進路においてなのであろうか,それとも自己覚知が拡大するいくつかの諸段階を経てなのであろうか？
　先に（第6章を見よ）,教養のある初老の女性について言及したが,このような諸段階は,この患者の飲酒に対する態度が変化することのうちに識別することが可能である。ここで治療者の立ち居ふるまいについて説明するつもりはないが,この患者が自分自身との接触を増大させていく,いくつかの展開の諸段階に限って示すつもりである。
　夫の死後間もなく,治療を申し込んだときには,彼女は自分のことをいわゆる患者とは考えていないことをはっきり分かってほしいと思っていた。彼女は,夫が死んだいまとなっては,必要に応じて「話すことのできる」人が,親密なサークルの外にほしいだけであると述べた。彼女が言うには,そのサークルは自分よりも年下の人たちばかりで,何かと相談を受けるということである。つまり,自分のほうから向こうに頼るつもりはないのである。反対に彼女は,向こうに対する自分の「責任」を強調している。治療者は,彼女の動機づけに疑問はもたなかった。患者は,飲酒していることについて話さなかったのである。
　まず彼女は,体調が悪いからと,たいてい予告や伝言なしにときおり面接を休むことについて曖昧に説明した。ところが,彼女が飲酒していることについて初めて口にしたのは,休むこととの関連においてであった。彼女は,それ自体が問題であると言ったわけではない。いわば偶然の出来事であると,とても横柄に話したのである。そのときは自分でもどうなったのか分からない,と彼女は言った。シェリー酒を1杯か2杯飲んだだけで,しばらくたって気がつくと,どうやら「度を越して」あるいは「必要以上に」飲んでいたらしいのである。言い換えると,事実は認めたものの,その意図を完全に否認したわけだ。彼女がその意図を治療者に対してだけでなく,自分自身に対しても否認したのは明らかであった。
　あくまで努力したうえでのことであるが,こんなふうにして彼女は,この時点で飲酒問題について堂々と無頓着な態度を装った。治療がすすむにつれて,しだいにこう

## 第9章　治療的変化の行程

した努力をしていることに対する覚知が増大していき，散発的には生じたものの，彼女の不自然な態度はますます放棄されていった。それどころか，初めて自分自身に対する激しい嫌悪感を表現した。それにもかかわらず，このとき飲酒について話したのは，たんに一種の道徳的失敗として，意志の力が欠如していることの反映として，さらには「常識」が欠如していることとして，である。彼女はそれについて欠点であるとか，些細なあやまちであると（言い換えれば，何かが不足しているのだと）考えていたのだが，自分に酔っ払いたい願望や意図があるとは，どうしても考えられなかった。彼女はこのような欠点を認めたものの，あくまで自分から切り離して考えていたのである。そのようなわけで，彼女の嫌悪感は厳密に言えば自分自身に対するものではなく，「子どもじみている」とみなしている自分の一部分に対する嫌悪感であり，軽蔑であったのである。

彼女は断固として言った。「私のなかの何かが，子どもじみた何かが［酒を］ほしがるのよ。でも私は飲みたくないの！」と。

自分が飲みたかったわけではない，そんなはずはないといくつか釈明したのだが，なかでも特に強調して述べたことがある。すなわち，サークルの友人たちに対して「無責任なことをしてしまった」うえに，皆をとても心配させてしまったのだと。このように彼女は，そうした責任を自覚しているようには思えない「子どもじみた部分」に軽蔑を感じると同時に，その軽蔑は，自分のことを献身的で「責任感のある」友人であると考えているところからくるのだと，何となく思っていたのである。

人間としての弱さに対する彼女の道徳的な軽蔑を，治療者が分節化したことが大きく影響しているのだが，次の段階では顕著に変化したことが２つある。まず，まだ不承不承にではあるが，飲酒について彼女はもっとオープンに話している。加えて，サークルの友人たちについて，それまでとはまったく違う話をしている。ある日彼女は，自分の飲酒問題に対する，それから友人への責任を怠っていると思っていることに対する横柄で認めようとしない態度を，突如として感極まって脱ぎ捨て，自分は実のところひとりぼっちなのだというフィーリングとともに，友人と呼んでいた人たちは亡くなった夫の友人であるにすぎず，たがいに「どうでもいい」ような間柄であると話したのである。

最後の段階では，飲酒して自分を麻痺させてしまいたい願望について，道徳主義的な色合いをさらに薄めて話し，ひいては，飲酒に拍車をかけるいま現在の状況について現実に即して話している。それに加えて彼女は，さまざまな人たちを区別しながら，サークルの一部の人たちについては自分の言ったことは本当であるが，それ以外の人たちとは実際に親交を結んでいたのだと，自分の判断を穏当なものにしている。

## 第3部　治療プロセス

　自分のフィーリングや目的に関わる患者の覚知が増大していくこと，自分がおかれている状況に対する認識が客観性を増していくこと，それから治療者とのコミュニカティヴな接触が増大していくことに関して，いくつかの段階を区別しようとした。このような諸段階がはっきりと見分けられたり，順序正しく生じたりすると言うつもりはない。それらは大いに重なり合っていて，やむことなく反転するのだが，この事例のように，実際には1～2時間のあいだに凝縮して認められるようなこともあるのかもしれない。それでもやはり一般的には，複数の諸段階によって，一定の方向性をもった，一定の配列が描かれる。これらの段階を予見することはできなかったし，迂回することなどできなかったと思う。迂回することができなかった理由は簡単なことである。それは，治療者が，いま現在の患者に向けてしか話しかけることができないからである。最初は，努力した不自然な否認についてであった。否認がはっきりそれと分かってからは，そうした否認を誘発する自分への道徳的な軽蔑などについてであった。たとえ，これから起こることを治療者が予見していたとしても，このプロセスを加速することはできなかったことであろう。

　次の事例は，いくつかの点で類似しているのだが，これもまた展開の諸段階を明らかにしてくれる。患者は42歳の離婚女性で，音楽家であり，青年期の娘が1人いる。彼女は，医学的必要から両方の卵管を切除したこと（卵管切除術）に続いて，意気消沈していた。この事例においても，最初は認識されていなかった恥辱感や不全感が分節化するにつれ，自分のフィーリングに対する覚知や表現の明確さが増大していったことに，いくつかの段階を識別することができる。

　最初患者は，自分の問題について考え，外因性ショックに対する単純な反応であるとした。もはや「一巻の終わり」であり，以前のようには「もう子どもを産めない」のだと彼女は述べる。彼女が抑うつ的であるという事実に疑いはない（彼女はとても落ち込んでおり，そのように見える）。ところが，「もう子どもを産めない」ことは分かっているという彼女のしゃべり方は，あたかもリハーサルしてきたかのように，ちょっと不自然に聞こえる。

　彼女がアクチュアルに気にかけていることは，実際に語ることからすぐに明らかとなる。気がかりなのは，いま以上には子どもが増えない生活（実際のところ，それが彼女の望んでいた生活である）ということではなく，自分のイメージが一変してしまったことなのである。言い換えれば，彼女が問題視する動かしがたい事態（もう子どもを産めないこと）には，結果的に別の意味が，自己イメージに関わる気がついていない意味のあることが判明するのである。彼女は，自分のフィーリングを異なったかたちで分節化するところにたどり着く。彼女はいまや「不妊の」女になってしまったこ

第9章　治療的変化の行程

とを口にして，もうこれ以上「女としての基本的な機能」を全うすることができないと述べるのである。この説明が，表現としては，特に恥辱感や不全感の印が刻み込まれた彼女のフィーリングとかなりぴったり一致していることは明らかである。ところが，この説明も，まるで引用句のように誇張されていて不自然に聞こえるところがあり，本人の発話スタイルとは言えない。

　その後すぐに，自分のフィーリングについて，これまでになかったような明確な表現をするにいたるのだが，それはもっと純粋なものに聞こえる。彼女は「子どもすら産めない女を，いったいどんな男がほしがるというのですか？」と述べる。この明確な表現には，「不妊の女であること」が彼女にとってさらに何を意味しているのか，もっとはっきりと現われている。それに，男性はそう考えるであろうという懸念のうちに彼女の不全感や恥辱感が絡み合っていて，そうしたことが自覚にのぼるようにして現われたことも示されている。その点に関して，彼女は自分の「プラス面」を数えあげることで安心しようとすることがよくある。すなわち，自分の受けた教育，業績，その美貌である。彼女は，あたかも花嫁になるための持参金を勘定するかのようにして数えあげる。

　治療者が，このようにして安心しようとする彼女の努力にさまざまな機会で触れることによって，もう1つ，手術を受けることで誘発されたフィーリングや懸念について，明確な表現が引き出される。今度は，手術を受けてから年を取ったような気がする（老けて見えるのが恐い）と述べるのである。臨床像には最初の時点で不可解な特徴があったのであるが，それがいまや明確なものとなる。彼女は，術後3〜4週間はかなり快適にすごしていたようであるが，そのとき初めて，とても唐突に，すっかり落ち込んでしまった。今度はそのときにあったことを思い出すのだが，それは体重が増えてしまったことや，定かではないが手の甲に「シミ」が現われたことに気がついた，というものである。

　このようにして患者は，一つひとつの明確な表現のなかで，一つひとつ見直すなかで，抑うつ感のアクチュアルな質が分節化するところへと近づく。明確な表現といってもそれはさまざまであるが，どれにおいても，外部から超然として説明するような表現や，遠まわしのあやふやな表現が少なくなる一方で，コミュニケーションがもっと直接的なものになるようである。話しているうちに，手術を受けたときよりもずっと以前のことであるが，こうしたフィーリングの構成要素がさらに現われる。たとえば，彼女は体重の増減について青年期の頃から懸念しており，そのために，ずっと自分には魅力がないのではないかと感じていたのである。

　神経症的態度とその主観的ダイナミクスが分節化して，しだいにやわらぐにつれて

## 第3部　治療プロセス

（私は特に強迫的なほど実直な態度について考えている）．症状の改善が興味深い行程をたどることがよくある．強迫症状のようにこうした事例に認められる症状は，その他の点では変わらないが，しだいにその強さが減じて，少しずつ気にならなくなるだけではない．強さが減じると症状の内容が変化するだけでなく，ある程度その形式も変化するのである．症状は，その原因が自分から疎遠になっていて主観的には不可解に思われるものから，主観的に違和感のない受け入れることができるものへと変化する．別の言い方をすれば，変化というのは，極端な，おそらく異様でさえある症状から，同じ態度を具現してはいるものの症状としてはまったく認識することができないほど違和感のない行動やリアクションへと，移り変わることである．

　たとえばある青年男性は，もとはといえばその強迫的懸念のせいで，特別のピンがさまざまな場所に留められた衣服を毎日着たり（何かを忘れてしまわないように，指に紐を結ぶような思いを少し胸にして），さまざまな魔除けを持ち歩いたりといった，尋常ではない儀式の数々を遂行せざるを得なかったのだが，その目的はまったく見失われていた．しばらくして，こうした儀式は消失してしまった．少しずつ，そうすることへの関心が失われたのである．けれども彼は，みずから意思決定することや職業上の不安感などについて，とても苦悩し続けた．ところが，彼の強迫的な苦悩は，最初の強迫症状に対する捉え方とは著しい対照をなしており，全体としてみると，自分にとっては穏当なものであるようだった．

　この事例の場合，もともとの儀式的症状は，慣れ親しんでいる態度から生成するのだが，執拗なほど実直な態度が複雑に作動した結果として最終的に生成したものであるから，主観的には認識することができないようである．不安を予防する手段は，認識することのできる懸念からよりいっそう隔たったものになりながら，さらにまた別の予防手段を呼び込んで事態を悪化させてしまう．こうした態度のダイナミクスが分節化してしだいにやわらぐ場合には，症状が「微視発生」したとしても，もともとそうであったところまで拡張するわけではない．そのようなわけで，そうした態度や用心する目的そのものがより認識しやすいかたちで浮かび上がったり，そうしたことを誘発する不安が姿を現わしたりする一方で，微視発生から遠く離れて生成したより複雑な所産が，まずもって消失するのである．

　別の強迫的な患者は，25歳の会社員で，よくある症候性のリアクションが認められる．彼は「歩道の割れ目につまずく」のではないか，統合失調症になるのではないかという懸念で，あるいはいま抱えている問題が悪化してしまうのではないかという懸念で，すっかり動揺するようになってしまった．この懸念は，強迫的懸念のサイクルから生成する所産である．つまり，よからぬことがいろいろと起こるのではないかと

第9章 治療的変化の行程

予感し，それによって自分自身が不安な考えでいっぱいになっていることが気になり，ひいては考えが思い浮かぶこと自体がひとつの苦しみになる，ということである。

　この強迫的な憂慮は，漸進的に分節化してやわらぐことによって，質の変化へとつながる。いま彼は，気をもみながら1つのことに集中する力や，自分をコントロールする力を緩めてしまうことをよしとするなら，統合失調症になってしまうのではないかと恐れる。言い換えると，最悪の事態に陥ると頭から決めてかからなければ，彼にしてみると危険がさらに増してしまうのかもしれない。その後（苦悩は減少し，予防手段としての予感も極端なものではなくなった）の彼の懸念は，あれこれと悩まなくなってしまったら，存分に仕事がこなせなくなるのではなかろうか，仕事が減ってしまってもよいということになりはしまいか，というものである。なお後になって表現された不安は，苦悩を捨て去ると自己満足にさえ陥ってしまい，そういう意味で自分の人生が「完全に自堕落なものになる」のではないか，というものである。

　抑制された，意識を歪曲する態度が分節化してやわらぐにつれて，それからアクチュアルなフィーリングに対する患者の覚知が増大するにつれて，現存する関係性がもっとはっきりと見えるようになるであろう。このような点で，外的関係における変化を目安にすれば，内的変化の諸段階を刻印づけることができるようになる。こうした変化の連続体は，同一の関係性のうちに存在していることがある。以前には認識されなかったフィーリングが覚知され，現存する関係性の知覚が一変したりもっと明瞭になったりすることに続いて，こうしたフィーリングはさらに分節化し，その構成要素やそのうちにあるダイナミクスもさらに発見されることであろう。いずれにせよ治療者にとって，このプロセスは，倍率が段階的に拡大する顕微鏡を通して見た見え方にちょっと似ている。物質の表面に見える暗いところ，ピンボケの斑点は，拡大してみると一定の構造を備えていることが明らかとなる。つまり，そこは入り組んでおり，さまざまな色彩を帯びてはっきりと限界づけられた領域を含んでいるのである。それから，以前にはもっと広い領域を構成する見えない要素であった色彩領域の1つに焦点を移動させ，さらに倍率を上げると，その領域もまた分節化していることが明らかになる。しかも，新たに見えるものとなったこの領域の構造は，その前の，拡大されていない顕微鏡像の構造に対して，形式的類似性をもっているということもあるのかもしれない。それは同一原理，もしくは同族原理にしたがって体制化されていたのである。(訳注3)

　**(訳注3)** 顕微鏡の喩えとして語られていることは，いわゆるフラクタル構造として理解されるのかもしれない。

# 第3部　治療プロセス

　たとえば，既婚で1人子どものある中年男性が，きわめて複雑に入り組んだ人生にかなり苦悩して来談する。この数か月のあいだ，彼が言うには，愛している若い女性と性的でロマンチックな胸の躍るような関係をもったのだという。彼は，彼女と会うのをやめようと何度も決心したのだが，やめることが「できない」のだと述べる。ところが，自分が（「違った仕方で」）愛しているうえに傷つけることなどできない妻や子どものもとを去るつもりはないし，そんなことは「できるはずがない」わけであるから，「諦めねばならない」ことは「分かっている」のである。彼が言うには，不倫を「諦める術を学ぶ」ために，それから，できることであれば妻に対してもう一度ロマンチックで性的な関心を抱くために，治療にやってきたのだという。ところが，こうした目的（特に後者の目的）について話すにせよ，あまり期待していないようであるし，おそらく純粋な関心が欠如しているのは注目に値する。簡潔に言えば，患者は改心して，自分がすべきであると思うことを何とかしようとしてやってきたわけであるが，そうすることを望んでもいなければ，たぶんするつもりもないようだ，ということである。治療の一局面に的をしぼって説明しよう。

　治療が開始されるとすぐ，自分を改心させようとすることに治療者が何ら特別な関心をもっていないことが分かって，患者は驚く。心を入れかえようとする自分の気持ちは中途半端なものであるという覚知が，この事実によって増大するように導かれるのは疑いのないことである。彼は，妻に対する自分のフィーリングを構成している，息が詰まるほどのうやうやしさ（そのため怒りっぽい）を覚知するようになる。すぐさま彼は，ロマンチックな関係を続けることについてもっと自由を感じ，あまり後悔しなくなる。そして，妻のもとを去って恋人と結婚しようと，真剣に，そして率直に考え始めるのである。

　ところが，ここにいたって彼のフィーリングは（今にして思えば驚くべきことではないのだが）思わぬ方向に発展する。最初のうちは認めたがらなかったのだが，恋人への情熱が冷め，彼らのロマンチックな関係が冷え切ってしまったことが一目瞭然となったのである。彼は少しずつ，彼女について話していなかったあることを口にする。すなわち，彼女は頻繁に，ときには迷惑なくらい電話してくることがあり，彼に依存しすぎているのかもしれない，ということである。妻に対するうやうやしい態度が分節化してやわらぐにつれて，不倫によって醸し出されるロマンチックなオーラが薄れ始めたことが明らかになる。その関係がもたらすロマンチックで性的な胸の高鳴りは，あきらかに不倫が醸し出すそれとなく罪深い性質や，このような女性とはそう簡単に知り合いにはなれないことの一側面であり，ふたりの関係がもっとはっきりと，もっと客観的に見えるようになるにつれて，だんだんと消えうせてしまったのである。

第9章 治療的変化の行程

　恋人との関係を完全に終わりにしたいという気持ちが少しずつ膨らんでいるのだが，彼がすぐにそうするわけでないことが明らかとなる。自分が別れを躊躇していることについて彼が弁明した第一の理由は，彼女を傷つけたくないということである。第二の，もっと重要と思われる理由は，彼の基本的な態度からすると真新しいものではないが，内容としてはこれまでにないものである。つまり，不倫を終わらせるのは「卑怯なまねをする」こと，「責任逃れする」ことなのだと言うのである。彼は，自分にはじっくり考える「義務」があると述べる。人生を「無駄にする」ことのないように（自分が望もうが望むまいが）「人生を最大限生きる」責任があるのだと，本気で言っているのである。自分の心が彼女から離れつつあることを認めることさえ不本意なのだが，そのことが，まだ分節化していない，このうやうやしい態度によって引き起こされていたのも明らかである。
　このようにして，2人の女性に向けられる態度は一気に反転する。それは2つの段階で生起する。もともとは禁断の，ぼんやりとした，ロマンチックなオーラをまとって見えた人は，まずひとりの人間としてはっきり見えるようになり，すぐさま義務と責任の対象に姿を変える。もともとは家族の責任を意味していた人は，確かにロマンスではないが，それとは別の種類の不道徳な魅力とでも言おうか，今度は「責任逃れしている」家庭のなかにある心地よさのようなものを意味することになる。
　顕著なものではあるが，この役割の反転そのものに重要な意味があるというわけではない。それは飛びぬけた明快さでもって変化の諸段階を刻印づけるが，基本的には特殊な事態で起こった偶発的な出来事である。もともとは1人ではなく，実際には両方の女性が，一方にある家族の責任，それから他方にある「人生を最大限生きる」ための責任という，2つの異なる責任を漠然と象徴している。いずれも明確に分節化しているわけではないが，彼は双方によって圧迫されている。しかし，もともと重荷であったのは，恋人がそのロマンチックなアンチテーゼとして配置されているのだけれども，頑としてそこにある家族の責任の方である。妻に対する自分の責任感が最優先に焦点となり，それが分節化してやわらぐことによって，両方の女性（状況）がもっとはっきり，さらに客観的に見えるようになる。そのおかげで，不倫に対するフィーリングを，もっと接近して捉えることができるようにもなる。結局このフィーリングには，妻との関係に認められるフィーリングと酷似した態度が含まれていることが分かる。言い換えれば，ここでも彼は，生き方の基準を遵守する責任感によって駆り立てられていたのである。それにもかかわらず，いまや彼は駆り立てられることがいくらか少なくなり，考えがあまりぐらつかない状態に近づいている。
　いま述べた事例もまた，治療において思いがけなく遭遇するこのような諸段階を治

*183*

第3部　治療プロセス

療者が選択したり，回避したりできるものではなく，患者のパーソナリティやその人がおかれている状況によって左右されることを明らかにする。治療者にできるのは，患者の葛藤やそれを構成している諸要素が現われるまさにそのときに，分節化へと導くことだけである。

　この点については，すでに第2章で紹介した事例を用いて，さらにくわしく説明する。この事例も，いくつかの段階を経由して，神経症的葛藤の主観的ダイナミクスが次々と姿を現わす展開を見せている。私が言おうとしているのは，自分自身のフィーリングに抗う，憂慮を帯びた反射的なリアクションについて患者が覚知する場合，そこにいくつかの段階を識別することが可能だということである。こうした諸段階には，患者からしだいにフィーリングの覚知が奪い去られ，結果として自分が理解することのできない症候性のリアクションへといたってしまった，自己疎外感の連続的な局面が反映されているようである。こうしたダイナミクスが次々と展開して姿を見せることは，ライヒが考えていた層化のようなものとは，まったく似ても似つかないものである。それによってしては，神経症的パーソナリティの病因については，何も（少なくとも直接的には）分からないであろう。しかし，神経症的パーソナリティがいま現在機能していることや，それが症候的なかたちで形成されていることについては，多くを語ってくれるのである。

　患者は，全体として強迫的なキャラクターであるという点においても，主要症状の性質においても，検討を加えたばかりの患者と類似している。しかし，この事例の症状はもっと重症である。強迫観念に主観的な感覚や根拠を与える，そうした態度や目的は，この患者の覚知からは程遠いものである。そのため，彼の行動はもっと儀式的であるし，その体験はかなり苦痛に満ちたものであろう。患者の自己覚知の展開にかぎるが，それについて，援助を求めることになった原因である特殊な症状，つまり当初は極度の苦悶を余儀なくされていた強迫的悲嘆との関連で簡潔に提示し，検討を加えるつもりである。

　すでに述べたように，患者は40歳代後半の法律家である。むかし少しばかり知っていたある女性を追い求めて結婚することに失敗したせいで，自分の人生がとりかえしのつかないほど破滅してしまったという，最初彼が「まともじゃない」と言い表わした考えにとりつかれている。自分では「振り払う」ことができないのだが，彼は自分の強迫性について，最初のうちは「まともじゃない」執着であるとか，あるいは「狂気の」執着と呼んでいる。けれども，この考えがそれほど狂ったものであるのか，実はまったく確信をもてないでいることは目に見えている。彼が激しく苛立ちながら，「ほとんど何も知らない人！」に熱を上げていることの浅はかさについて話すときで

## 第9章 治療的変化の行程

さえ，それが馬鹿げたことであると固く信じているようにはけっして見えないのである。なるほど，あたかも自分自身に話しかけるかのようにして彼は話すのだけれども，それには，信じるものかと強情に拒絶する誰かを説得しようとしたり，事実であることを分かってもらおうとしたりするときに用いられるのかもしれないが，まさにそのような切迫した強調がともなわれている（「こんなの馬鹿げてる！」）。このようなことが生じたとき，治療者が触れるとすれば，そのことだけである。

このような場合，患者には分かっているようである。彼は，自分が強調して話すことを実際には本気で信じているわけではないことや，自分がいくらかリラックスしていることを（つかの間にすぎない），認識しているように思われる。彼は背筋をまっすぐに伸ばして続ける。すなわち，こんなこと断ち切って道理をわきまえるべきだ！こんなことはみんなナンセンスだって考えるべきだ！結局のところ彼女のことなんてほとんど知らなかったのさ！そんなこと忘れて現状に満足すべきだ！と。さらに彼はつけ加える。すなわち，これは自分のことを分かってくれている人たちが口をそろえて言ったことだし，みんなの言う通りだ！みんながナンセンスだって言うんだ！と。

ところが治療者は，いま言ったすべてのことと（ナンセンスだと言ったのは彼ではなく周囲の人たちであるという事実，つまりそれがナンセンスであることに同意すべきであるという自分のフィーリングのこと），ナンセンスであるとアクチュアルに確信することは，違うことであると示唆する。

この時点で患者は静かになる。そんなこと「ナンセンス」で「忘れるべき」だとそれ以上納得しようとする努力が，ついに消え去ってしまったかのようである。彼にしてみれば強迫性がなおると考えることのできる唯一の方法なのだが，そうした仕方で（ほとんど力ずくで）強迫性を取り除くことも，もしかすると諦めるのかもしれない。

自分が口にしていない，ほとんど分節化していない考え（うやうやしく納得しようとしている考えとは対照的）はけっしてナンセンスではないことが，すぐさま明らかとなる。彼は，いま初めて，その女性のことを話すのである。すなわち，彼女は美しくて，陽気であったと。

こう説明するとき，彼女について話すことが驚くほど何もないこと，自分の話すことが大部分曖昧で抽象的なものであることが，目に見えるようになる。いくつかの詳細は別として，それを聞く人は，彼女がどんな人であるのか想像することができないであろう。治療者はこのことについて触れ，最終的には，彼にとって彼女は一個の人間であるよりもひとつの想念であるようだと示唆する。この意見は，あっさりはねのけられる。

よくあることだが，彼は意気消沈していることを誇張しながら，また話し始める。

## 第 3 部　治療プロセス

　ほとんど不満のうめき声で，自分はどうしてまたチャンスを逃してしまったのでしょう？と彼は問う。治療者は，それは問いかけのようには聞こえなくて，非難のように聞こえると述べる。なおかつ治療者は，患者の問いかけに対して，そのとき彼女に求愛しなかったのであれば，やはりそれには理由があるはずであると続ける。

　少しのあいだ，患者の表情が変化する。はっきりと見て取れるのだが，それはまるで，これまで耳にしたことのない新しい考えが示されたかのようである。このシンプルな考えのうちに具体的に示されているのだが，きっと彼にとって印象的なのは，自分の「あやまち」に向けられている治療者の態度が，自分にとっては慣れっこになっている道徳的非難というよりも，むしろ理解しようとする心的態度であることなのかもしれない。彼はさらにリラックスして，この意見に興味をもっているように見える。彼の姿を見ていると，端的に彼女にはそうした魅力を感じなかったからこそ求愛しなかったのだと，みずから認めることを期待しそうになってしまう。

　ところが，そうしたことは何も起こらない。彼は背筋を伸ばして，どうして告白しようとしなかったのか分からない！たぶん，自分のひどい神経症的な躊躇と恐怖のせいだ！チャンスを逃してしまった！と，またしても自分を非難しはじめるのである。

　彼は，日中ことあるごとに何度も彼女のことを思い出すのだと，その詳細を話すことによって，自分の失敗のせいで払った犠牲について強調し続ける。治療者は，ことあるごとに彼女を思い出すだけでなく，思い出したとたん，自分の失敗と事の重大性が書かれた完全なファイルを取り出し，それを繰り返し口にして自分を罰することが必要だと感じるようである，と意見を述べる。

　今度も彼はつかのま興味をもつが，すぐさまこう続ける。すなわち「こんなことやめなくちゃ！……でも，できない！」と。そういうことは以前にもあったが，彼は，唯一の救済が自殺であるのかもしれないと匂わす。ところがいまこの瞬間，もちろん故意に欺こうとしたものではないが，彼の苦悶はちょっと不自然で，手を加えて仕立てられたような，確信を欠いたもののように思われた。しかしながら，自分の人生が失敗のせいで破滅するという考えだけでなく，強迫性それ自体のせいで破滅するという考えによっても，彼が自分で自分の首を絞めていることは確かである。彼は，チャンスはあったけどしくじってしまった！どうすれば忘れることができるというのか，それが知りたい！と続けるのである。

　そのようにして彼が「どうすれば忘れることができるというのか！」と言ったとき，治療者は，この患者にはよくあることだが，それが意味するのは忘れることなどできないということではなく，忘れてしまうのは間違っていて，そんなことが許されるはずがないということなのだ，と述べる。

第9章　治療的変化の行程

　この意見に対する患者の反応は際立ったものである。彼は，治療者がはっきりと口にしたわけではないが少なくとも暗にそう言っていると，無責任な態度をよしとして擁護しているかどで，憤慨して治療者をとがめる。彼は，恐ろしい失敗を犯してしまったというのに，どうすれば肩をすくめるだけで「やすやすと責任を逃れる」ことができるというのか！と問い詰める。それからことあるごとに彼は，そうした態度が，受動的な断念に甘んじること（積極的にチャンスを追い求めることとは対照的に，どんなことがあってもそれに甘んじる姿勢を示すこと）であると，悦に入ってぬるま湯につかっていること（克明な自己批判の態度とは対照的な，ある種の気取った自己満足）であると，あるいは「お茶を濁す」ような，よく考えない，どうでもいいような姿勢を示すことであると，軽蔑するように述べている。

　彼がこの女性の魅力について語るとき，その賞賛がとても不自然であることがしだいに明らかとなる。つまり，説得力がないのだ。治療者はこの印象について触れたのだが，それに対する彼のリアクションは，好奇心をそそるものである。彼は不承不承に以下のように認めている。すなわち，自分には「時どき」そういうことがあるの「かもしれない」し，彼女の魅力を誇張することもあるの「かもしれない」が，だからどうしたというのか？取るに足りない些細なことだが，いちゃもんをつけているのですか？である。

　患者の態度が，慣れっこになっている几帳面さを反映するようなかたちで，このことに関する判断を歪めてしまうことがだんだんと明らかになる。彼は，他のことと同様にこの女性と結びつけて，自分はチャンスを逃してしまったことを軽視してふざけているのではないか，あるいは彼が言うように，「ぬるま湯につかって」「お茶を濁している」のではないかと，ただひたすら懸念するだけである。彼女は本当に素敵な人であったのだろうかと疑念をもったこともあるのかもしれないが（彼が「かもしれない」以上のことを言える状態にはないことが，はっきりと分かる），たとえそうであったとしても，彼はそうなのだと肯定することを恐れ，そんなふうに考えてはならないとさえ思っているのである。なぜなら，悲嘆から解放されることが正当化できることなのか定かではないというのに，知らず知らずのうちに，ぬるま湯につかってしまう（つまり，それ以上悲嘆することから解放される）かもしれないからである。自分のうちにある彼女へのこうした疑いに感づくと，彼は，チャンスを逃してしまったことを軽視して自分が「ぬるま湯につかっている」のかどうか不安になり，神経をとがらせることが決定的となる。このような場合には，彼女の魅力的なところを思い出すことによって，そうした自分をすぐに補正しようとする。このようにして彼は，強迫的な几帳面さのうちで，自分がそうしていることに気がつかないまま内的な思考コン

第3部　治療プロセス

トロールのようなものを実行し，自分自身の判断を常に歪曲しているのである。彼は，チャンスを逃してしまったことについて綿密に検討を加えながら，悲嘆することからいともたやすく放免されることのないように，あるいは「ぬるま湯につかってしまう」ことのないように，かたくなに全力をつくしているのである。

　ここでは，この患者の主観的世界を構成するひとつの側面が，段階的に分節化していくことを論証しようとした。それには，強迫症状の段階的な減少がともなわれていた。（症状が実質的に消失した時点―およそ2年半，毎週面接を続けた後―で，患者は治療終結を選択する。）このような展開はけっして順序正しいものではないのだけれども，そこにいくつかの段階を識別することは可能である。

　この患者が自分の強迫観念を最初どのようにして捉えていたのか，それについては次のように表現することができるかもしれない。すなわち，忘れたいけど忘れられない！（「振り払えない」）である。この時点で症状は，不可解で苦痛に満ちた，まったくイライラする強迫衝動とみなされるだけである（「馬鹿げてる！」「まともじゃない！」）。

　ところが，自分ではどうすることもできない腹立たしさを帯びているこの捉え方には，非難するような態度がアクチュアルに含まれていることが，ほどなく明らかになる。すなわち，忘れなければならない（でも，できない）！である。よく繰り返される「馬鹿げてる！」という発言には，そうした態度がともなっている。すなわち「馬鹿げてる！」って信じるべきだ，である。

　非難するような，意識を歪曲するリアクションが治療的に分節化すると，次にはそれがやわらいで，自分のフィーリングがもっと明瞭に覚知されるようになるのだが，それはおよそ以下のようになるであろう。すなわち，みんな口をそろえて馬鹿げてる，忘れるべきだって言うけれど，本当に自分がそうしたいのか分からない，である。

　自分の執着に対する非難するような態度がやわらぐことで，2つの効果がアクチュアルに生じる。第一は，忘れてしまいたくないと自分が思っていることに気がつく，ということである。第二は，悲嘆の対象である女性が，初めて，はっきり見えるようになりはじめる，ということである。したがって，悲嘆するための情動的な基盤（「彼女は美しかった……」）が，ここで少し回復したのである。この時点で強迫性は，主観的にはそれほど得体の知れないものでも，違和感のあるものでもなくなる。葛藤をはらんだ奇異なものではあるが，自分としては差し支えない程度の感覚になりはじめていたのである。

　忘却ではなく，想起することへの関心に対する患者の覚知が回復し，関心を向ける対象がはっきりと姿を現わすのだが，次には，そうした関心に備わっているダイナミ

第9章　治療的変化の行程

クスが少し浮き彫りになる。明らかになるのは、何といってもその不自然な質である。とすれば、私が説明する最後の段階においては、患者の示す態度はおおよそ次のようになるであろう。たとえ失敗を忘れることができたとしても、そうすべきではない。さらにこうである。それが失敗であったのか確信がもてないとしても、そうであったのだと思うべきである。患者の誇張された几帳面な考え方からすると、自分がチャンスを逃してしまったことを帳消しにするなど、そんなことは間違っているうえに容認できない、というところにとどまるものではない。つまり、そうした考えに疑問をもつことすら間違いであり、容認することができないのである。このような態度の段階的な分節化は、実に治療の大部分を占めていたのだけれども、それによって強迫的な自責の念に向かう動機づけが覚知され、違和感のある不可解な性質は消滅している。最初は、彼女のことは忘れるべきである（彼女のことを愛していたと思っているにもかかわらず）と実際には言ったのだが、今度は、忘れるべきではない（彼女のことを愛していたのかもしれないのなら）と、彼がアクチュアルに感じていたことが明白となる。このように覚知することによって、強迫思考は、不合理な強迫衝動の体験から、慣れっこになっている几帳面さによって駆り立てられたひとつの意図的悲嘆へと一変し、変容の行程が完了する。彼にとっては、義務をおざなりにするのは不注意であり、無責任であり、現状に甘んじた自己満足であるのだが、上記のことを言い換えれば、いまや彼は、この悲嘆に満ちた考えを、その他のことと同じようなもう1つの義務として受け入れることができるのである。

　この展開には、自分自身の主観的世界からの疎外感が漸進的に減少したこと、自己覚知の歪曲が減少したこと、それから、強迫的に執着している自分の姿がしだいにはっきりして、客観的に見られるようになったことが示されている。強迫症状に関して言うと、この展開は、患者の主体感覚や志向性の感覚が増大したことを、よって駆り立てられた強迫的な質が減少したことを暗に示している。

　この展開に含まれている個々の段階は、分かりやすいプロセスを踏む。その大部分は、自分自身のフィーリングに向ける、補正的な、意識を歪曲するリアクションが、連続的に分節化することからなっている。そうしたリアクションはどれもこれも、フィーリングの覚知を歪曲してしまう。入り組んだダイナミクスがうまく分節化すれば、自分のフィーリングの覚知へと一歩近づく。それで、最初この患者の態度は（実際にはそう思っていないのに）すべてのことが馬鹿げているのだと信じるべきである、というかたちで分節化した。次には（忘れてしまうだなんて、そんなことは認めるべきではないということを実は意味しているのだが）いったいどうすればこの失敗を忘れることができるというのか？というかたちで分節化した。その後は（もちろん疑念

のあることを反映しているのだが）それが失敗であったことに疑問をもつべきではない，というかたちで分節化した。（分節化の段階が一つひとつ展開することによって，この患者には，よりアクチュアルなフィーリングと判断が生じている。）それぞれの水準で，類似する自己覚知の歪曲が分節化する。いずれの場合にも，そうした歪曲は，そう感じるべきだ，あるいはそう信じるべきだという考えを重んじてしまい（もっと正確に言えば，自分がそう感じるべきだ，あるいはそう信じるべきだと思っているところにいたるには，まだまだ慎みや細心の注意が足りない，という不安感を重んじてしまい），自分が感じていることや信じていることを拒絶することからなっている。いずれの場合にも，そうした歪曲が分節化することによって不安がよみがえり，結果として分節化が抵抗を受けるのである。

　治療は，自己疎外感が減少していく諸段階を通り抜けるようにして展開したのだが，おそらくその行程は，強迫症状が形成されていった諸段階が逆転したものなのであろう。もしそうなら，「まともじゃない」症状や強迫観念といった症候性の体験は，「ぬるま湯につかること」や「お茶を濁すこと」からくる一連の不安感に対して，あるいはそう感じるべきである，そう信じるべきであるという自分の考えを軽視することからくる一連の不安感に対して，強迫的なほど几帳面な態度による連続的なリアクションが生じることによって生成する所産である。それで，見過ごされた「チャンス」は，ことがすんでから，自分を非難するような調子で美化されるのである。その結果として作り上げられた，自分は怠慢なのではあるまいかという嫌疑は，怠慢の度合いが増してしまうことを恐れるあまり払いのけることができないのである。自分は怠慢かもしれないといういつまでも続く懸念は，逃してしまったチャンスをめぐるよりいっそう遠く離れた連想が，無視されてはならないというよくある「注意喚起」のひとつとして収まりがつかないかぎり，沈静化しないのである。このようにして儀式的な強迫的悲嘆は，絶え間ない几帳面さから，つまり一連の主観的な不安に向けて相変わらずの几帳面な態度によるリアクションが反復することから，しだいに形成されるのであろう。

　もちろんこの説明は，すでに神経症的であるパーソナリティにおける，症状の発展に関するものであり，パーソナリティそれ自体の発達に関するものではない。症状の発展を理解することで，神経症的キャラクターそれ自体の発達に関わる見識を得ることができるのか，それは興味深い問題である。いくつかの事実はその可能性を示唆している。結局，症状が治療的に逆転していく個別的段階の一つひとつが，抑制的な基本的態度の弛緩とそれぞれ絡み合っていることを見て取るのであれば，成人としての態度の形式は，それに匹敵する諸段階を経て発達したものと考えることができるのか

もしれない。おそらく最終的に形成される絶え間ない実直な態度は，幼児期にいったんその発達が途につくとそれ自体に影響を及ぼし，そこからくる制約を緩和したり改善したりすることをひどく嫌がり，不安を払いのけるために反復的におのれを拡大させていくことを必要とするのであろう。

## 治療を終結すること

　精神療法の終結をめぐって，2つの問題について検討したい。第一は，いつ治療を終結するのか，どのようにしてその決断はなされるのか，という問題である。確かに多くの場合，こうしたことはまったく問題にはならない。今日ではよくあることだが，治療の終結は，施設の方針や，訓練期間からくる制限や，他の外的要因によって決定されてしまうのである。それにもかかわらず，こうした問題は主として個人開業の場合に生じ，より基本的な興味深い問題と絡み合っている。第二は，終結が決定した一方で生じる，治療終結に対する患者のリアクションと，そのリアクションに対する治療者の反応に関連している。

　仮に治療を求めて外科医のところへ行ったとすれば，治療を終結するにふさわしいときを誰が決定するのか，それがどんなふうにして決定されるのか，そんなことは概して問題にはならない。実際のところ，決定を下すのは外科医であり，それは技術的な根拠に基づいて決定される。少なくとも外科医は（ほとんどすべての場合）良識のある人であればしたがうような忠告をする。その根拠は単純なものである。疾患というのは客観的な事態であり，その判断は，概して患者には分からないが医師にはその意味が分かる客観的事実（レントゲン，血液検査，その他）を根拠としてのみ，なすことができるのである。患者の主観的なフィーリングには表向きには意義があるのかもしれないが，おそらくまったく関係のないことである。客観的事実こそが，決定的に重要なのである。精神療法においては事情がまったく異なり，いくつかの点ではすっかり逆転してしまうことさえある。

　精神療法が基本的に照準をあわせるのは，客観的なものではなく，主観的なものである。治療の成否や成功の程度，あるいはその適切な終結点を判断するための論理的な権限は，ほとんどの場合外科医にあるのに対して，精神療法では，気分がよいのか悪いのか，どれくらいよいのか，苦痛はどれほど続いているのか，そのようなことについて判断する権限をもって話すのは，患者である。われわれには，たとえばどれだけ強迫性が残存しているかを根拠として，適切な治療の終結を決定することなどできない。われわれは診断を扱っているのではない。診断というものは，たいてい，まっ

たくもって大雑把なものにすぎないのだが，われわれは，そうした診断によって示唆される主観的な苦悩を扱っているのである。同様にして，治療を終結させる適切な時期についても，患者がその妻と離婚したとかしないとか，あるいは子どもができたとかできないとか，そういうことに基づいては決定することができない。決定に関与するのは，自分のしていることについて患者がどんなふうに感じているのか，ということである。

　精神療法が，客観的な症状や，客観的な症状に準じること（アルコール依存や薬物依存，恐怖症，性機能の問題，職業的な停滞）に関心を向けることがよくあるというのは事実である。ところが，そうした意味での症状の改善は，重要であることに違いはないが，治療的な達成に導く信頼のおける指針ではないし，症状というのは，ほとんどの場合，客観的な指針をもたらすようなものではまったくないのである。たいてい仰々しいもので，いつも客観的な特徴と主観的な特徴が混合されているのだが，そうした精神的健康や精神的成熟に関するさまざまな基準が，参照すべき治療終結の指針として提供されてきた，というのもまた事実である。しかし，イーディス・ヴァイガートが言うように，このような基準のせいで「自己欺瞞や偽装のふるまいを誘発してしまうような超自我を，いともたやすく押しつけてしまうことになり得る」のである。[6] 治療者がこうした意欲や基準を患者に向けることが，容易に権威的な押しつけになり得るという事実は，もちろん，そうすることがまっとうな治療のゴールと反目してしまうということを意味している。また，そうすることは，基本的に厚かましいことでもある。患者は子どもではないし，精神療法は子育てではないのだ。

**(6)** Edith Weigert, "Contribution to the Problem of Terminating Psychoanalysis," *Psychoanalytical Quarterly* 21, no. 4（1952）: 479.

　では，問いに対する答えはどうなるのか？　治療を終結することができるくらいに気分がよくなったのか否か，あるいは治療を継続する必要があるくらい苦しんでいるのか否か，そうした問題を患者の手に委ねて，いつ治療を終結するのか決定するのは患者の責任であり，その最終的な権限は患者にあるのだと，単純にそうみなすべきなのであろうか？　少なくとも，治療の継続に関して，晩年のシャンドール・フェレンツィがたどりついたのは，明らかにこのような見解であった。すなわち「来談を望むかぎり，患者は分析を受けるのがふさわしい」[7] である。けれども，この結論では，どこかおかしくはないだろうか。治療目標の主観的性質についてどれだけ議論されようとも，治療者が，治療の達成に関して何がしかの判断を行う立場におかれているという事実に変わりはないのである。そう考えられている客観的な心的健康の基準はさて

第 9 章　治療的変化の行程

おき，治療者は，患者が報告することだけでなく，そのコミュニケーションが放つ基本的な質から，精神状態や神経症的苦痛の程度についていくばくかの印象を受け取るであろう。そんなときにも，治療者には，患者に関する知識だけでなく治療に関する知識に基づいて，治療終結の決定について助言できることがあるかもしれない。治療者には，これ以上のことを期待できるのか，どのくらいの期間を要するのか，面接回数を減らすことには意味があるのか，患者が望めば再来することができるのかなど，言うべきことがあるだろう。

　（7）同書に引用。p.465.

　ところが，もっと根本的な問題がある。定義からしてそうなのだが，多くの場合自分のフィーリングについてよく分からないし，そのことについて自分自身を欺いてしまうというのに，いったいどうすれば自分の感じているフィーリングの状態について判断するように，神経症患者に望みをかけることができるというのであろうか？　自己欺瞞というのは，患者の神経症という問題に付随している特質そのもののことなのである。とすれば，「気分はよくなりましたか？」あるいは「変わりないですか？」といった問いかけに対して，どうすれば患者が答えられるというのであろうか？　自分自身を欺いてしまう人に対して，いつ治療を終結すべきなのか分かるはずであると，どうすれば望みをかけることができるというのであろうか？

　この件に関しては，上記の問いに対する答えとして，治療者に固有の役割について考えてみることにしよう。患者の決定が神経症という問題によって影響を被っているかもしれないという事実は，患者の手から治療終結の決定権を奪い去る理由にはならない。だが，そうした事実があれば，確かにそれは治療作業を続ける理由になる。というのは，一般的に言えるように，治療終結の決定に関しても，治療者はその決定について判断すること以上に，もっと重要な点で（あまり押しつけがましくなく）力をつくすことができるからである。治療者は患者とは違い，その決定に対する患者の関係，そう決定した患者のパースペクティブが（もし自己欺瞞があってその決定と結びついているのであれば，自己欺瞞が）見える位置にいる。治療者は，終結の問題について患者がどんなふうに話すのか，つまりそれについて何をどんなふうに話すのか，さらに言えば，そのことを避けているようであればどんなふうにして避けているのか，そうしたことが見える位置にいるのである。

　たとえば，明らかによくなったと感じている患者でも，あれこれと「問題」を考え出そうとすることがあるようだが，それは「マテリアル」を提供しなければならないと思う多くの患者がするような，堅苦しい仕方ではない。ある患者が治療の終結につ

## 第3部　治療プロセス

いて考えていたことが判明するのだが，とても物憂げに「まだ準備ができていない」と口にする。彼は，精神療法をやめようと考えると，まだ問題が残っていないか心のなかを「くまなく探してしまう」のだと説明する。少しでも見つかれば，まだ準備ができていないのだと感じてしまう。彼にしてみれば，まだ問題が残っているというのに，もうこれでよいと断言するのは「思い上がり」なのであろう。

　また別の患者は，長期にわたる治療によって若干の改善が認められたのだが，まるで義務であるかのように，気がすすまない感じで，ますます自分のことを話すようになる。自分は確かにそんなふうに話している，その通りであると彼は認める。それにもかかわらず，彼は「まだ終わりにできない」でいる。つまり，まだ幸せな気分になれないのだ。そうなるまで治療を続けることに価値があるのだろうか？と彼は問う。幸せな気分になりたくてここに通っているようには見えないのだが，治療者は，そのことを別にすれば当然その価値はあるだろうと答える。

　終結という問題に向けられた患者の態度が治療的に分節化することで，治療を終わりにするという合意にいたることもあれば，いたらないこともあるだろう。けれども，アクチュアルなフィーリングや懸念について，患者と話し合うことはできるはずである。実際に治療者は，問いに答え，意見を述べ，治療終結との関連において言及したようなことについては，みずから判断することさえある。しかし，もしも患者と治療者の双方が認識していないような前提（それだけに重要である）に応諾したものであるとすれば，問いに答えたり，意見を述べたり，判断したりすることは，それだけではまったく無意味である。たとえば，欠点がなくなるまで治療を終えることは許されないと感じている患者が，症状がある程度治癒するまでにはいったいどのくらいかかるのかと，物憂げに問う場面を想像してみるとよい。その問いが症状からくる苦痛をやわらげたいという切望に発しているのではなく，治療的な義務を果たそうとする切望に発していることを認識しないでこの問いを取り上げて話し合ったとしても，それは的外れである。

　治療終結の決定との関連においてここに暗に示されている原則は，本書を導いてきたものと同じものであることが明らかになるだろう。すなわち，患者が治療マテリアルであるということ，それから，患者が理解している問題だけでなく患者本人にも注意を払うべしということである。この原則は，私が述べた2番目の問題，つまり治療終結がいったん決まり，それに対して患者が向けるリアクションにも適用可能である。

　治療終結に対する患者のリアクションという主題に関しては，ある意味で，ことのほか注意を要する。少なくとも学生は，患者が治療終結という体験に対して反応する仕方について，いろいろな先入観を抱いているものである。そのような先入観のせいで，

第 9 章　治療的変化の行程

執拗な解釈をするようなことにはいたらないとしても，それは容易に邪魔者になり得る。しかし，こうした先入観の特定の性質と関係してくるのだが，もっと特別な問題がある。問題が生じるのは，すでになじみのものであるが，治療終結に対する患者のリアクションというのは，早期体験や空想の，特に分離と喪失の，復活であり反復であると仮定される場合である。この仮説が言わんとするのは，治療終結に対する成人のリアクションは，無意識的に保持された幼児期のリアクションや空想が，類似する治療状況によって直接的に誘発されることから成り立っているということである。改めて言うが，このような理解は，成人としてのパーソナリティがあいだにあることや，それがあいだで機能していることを，巧妙に回避している。一方われわれの見解では，治療終結に対する，誇張されたり歪曲したりしている患者のリアクションは，あくまで神経症的パーソナリティから生成したものなのであって，保持されている記憶や空想から直接的に生成したものではない。この違いが実践的な差異をもたらすのである。

　いま現在のリアクションはもっと早期のリアクションの影響が及んだものであり，それが反復したものであるという仮定は，治療マテリアルに関するあまりにも狭い考え方と一致し，そうした考え方とつながりやすいのかもしれない。こうした発生論的仮定は，基本的には早期記憶や空想が受動的に復活して，治療終結に直面した患者が思い描くいま現在のイメージのうちに再現前化している，といっているのも同然である。結果的に（終結という出来事に対する患者の言及やほのめかしから構成された）このイメージは，治療マテリアルとして扱われることになる。しかし，治療マテリアルを厳密に捉えると，それは終結という出来事について患者が思い描くイメージだけからなっているのではない。むしろそれは，患者のいま現在の活動性から（終結という出来事によってそこにパーソナリティのダイナミクスが係合し，そうしたダイナミクスによって終結に関わる自分のフィーリングの覚知が歪曲することから）なっているのである。たとえば，患者が，終結という出来事と結びついている不安を追い払おうとしたり，治療終結を同化しようとする（パーソナリティのダイナミクスに呼応した）仕方は，例によって，終結について患者が話すことのうちに現れるだけでなく，どんなふうにして話すのかという話し方のうちにも現れるであろう。

　このようにして，強迫的な患者は，治療終結が迫るにつれて問題が残されていないか「心のなかをくまなく探し」続け，以前しみていたもののいまとなっては何でもない歯を押すようにして，自分の不快感を試す。彼は，誇張された懸念でもって見つけ出した「問題」を差し出す。治療終結に際して安堵するのだが，自分には安堵しているということが分からない。彼には祝杯を上げるつもりもなければ，悩みを捨て去るつもりもないのである。

### 第3部 治療プロセス

　また別の患者は，学生である女性治療者から異動すると聞かされたとき，明らかに怒って部屋を出て行ってしまった。しかし彼の怒りは，実際のところ少しむきになった，真実味のないようなものであったらしい。彼は，まるで彼女も自分を見捨てるのだと強調するかのように，その告知に飛びついたのである。

　前者では，心配するということがほとんど形式的なものになっているし，後者では，防衛的であることがひどく興奮した怒りや自分の正しさを証明しようと切望する気持ちとして現われているが，いずれの場合にも，治療終結という出来事が絡む際の，パーソナリティとその態度のダイナミクスが示されている。リアクションの一つひとつが立ちはだかって，自己覚知を歪曲するのである。治療者と患者がこのようなリアクションの主観的なダイナミクスを分節化するときには，終結という出来事に一般的に認められることよりも，その人に特徴的であるような態度やフィーリングについて話し合っていることであろう。

　簡潔に，治療終結に対する患者のリアクションと絡めて言えば，治療者の責任とは，これまでずっとしてきたことを続けることである。治療の終結に際しても，われわれが常に目指すのは，患者を自分自身に導き入れることである。この粘り強さは，そう見えるのかもしれないが，揺るぎない職業意識から生まれるのでもなければ，患者のパーソナリティ統合に対してよりいっそう貢献しようという希望から生まれるのでもない。もちろん，価値あることなのかもしれないが，まだ達成されていないことをこの後に及んで達成しようとするのは，意味のないことであろう。われわれは，そのときでもまだ，少なくともいつもと同じように，患者を自分自身へと導き入れたいと思っている。というのは，患者とコミュニケートしたいからである。一方に患者とのコミュニカティヴな接触があり，他方に患者の自己欺瞞との和解があって，どちらかを選択しなければならないとしたなら，患者にとってたとえそれが一時的にせよ不快なものであるとしても，われわれは接触することを選択する。自己欺瞞との和解という選択肢には疑いがもたれるので，他に理由がなければそうする。その場合には，患者の表面的な感謝よりも，長い道のりの終着にたどり着いた患者の安堵で純粋に笑い合えることを，むしろ選択するのである。

# 事項索引

## ア行

操り人形という概念（Marionette conception）7, 20, 22
抗いがたい衝動（Irresistible impulse）4
意識（Consciousness）
　患者の役割～（of role of patient）132-135
　症候的行動における～の役割（role in symptomatic behavior）22-28
　～の向上（raising of）99, 101, 102, 164
　～の水準（levels of）10注
意識の向上（Raising of consciousness）99, 101, 102, 164
「いまここ」という推奨（"Here and now" recommendation）51
飲酒問題（Drinking problem）
　～に認められる治療展開の諸段階（stages of therapeutic progress in）176-178
　～のケース（case of）104-106
うやうやしさ（実直さ）（Conscientiousness）
　強迫的な～が認められるケースにおける治療展開の諸段階（obsessive, stages of therapeutic progress in cases of）180-191
　強迫的不決断と～（obsessive indecision and）32-34
　問題を提示する際の切迫感と強迫的な～（obsessive, urgency of presenting problem and）77-79
　容赦なく駆り立てられるものとしての～（driven and relentless）25-27
　⇨強迫的キャラクター（Obsessive character）も参照
影響の受けやすさ（Impressionability）
　～の例証（example of）37-38

## カ行

外界（External world）
　自己と～とのあいだの分極性（polarity between the self and）28-31, 163
　自己を欺く発話と～（self-deceptive speech and）68-69
　児童期における自己覚知の発達と～（development of self-awareness in childhood and）117-118
　治療的変化と～（therapeutic change and）104-112
解釈（Interpretation）
　発生論的～（historical）
　　⇨発生論的解釈（Historical interpretation）を参照
『回想録』（シュレーバー）（Memoirs（Schreber））35, 153, 155
観察自我（Observing ego）
　～への疑問（question of）61-65
葛藤（Conflict）
　自己疎外と内的～（internal, self-estrangement and）6-8
　神経症的～にかかわる欲動と防衛の定式化に認められる限界（drive and defense formulations of neurotic, limitations of）19
　内的～（internal）37-42
　内的～から生じる不安に対する制止としてのリアクション（internal, inhibitory reactions to anxiety of）39-40
　～の主題としての治療者（therapist as subject of）84-89
　幼児期の神経症的～（infantile neurotic）16
葛藤を産出するパーソナリティの組織（Conflict-generating organization of personality）42
関係（Relationship）
　治療～（therapeutic）
　　⇨治療関係（Therapeutic relationship）を参照
関係（Relationships）
　社会～（social）128-129, 130
患者（Patient）
　ストーリーに対する関係（relation to story）80
　精神分析の基本規則と～（basic rule of psychoanalysis and）45, 46, 47, 53, 135, 136, 171
　治療関係と治療者の態度に向けられる期待（expectations of therapeutic relationship and therapist's attitude）129-130
　治療者の権威にかかわる考え（notion of therapist's authority）86-87
　治療終結に対するリアクション（reaction to termination of therapy）194-196
　治療の終結が～の手に委ねられること（termination of therapy by）192-193
　治療マテリアルとしての～（as therapeutic material）48-52
　～としての役割意識（consciousness of

*197*

事項索引

role of) 135-138
　〜にとって発生論的解釈がマイナスになること (handicap of historical interpretation for) 157-162
　2つの〜像 (two pictures of) 57-60, 64
　問題についてのパースペクティブ (perspective on problem) 71-74
　〜を操り人形のように考えること (marionette conception of) 17, 20, 22
　⇨期待 (Expectations), 患者の〜 (patient's); 問題 (Problem), 患者の〜 (patient's); 転移 (Transference) も参照
患者の語るストーリーの真実味 (Truth of patient's story) 79-80
『記号場』(*Sign-situations*) 57注
儀式 (Rituals) 16, 23, 180-181
期待 (Expectations)
　患者の〜 (patient's)
　　治療関係と治療者の態度に関する〜 (of therapeutic relationship and therapist's attitude) 129-130
　治療者の〜 (of therapist) 45
　問題を提示することと〜 (presenting problem and) 67-71
キャラクター (性格) (Character)
　主観的体験のダイナミクスと〜 (dynamics of subjective experience and) viii, 31-42
　神経症的〜 (neurotic) 31-42
　〜における症候的行動, 意識, 自己疎外 (symptomatic behavior, consciousness and self-estrangement in) 22-28
　リアリティ喪失と〜 (loss of reality and) 28-31
キャラクター (性格) 分析 (Character analysis) 47-48
共感 (Empathy) 124注, 132
　2つの患者像と〜 (two pictures of patient and) 58
拒絶 (Refusal)
　〜としての抵抗 (resistance as) 170
強迫的キャラクター (Compulsive character)
　〜が提示する問題の切迫感 (urgency of problem presented by) 76-79
　〜からの妄想的発展 (paranoid development from) 156
　〜の発話 (speech of) 54-55
　⇨強迫的キャラクター (Obsessive character) も参照
強迫的キャラクター (強迫性格) (Obsessive character)
　〜における変化への抵抗 (resistance to change in) 165-166

　〜のケースにおける治療展開の諸段階 (stages of therapeutic progress in cases of) 179-191
　〜の例証 (example of) 25-28
強迫的な人物 (Obsessive-compulsive individuals)
　〜が示す切迫感の問題 (urgency of problem presented by) 76-79
　〜に認められるコミュニケーションの抑制 (restrictions of communication by) 87-89
　〜の発話 (speech of) 54-55
強迫的不決断 (Obsessive indecision) 32-34
緊張 (Tension)
　〜の分節化 (articulation of) 101-104
　抑制されたパーソナリティと〜の持続状態 (restrictive personality and continuous state of) 36-42
　⇨葛藤 (Conflict) も参照
空想された幼児期の危険 (Dangers of childhood, fantasied) 146-147
傾聴 (Listening)
　共感的〜 (empathic) 133
　従来的な分析関係における〜 (in traditional analytic relationship) 134
契約 (Contract)
　治療〜 (therapeutic) 68
決断せよと自分を切迫感のなかに追いやること (Decisions, self-imposed urgency to make) 77-79
権威 (Authority)
　治療者の〜についての患者の考え (patient's notion of therapist's) 86-87
検閲 (Censorship)
　二次的〜 (second) 11注
言語 (Language)
　〜の指示対象 (referent of) 57
　⇨発話行為 (Speech acts) も参照
構造 (Structure)
　心的〜 (psychological) 150-151
「混沌とした」治療状況 ("Chaotic" therapeutic situation) 174-175
行動の無意識的執行者という考え方の欠点 (Unconscious agent of behavior, deficiencies of conception of) 16-18
硬直的キャラクター (Rigid character)
　〜からの妄想的発展 (paranoid development from) 156
個人史 (Personal history)
　〜を治療的に利用すること (therapeutic, use of)
　⇨発生論的解釈 (Historical interpretation) を参照

*198*

コミュニカティヴな関係（Communicative relationship）
　コラボレートする関係から～へ（from collaborative relationship to）　139
コミュニカティヴな接触に対する不随意的反応（Involuntary response to communicative contact）　123-125
コミュニカティヴな態度（Communicative attitude）　119, 129
　⇨カイザー，ヘルムート（Kaiser, Hellmuth）も参照
コミュニケーション（Communication）
　効力のある～（effective）　119
　自己と治療者との接触（contact with the self and with therapist）　120-128
　⇨発話行為（Speech acts）；治療マテリアル（Therapeutic material）も参照
コラボレートする関係（Collaborative relationship）
　～からコミュニカティヴな関係への変化（change to communicative relationship from）　139
　従来的な～（traditional）　134-139
　～における患者の役割意識（patient's consciousness of role in）　135-138
　～における寝椅子を用いた治療設定と話しやすさ（couch arrangement and ease of talking in）　137-138
ゴール（Goals）
　治療の～（therapeutic）　97-98
　⇨変化（Change），治療的～（therapeutic）も参照

## サ行

催眠（Hypnosis）　16, 46, 47, 139
自我（Ego）
　観察～（observing）　61-65
　治療マテリアルとしての～（as therapeutic material）　47
　～なる概念（concept of）　19
　～の理論（theory of）　150-151
　～領域の拡大（enlargement of domain of）　100, 103
自我違和的症状（Ego-alien symptom）　20, 21
『自我と防衛機制』（アンナ・フロイト）（*Ego and the Mechanisms of Defense, The* (A. Freud)）　46
「自我の変形」（"Ego deformity"）
　性格学的な～（characterological）　22
自我領域（Domain of ego）
　～の拡大（enlargement of）　100, 103

志向性（Intentionality）
　～の進捗（advances in）　102-103
自己（Self, the）
　治療者と～との接触（contact with therapist and with）　120-127, 196
　治療的変化と～に対するリアクション（reaction to, therapeutic change and）　112-116
　～に対する抑制的態度（restrictive attitudes toward）　87-89
　～の対象化（objectifications of）　114-116
　～への不満（disapproval of）　4-6
自己（Self）
　自己を欺く発話と～（self-deceptive speech and）　56
　児童期における自己覚知の発達と～（development of self-awareness in childhood and）　116-118
　治療的変化と～（therapeutic change and）　104-112
　～と対象世界とのあいだの分極性（polarity between external world and the）　28-31, 163
自己覚知（Self-awareness）
　児童期における～の発達（in childhood, development of）　116-118
　～に対するリアクションとしての不安（anxiety in reaction to）　34-35
　～の発展段階を例解するケース（case illustrating stages of development of）　184-191
　変化への抵抗と～の拡大（enlargement of, resistance to change and）　164-166
　⇨自己覚知の歪曲（Distortion of self-awareness）も参照
自己覚知の歪曲（Distortion of self-awareness）
　強迫的不決断と～（obsessive indecision and）　34
　自己疎外と～（self-estrangement and）　6
　自己を欺く発話行為（self-deceptive speech acts）　53-56, 120-121
　治療終結に対するリアクションとしての～（in reaction to termination of therapy）　195-196
　～の外的に観察可能な根拠（external observable evidence of）　33-34
　～の例証（instances of）　24-28
　パーソナリティの態度による～（by attitudes of personality）　27
　抑制された態度と～（restrictive attitudes and）　31-32
　～レベルが分節化する諸段階（stages of articulation of levels of）　189-190
　～を引き起こすリアクションとしての防

*199*

# 事項索引

衛機制（defense mechanisms as reactions causing）41-42
自己覚知を歪曲するリアクションとしての防衛機制（Defense mechanisms as self-awareness-distorting reactions）41-42
自己からの疎外（Estrangement from self）
　⇨自己疎外（Self-estrangement），神経症的〜（neurotic）を参照
自己欺瞞（Self-deception）
　「観察自我」への疑問と〜（question of "observing ego" and）61-65
　患者の〜を治療者が認識しそこなうこと（therapist's failure to recognize patient's）125-126
　持続する〜（continuous）36
　治療終結と〜（termination of therapy and）193
　〜としての患者の自己像（patient's picture of himself as）58-60
　〜の性格学的解釈（characterological interpretation of）145-146
自己心理学（Self-psychology）20, 22
自己疎外（Self-estrangement）
　客観的現実の認識と〜の減少（diminished, recognition of objective reality and）30-31
　自己覚知の歪曲と〜（distortion of self-awareness and）6
　症候的行動とリアクションにおける〜（in symptomatic behavior and reaction）22-28
　神経症的〜（neurotic）3-9
　中核葛藤理論と〜（nuclear-conflict theory and）21-22
　内的葛藤と〜（internal conflict and）6-8
　〜の性格学的解釈（characterological interpretation of）145-146
　〜の例証（instances of）4-8, 24-28
　否認と〜（denial and）12
「自己中心的発話」（"Egocentric speech"）54注
自己中心的反応性（Egocentric reactiveness）
　〜への逆戻り（reversion to）29
自己と対象世界とのあいだの分極性（Polarity between the self and external world）28-31, 163
　自己を欺く発話と〜（self-deceptive speech and）56
　児童期における自己覚知の発達と〜（development of self-awareness in childhood and）117-118
　治療的変化と〜（therapeutic change and）104-112
自己の対象化（Objectifications of the self）114-116
自己への不満（Disapproval of self）4-6
自己理解（Self-understanding）
　〜を介した治療的変化（therapeutic change through）98-101
自己を欺く発話行為（Self-deceptive speech acts）53-56
自己を調整する能力（Self-regulating capacities）36, 170
指示的連想法（Directed association technique）16, 46
自信（Self-confidence）
　不自然な〜（artificial）11-12
児童期（Childhood）
　〜における自己覚知の発達（development of self-awareness in）116-118
　〜における神経症の展開（development of neurosis in）150-151
　〜の空想された危険（fantasied dangers of）146-147
　⇨発生論的解釈（Historical interpretation）も参照
「神経症選択」（"Choice of neurosis"）
　〜の問題（problem of）18-19
児童期における自己覚知の発達（Development of self-awareness in childhood）116-118
児童期の空想された危険（Fantasied dangers of childhood）146-147
自由連想法（Free association）16, 46, 60, 139
主観的世界（Subjective world）
　特有の〜（characteristic）23
　乳幼児の〜（of infant）116-117
主観的体験（Subjective experience）
　現在の〜から気を逸らせるものとしての発生論的解釈（historical interpretation as distraction from present）157-162
　〜のダイナミクス（dynamics of）vii-viii, 31-42
　未分化な〜の質（quality of unarticulated）109-110
　⇨主観的体験の分節化（Articulation of subjective experience）も参照
主観的体験のダイナミクス（Dynamics of subjective experience）vii-viii, 31-42
主体（性）（Authorship）
　〜感覚の回復（restoration of sense of）102-103, 107
症候的行動（Symptomatic behavior）
　意識と〜（consciousness and）22-28
　〜からの主観的疎外（subjective estrangement from）23-28
　抑制的態度と〜（restrictive attitudes and）

200

事項索引

31-32
症状（Symptom），神経症的の（neurotic）
　医学的心理学上の問題としての〜（as medical-psychological problem）　17
　心的外傷論における〜（in trauma theory）　14-15
　性格学的なものとしての〜（as characterological）　22-23
　治療展開を通しての強迫〜の変化（changes of obsessive, during therapeutic progress）　180-181, 189-191
　〜に関する精神医学像の変化（change in psychiatric picture of）　20-21
　パーソナリティのダイナミクスの所産としての〜（as product of dynamics of personality）　31-32
症状神経症（Symptom neurosis）　14, 22
症状の改善（Symptomatic improvement）
　治療を終結することと〜（terminating therapy and）　192
症状分析（Symptom analysis）　143
衝動（Impulse）
　抗いがたい〜（irresistible）　4
「情動的」洞察（"Emotional" insight）　99
神経症（Neurosis）
　精神医学的〜像における変化（change in psychiatric picture of）　20-21
　〜と自己疎外（and self-estrangement）　3-9
　〜に関するフロイトの最早期の理解（Freud's earliest understanding of）　14-16
　〜の古典的葛藤理論（classical conflict theory of）　13-17
　〜の心的外傷論（trauma theory of）　14-15, 143
　〜の展開（development of）　150-152
　⇨キャラクター（性格）（Character），神経症的〜（neurotic）も参照
神経症的葛藤にかかわる欲動と防衛の定式化に認められる限界（Drive and defense formulation of neurotic conflict, limitations of）　19
神経症的パーソナリティの機能における循環性（Circularity in workings of neurotic personality）　111-112
神経症の心的外傷論（Trauma theory of neurosis）　14-15, 143
　〜における治療マテリアル（therapeutic material in）　46

神経症のスタイル（Neurotic style）　14
神経症の性格学的特質（Characterological nature of neurosis）
　発生論的理解　対　〜（historical understanding vs.）　143-146
神経症の展開（Development of neurosis）　150-151
心的構造（Psychological structure）　150-151
成育歴（Biographical information）
　患者が〜を提示すること（patient's presentation of）　68-69
性格学的な「自我変形」（Characterological "ego deformity"）　22
静観（観察）自我（Contemplative (observing) ego）　61-65
制止したリアクション（Inhibitory reactions）
　絶え間なく維持されている〜（continuously sustained）　39-40
　⇨抑制された態度（Restrictive attitudes）も参照
精神性的発達と葛藤（Psychosexual development and conflict）　20
精神分析（学）（Psychoanalysis）
　自己理解と〜（self-understanding and）　100-101
　〜における自我概念（concept of the ego in）　19-20
　〜における従来的な関係（traditional relationship in）　133-139
　〜における神経症概念（conception of neurosis in）　14-22
　〜における神経症の心的外傷論（trauma theory of neurosis in）　14-15
　〜における心的構造（psychological structure in）　150-151
　〜における心的プロセスの区分（division of mental processes in）　10, 10注
　〜における発生論的解釈（historical interpretation in）　141-146
　〜における防衛機制（defense mechanisms in）　41-42
　〜に対するピアジェの批判（Piaget's criticism of）　144
　〜の基本規則（basic rule of）　45, 46, 47, 53; 133, 135, 136, 171
　〜の古典的葛藤理論（classical conflict theory of）　13, 14-17
　⇨分析状況（Analytic situation）；アンナ・フロイト（Anna, Freud）；ジークムント・フロイト（Sigmund, Freud）；転移（Transference）も参照
精神分析の基本規則（Basic rule of psychoa-

201

# 事項索引

nalysis) 45, 46, 47, 53, 133, 135, 136, 171
精神分析学の古典的な葛藤理論（Conflict theory of psychoanalysis, classical) 13, 14-17
　　⇨精神分析（学）（Psychoanalysis）も参照
精神療法（Psychotherapy）
　「いまここ」という〜への推奨（"here and now" recommendation for) 51
　〜におけるコミュニカティヴな接触（communicative contact in) 120-121, 126-128, 127注
　〜におけるコミュニカティヴな態度（communicative attitude in) 119, 129-130
　〜における抵抗（resistance in) 164-173
　〜における発生論的解釈（historical interpretation in) 141-162
　〜における反復（repetition in) 164
　〜における変化（change in) 12, 97-118, 163-196
　〜の終結（termination of) 191-196
　〜の目的（aim of) 9-12, 97-98
　⇨精神分析（学）（Psychoanalysis）；治療同盟（Therapeutic alliance）；治療的態度（Therapeutic attitude）；治療マテリアル（Therapeutic material）；治療関係（Therapeutic relationship）も参照
精神療法における反復（Repetition in psychotherapy) 164
　⇨抵抗（Resistance）も参照
性的誘惑理論（Sexual seduction theory) 14, 15
接触（Contact）
　自己と治療者との〜（Contact with the self and with therapist) 120-125
　治療終結に際しての〜（at termination of therapy) 196
前意識（Preconscious) 10, 10注
「その人のありよう」（"Ways of being") 19-20, 47-48, 49

## タ行

対象（Object）
　自己と〜とのあいだの分極性（polarity between the self and)
　　⇨外界（External world），自己と〜とのあいだの分極性（polarity between the self and）を参照
態度（Attitude(s)）
　現存する〜による治療体験の同化（assimilation of therapeutic experience by existing) 166-169
　行為に具体化されるものとしての〜（as embodied in actions) 35
　自己に対する患者の〜（of patient toward self) 87-89
　自己に対する患者の〜を分節化することへのリアクション（of patient toward self, reaction to articulation of) 112-116
　治療的〜（therapeutic) 128-133
　〜による自己覚知の歪曲（distortion of self-awareness by) 27
　〜の変化（change in) 163-164
　⇨抑制的態度（Restrictive attitudes）；主観的体験（Subjective experience）も参照
「知的」洞察（"Intellectual" insight) 99
治療関係（Therapeutic relationship) 119-139
　コラボレートする〜からコミュニカティヴな〜へ（from collaborative to communicative) 139
　自己と治療者との接触（contact with the self and with therapist) 120-128, 196
　従来的なコラボレートする〜（traditional collaborative) 133-139
　治療的態度と〜（therapeutic attitude and) 128-133
　〜の現われ（expression of) 90-94
　〜の歪曲（distortion of) 152-153
　⇨転移（Transference）も参照
「治療契約」（"Therapeutic contract") 68
治療者（Therapist）
　患者に対する〜の期待（patient's expectations of) 45
　患者の自己欺瞞を認識することに〜が失敗すること（failure of to recognize self-deception of patient) 125-126
　自己と〜との接触（contact with the self and with) 120-128, 196
　主観的体験の分節化を先導すること（initiation of articulation of subjective experience) 10, 112
　治療終結に際しての〜の役割（role of in terminating therapy) 192-194
　治療とは消耗するものであるという見解（view of work as depleting) 132-133
　〜に対して切迫した問題を提示すること（presentation of urgent problem to) 76-79
　〜に対する不随意的反応（involuntary response to) 123-125
　〜の権威に関する患者の考え（authority of, patient's notion of) 85-87
　〜の発話行為（speech acts of) 93
　〜の非言語的反応（nonverbal response of) 122-126

*202*

事項索引

発生論的解釈が〜にとってマイナスになること（handicap of historical interpretation for）157
　問題についての〜のパースペクティブ（perspective of, on problem）71, 73-74
　⇨治療者に対するリアクション（Reactions to therapist）も参照
治療者に対するリアクション（Reactions to therapist）81-94
　葛藤の主題としての〜（as subject of conflict）84-89
　治療関係の現われと〜（expression of therapeutic relationship and）90-94
治療者の非言語的反応（Nonverbal response of therapist）122-126
治療終結（Termination of therapy）191-196
　〜に対する患者のリアクション（patient's reaction to）194-196
　〜のタイミングと決断（timing and decision in）191-194
治療的態度（Therapeutic attitude）128-133
治療的変化（Therapeutic change）
　⇨変化（Change），治療的〜（therapeutic）も参照
治療同盟（Therapeutic alliance）134-139
　観察自我と〜（observing ego and）61-65
治療の行程（Course of therapy）173-175
　⇨変化（Change），治療的〜（therapeutic）も参照
治療マテリアル（Therapeutic material）45-52
　神経症の心的外傷論における〜（in trauma theory of neurosis）46
　〜としての患者（patient as）48-52
　〜としての自我（ego as）47
　〜としての抵抗（resistance as）171-172
　〜の定義の変化（change in definition of）46
　⇨患者の問題（Problem, patient's）；発話行為（Speech acts）；転移（Transference）も参照
中核葛藤理論（Nuclear-conflict theory）
　〜がいまだに説明能力をもっていること（continued explanatory power of）21-22
　欲動と防衛の定式化に認められる〜の限界（drive and defense formulations of, limitations of）17-19
抵抗（Resistance）46
　拒絶としての〜（as refusal）170
　現存する態度による治療体験の同化と変化への〜（to change, assimilation of therapeutic experience by existing attitudes and）167-169

　治療マテリアルとしての〜（as therapeutic material）172
　転移に気づくことへの〜（to awareness of transference）91
　〜という概念（concept of）169-173
　変化への〜（to change）164-169
　抑制された態度による補正的リアクションと変化への〜（to change, corrective reaction of restrictive attitudes）164-166
抵抗は妨げであるという考え方（Obstacle concept of resistance）170-171
抵抗分析（Resistance analysis）
　体系的な〜（systematic）174-175
テキスト分析（Text analysis）91-92
　観察自我への疑問と〜（question of observing ego and）61-65
　〜の過誤（error of）60-61
　⇨発話行為（Speech acts）も参照
テキスト分析の過誤（Error of text analysis）60-61
転移（Transference）61注, 81-94
　〜概念の価値（concept, value of）143-144
　葛藤の主題としての治療者（therapist as subject of conflict）84-89
　患者の2つの像と〜（two pictures of patient and）58
　現存する態度への治療体験の同化としての〜（as assimilation of therapeutic experience to existing attitudes）167-168
　神経症的なリアリティ喪失と〜（neurotic loss of reality and）30
　他の人物像に対する患者のほのめかしに基づいた解釈（interpretations based on patient's allusions to other figures）91-92
　治療関係の現われ（expression of therapeutic relationship）90-94
　〜に気づくことに対する抵抗（resistance to awareness of）91注
　発生論的解釈と〜概念（concept of, historical interpretation and）151-156
　2つのレベルの〜解釈（interpretation, two levels of）81
　〜マテリアルのユニークさ（material, uniqueness of）81-84
転移神経症（Transference neurosis）84
展開（Progress）
　飲酒問題のケースにおける〜（in drinking problem case）176-178
　強迫的なケースにおける〜（in obsessive cases）180-191
　治療〜の特質（nature of therapeutic）176-191

203

# 事項索引

抑うつ的なケースにおける〜（in depression case） 178-179
投影（Projection）
　〜という防衛機制（defense mechanism of） 41
同化（Assimilation）
　現存する態度による治療体験の〜（of therapeutic experience by existing attitudes） 166-168
動機づけ（Motivations）
　自己中心的反応性と〜からの疎外（estrangement from, egocentric reactiveness and） 28-29
　〜について抽象的に理解すること（abstract consideration of） 147-148
　〜の意識的分節化（conscious articulation of） 28-29
　〜の主観的体験（subjective experience of） 147-148
洞察（Insight） 98, 101
同性愛願望（Homosexual wishes）
　無意識的〜に対する防衛としての妄想症（paranoia as defense against unconscious） 17-18, 153-156
同盟（Alliance）
　治療〜（therapeutic）
　　⇨治療同盟（Therapeutic alliance）を参照
「時を無駄にすごすこと」に対する患者の態度（"Wasting time," patient's attitude toward） 87
特別な切迫感の問題（Urgency, problems of special） 76-79
特有の主観的世界（Characteristic subjective world） 23

## ナ行

内的葛藤（Internal conflict） 36-42
　〜から生じる不安に対する制止したリアクション（inhibitory reactions to anxiety of） 39-40
　自己疎外と〜（self-estrangement and） 6-8
内的変化（Internal change）
　外的関係の変化と〜の諸段階（changes in external relationships and stages of） 181
二次的検閲（Second censorship） 10注
乳幼児（Infant）
　〜の主観的世界（subjective world of） 116-117
寝椅子を用いた治療設定（Couch arrangement） 133-134
　話しやすさと〜（ease of talking and）

137-138

## ハ行

パーソナリティの組織（Organization of personality）
　葛藤を産出する〜（conflict-generating） 42
パーソナリティのリアクションの傾向（Reaction tendencies of personality） 151
パーソナリティの保守的傾向（Conservatism of personality） 169-170, 172
　⇨抵抗（Resistance）も参照
パーソナリティの歪曲（Distortion of personality） 98
発言（Utterances）
　⇨発話行為（Speech acts）を参照
発生論的解釈（Historical interpretation） 141-162
　〜が患者に及ぼす直接的影響（direct effect on patient） 157-162
　〜が治療上マイナスになること（therapeutic handicaps of） 157-162
　自分の無罪を弁明するものとしての〜（as intrinsically exculpatory） 159-160
　性格学的理解対〜（characterological understanding vs.） 143–146
　治療者と〜（therapist and） 157
　治療終結に対する患者のリアクションに関する〜（of patient's reaction to termination of therapy） 194-195
　転移概念と〜（transference concept and） 151-156
　〜について提起される疑問（questions raised about） 141-142
　不安の起源と〜（source of anxiety and） 146-151
発生論的マテリアル（Historical material）
　〜の精神療法における位置づけ（place in psychotherapy of） 160-162
発話（Speech）
　患者が〜するいま現在の理由（present reason for patient's） 51
　強迫的な人物の〜（of obsessive-compulsive individuals） 54-55
　「自己中心的」〜（"egocentric"） 54注
　自己を意識するような〜形式（self-conscious form of） 136
　〜の目的（aims of） 53
発話行為（Speech acts） 52-56, 83
　〜から生じる2つの患者像（two pictures of patient from） 57-60

自己を欺く〜（self-deceptive） 53-56, 120-121
治療関係の表われと〜（expression of therapeutic relationship and） 90-94
治療者の〜（of therapist） 93
〜に関するテキスト分析の過誤（error of text analysis of） 60-61
話し方（how something is said） 52-53

話し手（Speaker）
使用される言葉に対する〜の関係（relation of, to words used） 52-56

反応性（Reactiveness）
自己中心的〜（egocentric） 28-30

悲嘆（Regrets）
強迫的〜のケースにおける治療展開（obsessive, therapeutic progress in case of） 184-191

否認（Denial）
自己疎外と〜（self-estrangement and） 12

不安（Anxiety）
強迫的不決断と〜（obsessive indecision and） 32-33
自己覚知に対するリアクションとしての〜（in reaction to self-awareness） 34-35
特定の〜の分節化（articulation of particular） 165-166
〜に対する抑制的態度と制止したリアクションの発達（development of restrictive attitudes and inhibitory reactions to） 32, 39-40
〜の起源（source of） 146-151
〜の主観的体験（subjective experience of） 148-151

『武器と人間』（ショー）（Arms and the Man (Shaw)） 130-132

不決断（Indecision）
強迫的〜（obsessive） 32-33

不自然な自信（Artificial self-confidence） 11-12

分析状況（Analytic situation） 86-87
〜における患者の役割（patient's role in） 86-89
♥治療関係（Therapeutic relationship）も参照

分析状況における役割（Roles in analytic situation）
〜に関する患者の意識（patient's consciousness of） 135-138
〜への患者の懸念（patient's concern with） 86-89

分節化（Articulation）
緊張の〜（of tension） 101-104
自己と対象世界とのあいだの分極性と〜（polarity between the self and external world and） 104-112
自己に対するリアクションの〜（of reaction to the self） 112-116
主観的体験の〜（of subjective experience） 118
治療終結に対する患者の態度の〜（of patient's attitude toward terminating therapy） 194
動機づけの意識的〜（of motivations, conscious） 28-29
特定の不安の〜（of particular anxiety） 165-166
〜を介した治療的変化（therapeutic change through） 101-104
〜を治療者が先導すること（therapist's initiation of） 10, 112

分離と喪失（Separation and loss）
〜としての終結に対するリアクション（reaction to termination as） 195

変化（Change）
児童期における自己覚知の発達と〜（development of self-awareness in childhood and） 116-118
自己に対するリアクションと〜（reaction to self and） 112-116
自己理解と〜（self-understanding and） 98-101
主観的体験の分節化と〜（articulation of subjective experience and） 101-104
治療的〜（therapeutic） 12, 97-118, 163-196
治療展開の特質（progress, nature of therapeutic） 176-191
治療の行程と〜（course of therapy and） 173-175
治療を終結することと〜（terminating therapy and） 191-196
〜において識別可能な2つのプロセス（two distinct processes involved in） 163
〜の特質（nature of） 12
分極化と〜（polarization and） 104-112
〜への抵抗（resistance to） 164-169
〜への抵抗なる概念（resistance to, concept of） 169-173

防衛（Defense）
無意識的な同性愛願望に対する〜としての妄想症（against unconscious homosexual wishes, paranoia as） 17-19, 153-156
抑圧された幼児期の願望への〜に対する解釈（against repressed infantile wish, inter-

*205*

# 事項索引

pretation of) 19-20
「補完的リアクション」("Complementary reactions") 124注

## マ行

マテリアル（Material）
　治療～（therapeutic）
　　⇨治療マテリアル（Therapeutic material）を参照
無意識（Unconscious, the） 10, 41-42, 42注
無意識的同性愛願望に対する防衛としての妄想症（Unconscious homosexual wishes, paranoia as defense against） 17-19, 153-156
問題（Problem）
　患者の～（patient's） 67-80
　患者の語るストーリーの真実味（truth of patient's story） 79-80
　提示される問題と患者が期待していること（presenting problem and patient's expectations） 67-71
　同一～の二様の現われ（two representations of same） 74-76
　特別な切迫感の～（of special urgency） 76-79
　～に関する2つの見方（two views of） 71-74
問題を提示すること（Presenting problem） 67-71

## ヤ行

誘導された（指示的）連想（Guided (directed) associations） 16, 46
有目的性（Purposefulness）
　主観的体験の分節化と～（articulation of subjective experience and） 101-104
幼児期葛藤（Infantile conflict）
　～の派生物（derivatives of） 16
幼児期の体験（Infantile experience）
　～に照らしてみた神経症的不安に関する理解（understanding of neurotic anxiety in terms of） 146-147
　保持された～（preserved） 144-146
抑圧された幼児期願望（Repressed infantile wish）
　～に対する防衛解釈への移行（shift to interpretation of defense against） 19-20
　～の回復を介した自己理解（self-understanding through recovery of） 100-101
　保持された幼児期体験（preserved infantile experience） 144-147
　⇨発生論的解釈（Historical interpretation）も参照
抑うつ（Depression）
　～のケースにおける治療展開の諸段階（stages of therapeutic progress in case of） 178-179
抑制的態度（Restrictive attitudes）
　緊張状態の持続と～（continuous state of tension and） 36-42
　自己覚知の歪曲と～（distortion of self-awareness and） 31-32
　自己調整と～の安定性（self-regulation and stability of） 36
　自己に対する患者の～（of patient toward self） 87-89
　症候的行動と～（symptomatic behavior and） 31-32
　～による補正的リアクション（corrective reaction of） 164-166
　～の発達（development of） 32
抑制的態度による補正的リアクション（Corrective reaction of restrictive attitudes） 164-166
欲動の発達（Drive development） 20

## ラ行

リアクション（Reaction）
　コミュニカティヴな接触に対する不随意的～（involuntary, to communicative contact） 123-125, 126, 127
　治療終結に対する～（to termination of therapy） 194-196
　治療的変化と自己に対する～（to the self, therapeutic change and） 112-116
　「補完的な」～（"complementary"） 124注
　抑制的態度による補正的～（corrective, of restrictive attitudes） 164-166
リアリティ（Reality）
　神経症的な～喪失（neurotic loss of） 28-31
　⇨自己覚知の歪曲（Distortion of self-awareness）；自己欺瞞（Self-deception）；自己疎外（Self-estrangement）；神経症的～（neurotic）も参照
リビドー（Libido）
　～の発達理論（developmental theory of） 15
リビドー発達論（Developmental theory of libido） 15
　エリクソンによる～の変更（Erikson's transformation of） 20
連想法（Associations）

指示的〜（directed） 16, 46
自由〜（free） 16, 46, 60, 139

# 人名索引

## ア行

アリストテレス（Aristotle） 98
ヴァイガート，イーディス（Weigert, Edith） 192, 192注
ウェルナー，ハインツ（Werner, Heinz） 28, 28注, 104, 104注, 117, 117注, 118注
エリクソン，エリク（Erikson, Erik） 17, 17注, 20, 20注
オグデン，チャールズ（Ogden, C.K.） 57注
オースティン，ジョン・ラングショー（Austin, J. L.） 52, 52注

## カ行

カイザー，ヘルムート（Kaiser, Hellmuth） ii, 56, 56注, 83, 85, 103, 103注, 106注, 119, 119注, 127注, 129
カプラン，バーナード（Kaplan, Bernard） 117, 117注, 118注
ギル，マートン・マックス（Gill, Merton M.） 10注, 81注, 82注, 85注, 91注
クライン，ジョージ（Klein, George S.） 20注
コフート，ハインツ（Kohut, Heinz） 20注, 22, 22注

## サ行

サール，ジョン（Searle, John R.） 52注
シェーファー，ロイ（Schafer, Roy） 20注, 103, 103注, 106注, 142注, 145注
シメク，ジーン（Schimek, Jean G.） 15注, 42注, 91注, 141, 142注, 145注
シャピロ，デイヴィッド（Shapiro, David） 14注, 17注, 36注, 41注, 54注, 102注, 104注, 117注, 156注
シュレジンガー，ハーバート（Schlesinger, Herbert J.） 169注
シュレーバー，ダニエル・パウル（Schreber, Daniel Paul） 18, 18注, 35, 36, 36注, 153, 153注, 154, 155, 156, 158, 167
ショー，ジョージ・バーナード（Shaw, George Bernard） 130, 132注
スターン，ダニエル（Stern, Daniel N.） 117注
スペンス，ドナルド（Spence, Donald） 142, 142注

## タ行

ターケル，スタッズ（Terker, Studs） 62注
テーケ，ヴィッコ（Tähkä, Veikko） 124注

## ナ行

ナイト，ロバート（Knight, Robert P.） 18注, 154, 155注
ニーダーランド，ウィリアム（Niederland, William G.） 153注, 154, 154注

## ハ行

ピアジェ，ジャン（Piaget, Jean） 54注, 144, 145注
フィエルマン，ルイス（Fierman, Louis B.） 56注, 103注, 119注
フェニーヘル，オットー（Fenichel, Otto） 11注, 60, 60注, 133注, 159注, 170注
フェレンツィ，シャーンドル（Ferenczi, Sandor） 192
フリードマン，ローレンス（Friedman, Lawrence） 62注
ブロイアー，ヨーゼフ（Breuer, Josef） 14, 143
フロイト，アンナ（Freud, Anna） 46, 47, 47注, 171
フロイト，ジークムント（Freud, Sigmund） 10注, 14, 15, 15注, 16, 17, 18, 18注, 19, 20, 46, 62注, 82, 82注, 84, 86, 86注, 98注, 100, 100注, 103, 133注, 134, 134注, 135注, 139, 141, 143, 144注, 147, 147注, 149, 152注, 153, 153注, 154, 155注, 170, 171注, 174
ベルリン，アイザイア（Berlin, Isaiah） 98, 99注
ホルト，ロバート（Holt, Robert R.） 20注

## ラ行

ラパポート，デイヴィッド（Rapaport, David） 10, 11注
ライヒ，ヴィルヘルム（Reich, Wilhelm） 19, 20注, 47, 48, 48注, 49, 60, 170, 170注, 174, 174注, 175, 176
ライク，テオドール（Reik, Theodor） 133, 133注, 134, 134注
リチャーズ，アイヴァー・アームストロング（Richards, I. A.） 57注
ロジャーズ，カール（Rogers, Carl） 10注

**ワ行**

ワクテル，ポール（Wachtel, Paul） 169注

# 付　録

# 自己欺瞞の心理について

　自己欺瞞という主題について考えると迷路のなかをさまようことになりやすいので，できるかぎり実際的な事柄から遊離しないようにするつもりである。
　まず，何かが分かっているということ（knowing）は，思ったほど単純な状態でもなければ，それほどはっきりとした状態でもないようだという例証である。ある会社員が，パートナーであり長年の友人でもある，ひとりの人物のことを話している。彼は慎重に言葉を選ぶ。見るからに気がすすまない様子であるが，彼はこの男性が自分をこれまでペテンにかけてきた「可能性がある（possible）」と口にする。ちょっと沈黙してから，このことは「なんとなく（in a way）」ずっと分かっていたのだと思う，と落ち着いて話す。最後に彼は，「けれども，声に出して言うまでは，本当に分かったことにはならないのです」と付け足している。
　このように，分かっているということには2種類あることが理解される。すなわち，「なんとなく」分かっているということと，「本当に（really）」分かっているということである。しかも，一方から他方へは，「声に出して言うこと（saying it out loud）」によって移行する。言い換えると，この違いがどこにあるのかといえば，追加的に情報が獲得されるというような問題ではなくて，すでになんとなく分かってはいても分節化していなかったことが，意識的に分節化するということなのである。これは，コンシャスネス・レイジングのプロセスと呼ぶことができるのかもしれない。はじめの状態は，分かっているということを話し手本人が知らない（それから知りたくない）というものであった。終わりの状態は，自分は分かっているのだということを実感していて，聞き手に対しても自分自身に対しても，そのことを一挙動で認めているというものであった。とすれば，何かを感じたり信じたりしていることと，自分は何かを感じたり信じたりしているのだと考えることには，違いがあるようである。これら2つのあいだの乖離が，いわゆる自己欺瞞である。

付　録

**(1)** 私が行っている区別は，フィンガレット（Fingarette, 1969）が「はっきりとした（spelled out）」考えと，そうではない考えとのあいだにしたものや，バック（Back, 1981）が何かについて「考えること thinking)」と，何かを「信じること（believing）」とのあいだにした区別と，基本的に同じものである。

## パラドックス

自己欺瞞は，パラドキシカルなものになりやすいようである。いったいどのようにすれば，知りつつ欺く者が，同時に知らずに欺かれる者でもあり得るのであろうか？　どうすれば，意図的に，知っていながら，そのことが分からないままでいられるのであろうか？　このようなプロセスが成立するには，自分自身を選択的にモニターすることが明らかに不可欠であり，その選択性が意味するのは，知ってはならないことが何であるのか分かっていて，なおかつそのことについて知らないままでいることができるという，その両者への指向であると通常は理解される。精神分析学が比較的簡単に解決法を与えてくれるのは，確かなことである。ところが，精神分析学によって解決しようとすれば，少なくとも従来的な形式のモデルを使おうとすれば，意識的な全体としての人間を意図的に欺くことができるような，自我とは独立して活動する無意識的主体を，つまり「抜け目のない（smart）」無意識のプロセスを仮定することが必要である。このようにすれば，欺かれる者から欺く者を分離することに成功するのだけれども，あくまでもそれは，抽象的な観念を具体的なものとみなしただけのことである。(訳注1)

**（訳注1）** 自己欺瞞に関するシャピロの考えは，本論でも引用されているケント・バック（Bach, 1981）のそれに近いものと思われる。つまり，デイヴィドソン（2007）のような二重の信念やパラドックスを想定しない考え方である。また，バック（1994）が他の論文でシャピロの著書を引用していることも，両者の類似性を裏打ちするであろう。（文献：ドナルド・デイヴィドソン著，金杉武司ほか訳（2007）合理性の諸問題．春秋社；Kent Bach (1994) Emotional Disorder and Attention. In *Philosophical Psychopathology*. G.Graham and L.Stephens, eds., MIT Press.)

確かに自己欺瞞は，自己をモニターするプロセスを併せもっているはずである。しかし，このモニターするプロセスは抜け目のないものに違いないとか，そのプロセスはそういうものとしてきちんと識別されているに違いないという仮定は，必ずしも必要ではない。調節するためにモニターすることや，調節するために行為することでさえ，そうしていることが分かっている必要があるのかと言えば必ずしもそうではない

*214*

し，意図が隅々まで理解されている必要はないのである。われわれがホット・プレートからハッとして手を引き離すのは，火傷することを恐れているからではなく，熱いからである。言い換えると，自己欺瞞のプロセスに必要なのは，知るべきではないことが分かっているということではない。そのプロセスが姿を現わすには，それがまだ萌芽的な状態にあるときに，何らかのかたちでシグナルが送られるだけでよい。このような調節をはかるモニター・システムは，実際に存在している。つまりそれは，その人のキャラクターないしパーソナリティから構成されているのである。その人は，自分に反目するようなフィーリングがいままさに姿を現わしそうになったり，そうしたフィーリングを触発するような考えが思い浮かんだりすると，それに対しては何らかの不快感とともに，自分のキャラクターやそれによって体制化されている態度と整合するような仕方で反応するであろう。

　もちろん自己欺瞞のプロセスには，モニター・システムだけでなく，反目する考えやフィーリングが意識にのぼるのを未然に防いだり，そうしている自分を覚知することなくそのようなことを遂行したりする仕組みも含まれているはずである。いわゆるキャラクター組織，あるいはパーソナリティ組織は，このような能力も持ち合わせている。個人は，自分の態度に反目する考えやフィーリングからくる漠然とした感覚に対して，不快感とともに反応するというだけではない。次にはその不快感によって，こうした考えやフィーリングが意識的に分節化してしまうのを未然に防ぐ，一定のプロセスが作動することになるのである。こうしたプロセスについては，後ほど詳細に検討を加えるつもりである。このような考えやフィーリングは態度と反目したり不快感を与えたりするのだが，態度それ自体が，そうしたことがさらに意識にのぼってしまうのを防ぐように機能するのだと，さしあたり述べておこう。モニター・システムと補正システムは，実は1つなのである。

　たとえば，先に引用した会社員について考えてみよう。より早い段階で頭をもたげたパートナーに対する漠然とした猜疑心は，それが何であるのか見分けがつく前でさえ，おそらく気がかりなものであったと考えられる。背信とでも言おうか，その気がかりな感覚は，次には安心感を与えるような忠誠心を鼓舞する考えをかき集めるように駆り立てたのであろうが，そうすることによって，それ以上意識にのぼることのないように猜疑心が取り除かれるのである。この素早い，基本的に反射的なプロセスが機能するせいで，結果として自分が信じていることと，そう信じているのだと自分自身に言い聞かせていることとのあいだに，亀裂が生じることになる。

　自己欺瞞がとりたててパラドキシカルなものではないとしても，相手に嘘をつける能力とは違った意味で，それは一風変わった人間的な能力であると言わねばならない。

他の誰かを欺くことは，一定の状況では明らかに得になることであり，そうすることが絶対に必要な場合もあるのだけれども，自己欺瞞はまったくそのようなものには思われない。それよりも，われわれにはむしろリアリティに対するかなり信頼するに足る判断力やフィーリングがあり，生きていくうえでなくてはならないものとみなしている。もちろん，それらが100%絶対確実かといえばそうとは言えず，何かについて言い当てたとしても，それはあくまで推測にすぎないことは分かっている。けれども，われわれがもっとも信頼を寄せることができる妥当な線の推測というのは，何にもまして支持されるべきものであるはずである。それにもかかわらず，われわれはここで，何かに対する最良の判断や純粋なフィーリングについて口にすることが，自己欺瞞者においては本人によって封じ込められてしまうようなことがあり得るという事実を突きつけられる。また，こうしたことはめずらしい現象ではないし，ままあることでもある。それどころか，明らかにそれは，きわめて一般的に認められるような脆弱性（susceptibility）なのである。実際のところ一部の例では，そうしたことが当たり前に，なおかつ永続的なものになっていると考えるのは，ある意味もっともなことである。したがって，自己欺瞞は，精神病理学にとって重要な問題であるように思われるのである。

## 自己を欺く発話

　1950年代に，ヴィルヘルム・ライヒの早期の弟子だが，革新的な精神分析学者であるヘルムート・カイザーが非常に興味深い臨床観察を公刊している。すなわち，彼が言うには，患者はストレートに話さないのである（Fierman, 1965）。彼は，患者は非の打ちどころがないくらい誠実であるのかもしれないが，こうした人たちは，判で押したように不自然であるか，純粋ではないような印象を与えると述べている。つまり，彼らの言うことは，自分がアクチュアルに考えたり感じたりしていることを表現しているようには思われなかったのである。その涙は，取り繕っているか，念入りに仕立てられているように思われることもあった。幼児期のことを語ったストーリーは，あらかじめリハーサルをしてきたかのように聞こえた。昨日あった出来事を怒りながら説明するものの，耳を傾ける者にはまるで公開演説のように聞こえた。それは不自然なものではあったが，意識的な意図によって聞き手を騙そうとするような気配は何もなかった。簡潔に言うと，カイザーが述べたのは，自己を欺く発話であったのだ。もちろんそれは，精神療法に導入される患者に限ったことではない。実際のところ彼が述べていることは，よく注意してみれば，それから少し勝手が分かれば，誰もが容易

にそこかしこに見て取ることができるような類のことなのである。

　カイザーが述べていることのなかで興味をひくのは，自己欺瞞があらゆる精神病理に認められる不変の症状として，おそらく中核的な症状として考えられているということだけではない。そのことはさておき，彼の観察は，自己欺瞞が内的プロセスのうちで完結するものではないことを明らかにしている。つまり，そのプロセスが機能することによって生じる結果だけでなく，少なくともプロセス全体を構成している一部分についても，進行中の発話のうちに直接的に見て取ることができるのである。一般的にこのようなプロセスは，精神分析学においても完全に無意識的なものであるとは考えられていない。それは，意識的に，周到に準備したうえで企図されるものでないことは明白だが，意識の活動や意識的な努力もある程度絡んでいることは疑いのないことである。

　この種の発話は，いくつかの点で一風変わったものである。というのは，何にもまして，発話に当然のこととして備わっているはずのコミュニカティヴな目的がないようなのだ。それが目的としているのは，聞き手とコミュニケートすることではなく，話し手本人に影響を及ぼすことである。たとえば，苦渋の決断を下したばかりの男性が，この場合うまくいっていないが，自分の懸念を一掃しようとする。すなわち「分かってます，私は当然のことを決めたんです！……（もっと小さな声で）と，思います」である。この例証に認められる大げさな強調，特に強い語気で自分の確信を主張することが，この種の発話の特徴である。反復することが，同じ役目を果たすこともよくある（「分かってます，私は当然のことを決めたんです！　分かってます，そうなんです！」）。

　フィーリングに関わる陳述も，ほとんど同じことである。フィーリングは，表情にはあまり現われないで，言葉としてはオーバーに表現されることがよくある。ある人が自分は激怒しているのだと口にするのだが（「親父なんて大嫌いだ！」），激怒しているようには見えない。あるいはまた，自分が不幸であることを説明するのだが，その話しぶりやジェスチャーは芝居がかった不自然なものに映る。このような場合はいつも，発言すること自体に努力が注がれているような印象を与える。つまり自己欺瞞は，その確定的な構造を，発話において形成するように思われるのである。多くの人に言えることであろうが，あらゆる自己欺瞞は，自分に向けた発話であれ，聞き手に向けた発話であれ，いずれにせよ発話において確定的なかたちとなって現われるのであろう。驚くべきことではないかもしれない。純粋なフィーリングや信念が，発話において，とりわけ「はっきりと口にすること」において全面的に自覚されるかたちになって姿を現わすとすれば，それと同じことを自己欺瞞に期待してもよいはずである。

付　録

　聞き手の側の目につくものであるが，この種の発話には，それが基本的に非コミュニカティヴな性質をもっていることを裏書きするような，もうひとつの特徴がある。誇張された語気で，話し手が「分かってます，私は当然のことを決めたんです！」といったことを口にするとき，聞き手は自分が話しかけられているような気がしない。話し手の声は，多くの場合その人のいつもの声よりも大きい。彼は，通常の仕方で聞き手のことを見ているようには思われない。聞き手を見据えているのではないようだ。つまり彼にとっては，聞き手のことが眼中にないのである。聞き手は，手を振って話し手の注意をひきつけたい，そんな気になる。話し手の注意は，スピーチの練習をしている人のように，自分の声に耳を傾けるような仕方でその内面に向かうようである。
　一目見ただけでは分からないのであるが，ときには，このようにして内面に目が向いていることが，別のかたちで現われることがある。話し手が，聞き手の目をまっすぐに，何かを探るようにして見つめることがある。聞き手の瞳から見て取れる反応には，あるいは自分がそこに見て取っていると考える反応には，話し手にとって格別の重みがある。聞き手の反応が，とても気になるのである。話し手を追認するような反応は，目に見える安堵感をもたらす。ところが，話し手を追認することにわずかであってもためらいが示されるのであれば，それはとても不快なものに感じられ，追認されるべくまた別の試みをするように話し手を駆り立ててしまうことがよくある。しかし，見かけは聞き手に集中しているというのに，ここでの話し手も実際には自分自身に話しかけ，自分自身に耳を傾けているようである。話し手が聞き手の表情に集中すると言うと，それには語弊がある。つまり話し手は，自分の顔にシミがないかひっきりなしに鏡を覗き込むような仕方で，鏡そのものがそこにあるという意識を失ったまま聞き手を見つめているのである。彼は，聞き手を介して，自分自身に話しかけているのである。
　つまるところ，自己を欺く発話において，話し手は，聞き手に向けるべき当たり前の意識を，話し手と聞き手とのあいだに通常であれば認められるはずの「分極性」(Werner, 1948) を，失っているようである。このことは，たまたま話し手の話を中断させてしまい，それに対して，自分のこともそうであろうが，聞き手がそこにいることにまるで初めて気がついたかのように照れ笑いを示した場合に，さらに裏づけられるときもある。

## リアリティの喪失

　目の前で繰り広げられていることは幻なのだと自分自身に言い聞かせることと，そ

うなのだとアクチュアルに確信していることは，まったく別のことである。そうした事態に陥るとすれば，それは，自分自身だけでなく，リアリティに対しても，特別な関係にあることを物語っている。

　非精神病的な病理や，もちろん正常であることから精神病を区別するのだが，リアリティが失われること，世界が実在しているという感覚が多少なりとも失われることが精神病の決定的な症状である，というのがよくある考え方である。ところが，それは全面的に賛成できる考え方ではない。たとえば，その系統的な意見の筋はすぐに読み取れるものであるが，そうした自説を譲らない独断的な人は，ある意味で現実離れしているはずである。同じように，その考えは周囲に同調して場当たり的に変わってしまうようだが，そうした影響を受けやすい人は，ほとんどの人たちよりも客観的実在感が希薄であると言うべきである。何らかのかたちでリアリティが失われることは，実はあらゆる精神病理において確認できるのであり，健常者にも認められるのである。

　認知的態度と，そこに含意されている外的リアリティとの関係は，一般的に言って，パーソナリティのダイナミクスのあり方を越えるものではない。それらには，大方において変化することのないその人らしさが備わっているのであるが，自分が身をおいている状況やそのつどの精神状態に応じて，どんな人にあっても変動するものでもある。不安状態であるとか，それよりもむしろ不安を未然に防ぐ必要のある状態のような，そうした一定の条件下では，普段のおおよそ客観的な態度は，簡単に言えば物事を意識して静観する態度は，制止してしまったり危険にさらされたりする可能性がある。その人の自分自身との自己関係によって，自分と外的リアリティとの世界関係が複雑化してしまったり，それに対して悪影響を及ぼしてしまったりするのである。

　たとえば，強迫的なほど実直な人は，自分の関心を制限したり方向づけたりするような数々の遵守すべき規則であるとか，絶対的な義務（「ねばならない」）とともに生きている。他の人であれば状況をみながら決断するような場合であっても，こうした人たちは，プラス面とマイナス面について内的な論争を続けながら，「すべきである」とか「すべきではない」と考えをめぐらせて，内面に向かうことを余儀なくされる。最終的な決断には，外的リアリティに関わる判断や，それに対する反応が反映されているわけではない。それよりもむしろ，そこに反映されているのは，内面的な信念と結びついた（moral）不快感を未然に防いだり一掃したりするために，欠くことのできないものなのである。

　こうした人たちは，本当はそうすべきであると感じているにすぎないことを，自分はそうしたいのだと考えていることがよくある。彼らは，本当は無駄遣いする気にはなれないのに，食後にはデザートを食べるべきだと考えている。彼らは，本当は読ん

付　録

でおくべきであると思っているにすぎない場合であっても，自分はその本を読みたいのだと考えている。こうした場合，外的対象についての内的観念というのは，私が示したような，内的思考活動（calculations）から作り出されたものである。それは，本やデザートのリアリティとはまったく別のものであり，それらよりも優位に立つ。そうした観念は，主観的には外的状況に対する反応として生じたもののように思われるのであろうが，実際にはそうではない。自己欺瞞が姿を現わすとすれば，そのために必要なのは，外的リアリティに対するあるリアクションが，それとは別のリアクションと置き換えられることではない。必要なのは，外的リアリティに対するリアクションが，不安を未然に防ぐ習慣的な対処法と置き換えられることである。自己欺瞞が姿を現わしているとき，自分自身を欺いているその人は，目の前にある状況について通常の客観的な仕方では考えることができない。それどころか，自分自身との関係のせいで，そうした状況と関連づけながら，何かを誇示する方向に，何かを証明したり反証したりする方向に，何らかの気持ちを感じようとしたり自分を何らかのイメージにそって形成したりする方向に，駆り立てられているのである。彼が口にすることは，そうした状況について自分が感じていたり，信じていたりすることを表現したものではない。それは，不快感を払拭する習慣的な対処法なのである。そのような発言がたいてい自己再帰的なものであるのは，そのためである（「……と私は感じる（I feel）」「……と私は思う（I think）」「……と私には分かっている（I know）」「私が嫌いなのは（I hate）……」）。

　ルイス・サス（Sass, 1992）は，自分が抱いている妄想に対する統合失調症者の関係というのは，信念（belief）が問題なのではなく，むしろ懐疑（disbelief）の一時的停止に関わる問題があるのだと述べている。彼は正しいことを言っていると思うのだが，懐疑の一時的停止という考えにはより一般的な意味合いがあり，統合失調症を超えて，もっと幅広く適用されるものである。つまり，それはあらゆる自己欺瞞に当てはまるのである。自己欺瞞とは，リアリティに対する通常の客体的関心が一時的に停止してしまうことなのである。（訳注2）

　　（訳注2）精神病理学者のブランケンブルグは，世界の実在性に対する「確信」を排除するフッサールの現象学的エポケーを「エポケーⅠ」，それに対する「懐疑」を排除するシュッツの自然な態度のエポケーを「エポケーⅡ」と命名して，それぞれ区別している。ブランケンブルグが統合失調症性の疎外感との類似性を見て取ったエポケーⅡは，エポケーⅠと同様に自明性に埋没している自然な態度から離脱することを意味しているのだが，両者はあくまで自然な自明性に対する逆方向の営みである。つまり，エポケーⅠは能動的に営まれる態度変更（自然な態度をエポケーすること）であり，エポケーⅡ

は受動的に被る態度変更（自然な態度いとなむエポケー[懐疑の排除]の機能不全）なのである。シャピロがサスを引用して言う「懐疑の一時的停止」に関わる問題というのは，ブランケンブルグのいうエポケーⅡに符合するのであろう。具体的に言えば，自然な自明性が崩壊するとそれまでの自然な態度がままならなくなり，いろいろなことに無頓着ではいられなくなるのである。精神病理学者が統合失調症に限定して考えたこの「懐疑」に関わる問題を，シャピロがそれより軽度のあらゆる精神病理に応用したことには大きな意義があると思う。また，ブランケンブルグの自然な自明性の喪失という概念に対する同様の批判は，安永（1992）を参照されたい。（文献：ウルフガング・ブランケンブルグ著，若松昇・木村敏訳（1980）現象学的エポケーと精神病理学. 『現代思想』9月号, pp.98-117, 青土社；安永浩（1992）ファントム空間論の発展—安永浩著作集第Ⅱ巻. pp.143-184, 金剛出版.）

　このような一時的停止は，緊張感や努力なしでも存続しているような，固定した不変の状態ではないようである。自分は何かを感じているのだ，信じているのだという気がするのかもしれないが，それにもかかわらず，自分がアクチュアルに感じていたり考えていたりすることは，やはり依然として覚知の辺縁に居座り続けるのである。それは，覚知のなかへと自然に侵入してしまうことがある（「分かってます，私は当然のことを決めたんです！……と，思います」）。その意味で言うと，自己欺瞞が完璧にうまくいくことなどあり得ない。自己欺瞞の陳述がたいてい反復されるのも，不自然であったり誇張されていることが目立つのも，そのせいである。それに，自己欺瞞の陳述が行為を予測するための信頼できる判断材料とはならないのも，そのせいである。たとえば，礼儀正しい従順な人たちが，自分はそうしたいのだと口にしたことや，自分はそうしたいのだと考えていることをすべて実行するなど，実際にはまったくあり得ないのはよく知られていることである。

　たとえば，最近になって離婚したある女性が，「本当に行きたかった」と言い張るのだが，旅行の手配がうまくいかなかったかどで，自分のことを強く責めている。彼女は，「ダラダラしている」と自分を責めている。すぐにいくらかリラックスして，彼女はそのプランについてちょっと違ったことを口にする。すなわち，「自分にとっては，それでよかったのかもしれない」と思う，と言うのである。最後には，もっと落ち着きを取り戻して，実はひとりで旅行するなんて嫌だし，行こうと思っていたところには誰ひとり知り合いなどいないのだと述べている。

　もちろん，この人のアクチュアルなフィーリングが姿を現わしたことは，このフィーリングの対象である外的リアリティが姿を現わしたことと，分けて考えることができない。自己と外界とのあいだの分極性は，繰り返し構築される（re-established）のである。

付　録

　その他のよくある自己欺瞞は，引用したばかりの例を少しだけ変形させたものである。先の例は，あることを自分はしたいのだと考えるものの，行動を起こさない人である。それと同じように，実はそうしたいと思っていることを，いつも決まって自分はしたくないのだと考える人がいるのも，ありふれたことである。「自分が望む以上に」飲んでしまった，あるいは食べてしまったとか，「平常心を失ってしまった」とか，「その気はなかったのに」してしまったと口にする人は少なくない。絶交したいと強く主張する一方で，交際を続ける人もよくいる。そこに通底するテーマは「自分ではどうすることもできない」というものであるが，このような自己欺瞞は，自分には意図があってそうしたのだという意識を強めることではなく，むしろ自分の脆さの意識を減じることにつながるのである。このことは，自分を触発する外的刺激や，圧倒的な切迫感や，抑えがたい衝動について，あいまいなイメージしか形成されていないことによって裏づけられることがよくある。
　やはり自己欺瞞が緩和される場合にも（たとえば，精神療法が展開するなかで生じるであろう），二重の効果が生み出される。その人のアクチュアルなフィーリングが回復すると，そうしたフィーリングの対象がより鮮明なイメージとなって姿を現わすのである。自分の交友関係に悪態をついて絶交したいと考えている人であれば，どうして自分が絶交しないままでいるのか，その理由に気づき始めることであろう。自分のアクチュアルなフィーリングが覚知されるようになると同時に，こうしたフィーリングの対象について，より明確なイメージが思い描かれるようにもなる。もともとは主として自分自身への不満が表明されていたのだが，そうした漠然としていて，不安に駆られた，偏向した説明から，リアルな自己とリアルな外的人物の分極性が姿を現わすのである。
　自己を欺く陳述や説明というのは，リアリティに関する判断ではない。つまりそれは，目下ふるまっている自己に影響を及ぼすために遂行される，行為のことなのである。こうしたことが，とりわけ明瞭に見て取れる場合もある。激戦のコンテストに参加している男性が，自分を奮い立たせようとして，「俺は絶対に勝つ！　そうさ！」と断言する。聞き手は，彼が勝利を確信しているというよりも，覚悟を決めようとしているように聞こえると感想を述べる。この男性は驚いて，最初は不愉快になったが，次には気をよくして「一日中，自分に言い聞かせているんです。呪文（mantra）を繰り返すように」と話している。
　願望的思考（mantra）は誤った信念ではない。信念とはまったく異なる何か，それとは異質の思考プロセス（thinking）である。したがって，願望的思考と信念の2つが同じ心のなかに存在し得ることは，驚くべきことではないのである（しかし，そ

れらは並列しているのではなく，両者が同時に覚知へと到達できるわけではない）。

## 強　制

　これまで検討してきた類の自己欺瞞は，個人的な不安によって促迫されるものである。その内容は，個人的な不安の性質によって決まる。外的脅威や強制によって強いられるような類の自己欺瞞もある。すなわち，中国の「思想改造」やソビエト式の公開審理による自白であるとか，治療者側の強いこだわりに触発された疑わしい「外傷性記憶」の「回復」や，犯してもいない犯罪行為を拘束下で「想起すること」であるとか，それから，まったく身に覚えのないことを虐げられている妻が自分の落ち度であると告白すること，などである。強制のあるところ，つまり服従するしかないところでは，相手が望むものを与える意思決定が下されることについては，説明するまでもない。考え方や確信が一変することについても，説明は無用であるのかもしれない。つまり，意識変革が起こるのである。ところが，それは通常いう意味での服従でもなければ，信念が一変することでもない。この場合もやはり，要するにそれはもうひとつの思考形態，別の精神状態にいたるということなのである。

　なかには意識的にそうしていることもあるが，これらの場合はみな，少なくとも当該の問題と関連のある領域の範囲内で，外的リアリティに対する客観的関係，つまり正常な判断態度が一時中断されるか，使用不能状態になっているのだと私は考えている。批判的意識をともなう判断や「合理的思考」を一時的に中断せよと，あからさまに求められることもある。たとえば，大々的に報道された真偽の疑わしい児童性虐待の場合は，思い出せ，自白せよという強い圧力の下で，被疑者のひとりは「何も考えようとしてはならない」と指図されたのである（Wright, 1994）[2]。

　　（２）催眠によってトランス状態に誘導する方法にも，批判意識をともなう判断を避ける
　　　　ように求めることが，一般的に含まれているようである。

　強制に直面すれば，正常な判断態度がいともたやすく制止したり，使用不能状態に陥ったりすることが，おそらく好発することであろう。いずれにせよ，さまざまな形態のある強圧的な「思想統制」や「洗脳」は，直接的で単純な仕方では作用せず，リアリティに対する正常な関心，つまり正常な判断態度を喪失してしまうという，媒介プロセスを経由して作用するようである。現存する観念が直接的に心から抹消されたり，新しい観念がいともたやすく植え込まれたりすることなどあり得ない。こうしたことを，強制によって達成することは不可能である。ところが，能動的な判断力を使

## 付　録

用不能状態にしたり，制止させたりすることは，明らかに可能である。自分の知っていることは，本人であるからには分かっているわけであるし，分からないはずがない。しかし，みずから自問自答することを禁じる方法があるとすれば，そうしたことが分かっているだけではどうにもならないようである。

一般的に言って，強制される人が，自分がしてもいないことをしたのだと信じるようになるはずがない。ところが，懐疑を抱いていられなくなるところまで行ってしまう可能性はある。もっと正確に言うと，信じるべきか，疑うべきか，物事を考える力を持続させることができなくなるのである。威圧されて怯えている妻は，頭に血がのぼっている夫にあえて目を向けようとさえしない。ましてや，夫の言っていることについて，よく考えてみることもできない。もっと肝心なことを言えば，おそらく彼のしていることについても，はっきりとした考えをもつことはできないであろう。彼女の立場からすると，彼のことを考えるだけでも，彼のことを冷静な目で見ることも，それは生意気に逆らう行為なのである。こうした状況では，不安を追い払うためにできることと言えば，受け入れることと，同意することしかない。それで，威圧される人が，威圧する側の活動に加担するようなことも起こってくるわけである。怯えた妻は，最終的には想像上の自分の落ち度を，まったく身に覚えのない落ち度でさえ思い出すのである。

ほぼ同じようにして，先に述べた告発された性犯罪者は，最初の段階では否定していた行為について，自分でしたことであるのを思い出したと最後には認めている。しかしながら，そのとき同席していた刑事によって記載されたものであるが，その自白の言葉には「だったのではなかろうか」や「だったに違いない」があふれていた。自白を結ぶにあたって，告発されたこの男性は，「いやはや，自分ではそうしたつもりはないですが，まるで作り話のようになっています」と述べている。同じ事件で告発されたもうひとりの女性も，最初の段階では思い出すことのできなかった行為の「記憶」を取り戻している。ところが彼女は，この記憶が自分の「正常な記憶」とは「違う」のだと述べている。

この体験は，リフトン（Lifton, 1963）が報告している中国の「思想改造」の体験者のものと，一分一厘も違わないようである。そのなかのひとりがこう述べている。すなわち「誰でも，吹き込まれたことはすべて信じるようになります。でも，それは何か特殊な信念であって……」である。リフトンはこれに関して，「個人としての自立性の放棄（surrender of personal autonomy）」であるとし，その精神状態を「眠っているのでも，目が覚めているのでもなく，その中間の催眠状態」のようなものと説明している。彼は，「改造」体験の影響をいまだに被っている，こうした人たちの奇妙

な話し方にも注目している。彼は，洗脳体験者たちが「ありきたりの表現でしか話さない」，「ありふれた文句をオウムのように繰り返す」などと説明している。明らかにそれは，対話形式の発話，つまり聞き手とのコミュニケーションを目的とした発話ではない。すなわちそれは，心のこもっていない形式的な（ritualistic）発話なのである。

外的リアリティに対する実在的関係を喪失することと同じく，個人としての自立性の感覚や主体感覚が減じることは，あらゆる精神病理に認められる特徴である（Shapiro, 1989）。こうしたことは，自己覚知を減じることによって不安を未然に防ぐ「防衛」プロセス，つまり抑制プロセスが生み出す一般的効果である。精神病理の場合は，内的に発生する不安によって防衛プロセスが誘発される。われわれが精神病理のうちに見て取る，かなり全般化した永続的な類の自己欺瞞は，このようなプロセスが姿を現わしたものである。さらにいえば，基本的に健康な人たちに見て取ることのできる，より一時的な自己欺瞞もそうである。同様の防衛的リアクションは，その発生源が外部にあるような不安によっても活性化するようである。言い換えると，強制や外的脅威は，その人に固有のダイナミクスと係合するのである。言ってみれば，このような極限下で姿を現わすさまざまな自己欺瞞を集めると，状況精神病理学（situational psychopathology）のようなものが作り出されるのかもしれない。こうしたことがすべて確かなことであるとすれば，精神医学でよく知られている精神病理に観察されるものと同様の心的プロセスを，こうしたさまざまな事例にも見て取ることができるはずである。私は，そうすることが可能であると思っている。

たとえば，精神医学的には「ヒステリカル」という昔ながらの用語で記載されるのが通例であるが，そうした一部の神経症者には，個人としての主体感覚が非常に減じているという特徴がある。もっともな理由がいくつかあるのだが，その大半は女性が占めている（Lakoff, 1977）。彼女らは，自分自身に対してほとんど影響力をもっていないので，いともたやすく相手の言いなりになってしまう。いささか子どものように物事を感受したり，ふるまったりすることはよくある。言い回しはあいまいになりがちで，「ような感じの（sort of）」とか「みたいな（ish）」といった接尾語があふれており，その声は不自然なくらいソフトなこともある。特にこうした人たちは，自分の力で判断したり，真剣に，よく考えて意見を言ったりすることから，尻ごみしてしまうようである。彼女らは，とても被暗示的で，影響を受けやすいことで知られている（「……と，みんなが言っています」「……と，彼が言うんです」）。そのときの気分や状況によってかなり左右されるのだが，その考え方や考えていることは，皮相的であるとか，「浅薄（shallow）」であるとか，場当たり的であると記載されることがよくある。簡潔に言うと，彼女らは，自分の信念を心の底から信じているようには思われないので

ある。

　それと同時に，このようなスタイルは，もっとも極端な事例においてさえ，いつも変わらずに認められるものでは決してないことを指摘しておかねばならない。極度にあいまいで影響を受けやすい，見たところ子どもっぽい人でも，切れのよい判断や，めりはりのある，まったくもって明快な意見を述べることのできる能力を見せつけることがあるし，そうしたことを口にするときには，いつも決まって普段よりも張りのある純粋な声で発言する。しかしながら，一般的には，じっくり考えるような判断態度（かならずしも判断それ自体のことではなく，判断することが具体的な姿となって現われる態度のこと）は，明らかに不快感を喚起するのである。

　私が言いたいのは，受動的で無批判な精神状態は，不安を未然に防ぐためのよくある防衛的リアクションである，という単純なことである。それは，ヒステリカルなキャラクターに多かれ少なかれ安定したかたちで認められる精神状態であるし，「回復した記憶」の事例に見出された精神状態であるようにも思われる。いずれのコンテクストにおいても特徴として共通しているのは，権威ある人の意見にしたがい，その考えを受け入れ，最終的にはそれを「信じる」にいたる，準備態勢ができているということである。それに，ヒステリーの事例の場合はあまり極端なものではないのであるが，いずれの状態にも，「自立性の放棄」がともなわれていることをその特徴としてあげることができるであろう。

　そのほかにも，精神病理学の世界ではよく知られている防衛プロセスが，強要された自白のなかに認められる。先に私は，自分はそうせ「ねばならぬ」と考えたり，感じたりしているにすぎないことを行動に移すだけでなく，本当に自分はそうしたいのだと考え，そう感じてさえもいるような，硬直的で強迫的な人たちの行動について触れた。たいてい道徳的な規範や「ねばならぬ」のことであるが，そうした権威的な規範の重みは，もちろん重圧感を与える可能性もある。しかし，このような規範とともに生きている人にとって，唯一安全感を保障してくれるのは従順であることなのであって，そのようにして従順であることが極端なものになってしまう場合もあるわけである。これもまた，「自立性の放棄」であるとみなされるであろう。自立性の放棄ということに関して言えば，四角四面に規則を遵守することを受け入れて自分で判断することを一時停止するかたくななほど職務に忠実な兵士と似ていて，そっくりそのものである。そのようなわけで，こうした人たちは，「論理的」ではあるもののあきれ返るほど非現実的な結論にいたる傾向があるので，精神医学の世界ではよく知られている。彼らの発話は，こじつけの「違いない」や「ひょっとしたら……かもしれない」で一杯なのである（ピザの小さな赤い染みは，ひょっとしたら血「かもしれない」。

これを運んできた人が何かに感染していて、その人の血なの「かもしれない」)。

　繰り返すが、こうした考えが確信や信念の問題でないことは、まったくもってはっきりしたことである。つまりそれは、通常いう意味でのリアリティに関わる判断ではないのである。彼らは、万が一にも義務を怠ってしまうことのないようその可能性を未然に防ぐべく、リアリティのなかから一定の特徴をやっきになって見つけ出し、行き過ぎた解釈をしなければならない。こうした解釈を本人が信じているわけではないが、多大な不安に見舞われることを抜きにしては、放棄することもできなければ、なるほど疑いを抱くことすらできないのである。この解釈は、概して絶対確実にそうだということではなく、ただならぬ可能性として述べられる。このような陳述は、言うことをともなう予防措置のようなもので、目下行為している自己に影響を与えるために行われる、儀式的な（ritualistic）行為なのである。

　私は、いま説明したばかりのプロセスが、ソビエト式の公開審理によって「自白」が生み出されるときにも共通して機能しているのだと思う。たんにそれらが類似のプロセスであるとか、類縁のプロセスであると言いたいのではない。同一のプロセスだと言いたいのである。状況からくる不安や恐怖は、リアリティへの関心を一時停止し、威圧する側の「論理」を受け入れてきちんとそこに参与しさえすれば、それだけで払拭することができる。繰り返すが、結果として生み出される自白は、心のこもっていない形式的なもの（a ritual）なのである。

　アルトゥール・ロンドンは、チェコスロバキアでの政治的犯罪に関して自白を強要されたときの様子（「おまえは党を信じなければならない。党によって導かれねばならない」）を描写しているのだが、その著書『自白』（London, 1971）のなかで、以下のように述べている。すなわち「もはや事実や真実は問題ではなく、たんに調書として文章化することが重要なのであった。それはスコラ哲学や宗教的異端の世界である」である。ロンドンの妻は、夫が罪を犯したことを結局のところ受け入れたのだが、「自分が正しくて党が間違っているだなんて、あり得ないことだったのです」と述べている。言い換えると、彼女は敢然と立ち向かうのではなくて、自分の判断を一時停止したのである。

## 自己欺瞞の限界

　自己欺瞞の能力というのは、結局のところ適応的なものであると主張している著者もいる。すなわち、人間は幻想をもっているべきであると言うのである。私が思うに、そのような人は、プラセボのようにときとして自分の充足感を満たしてくれることが

227

付　録

ある，いわゆる「ポジティブな幻想」について，つまり幻想的な希望について考えている。そうした自己欺瞞がもたらす恩恵はわずかばかりのものであり，その代償と引き合うことは決してないと思う。ともあれ，それは適応していくうえで多大な強みのある能力，つまり自己覚知から派生する避けがたい副産物なのである。

　自己覚知のダイナミクスは，われわれの外界との関係を複雑なものにする。不安というよりも，むしろ不安を未然に防ぐ反射的な制止と言うべきであろうが，興味深いのは，実はそれによって，結果として自己が中心化され，安心感がもたらされるということである。完璧にうまくいくことなど決してないという意味で言えば，自己欺瞞には限界があるというのは確かなことである。自己欺瞞が完全な確信をもたらすことはない。つまり，純粋な信念は現にあり続けて，さしあたり手の届かないところにあるだけである。また，強制がやむと，強要による自己欺瞞は，実際のところ明らかに雲散霧消してしまうものである。しかし，内的不安に駆り立てられた自己欺瞞となると，話は別である。自己欺瞞は一時的なものであるか，生涯にわたって永続する可能性があるが，自分でそのことに気がつける人は誰ひとりいないであろうし，ましてやそれを自分で正すことのできる人がいないのは，なおさらのことである。自分のことをすっかり把握している人など誰もいない。謙虚であろうと意識している人は，そのとき自分が自画自賛していても気がつくことができない。そうしたことに気がつくためには，誰かの援助に頼る必要があるのだ。けれども，手を貸したからといって，その人が感謝してくれるものと期待することすらできないであろう。

## 文　献

Back, K. (1981) An Analysis of Self-Deception, *Philosophy and Phenomenological Research*, 41 (3), 351-370.

Fierman, L. (1965) *Effective Psychotherapy: The Contribution of HellmuthKaiser*, New York: The Free Press.

Fingarette, H. (1969) *Self-Deception*, New York: Humanities Press.

Lakoff, R. (1977) Women's Language, *Language and Style*, 10(4), 222-247.

Lifton, R. J. (1963) *Thought Reform and the Psychology of Totalism: A Study of Brainwashing in China*. (New York: W.W.Norton, 1963)[ロバート・ジェイ・リフトン著；小野泰博訳（1979）『思想改造の心理―中国における洗脳の研究』誠信書房.]

London, A. (1971) *The Confession* (New York: Ballantine Books, 1971)[アルトゥール・ロンドン著；稲田三吉訳（1972）『自白―プラハ裁判煉獄記』上巻，下巻　サイマル出版.]

Sass, L. (1992) *Madness and Modernism*. New York: Basic Books.
Shapiro, D. (1989) *Psychotherapy of Neurotic Character*. New York: Basic Books.
Werner, H. (1948) *Comparative Psychology of Mental Development*. (Chicago: Follett, 1948)[ハインツ・ウェルナー著；鯨岡峻，浜田寿美男訳（1976）『発達心理学入門―精神発達の比較心理学』ミネルヴァ書房.]
Wright, L. (1994) *Remembering Satan* (New York: Knopf, 1994)[ローレンス・ライト著；稲生平太郎，吉永進一訳（1999）『悪魔を思い出す娘たち―よみがえる性的虐待の「記憶」』柏書房.]

# 訳者あとがき

　本書は,『神経症のスタイル』(*Neurotic Styles*) で世界的に著名なデイヴィッド・シャピロ (David Shapiro) 著『自己欺瞞の精神療法:ナラティヴの背面へ』(*Psychotherapy of Neurotic Character*, Basic Books, New York, 1989) の全訳である。1999年に出版された本書のペーパーバック版には新たな序が加えられており,それも合わせて訳出した。さらに,彼の論文「自己欺瞞の心理について」(On the Psychology of Self-Deception. *Social Research*: Fall ; 63( 3 ), 785-800.) を付録とした。訳出にあたって,不明な点については原著者に直接教示を仰いだ。丁寧に解説してくださると同時に,本訳書へ新たに序文を執筆してくださったシャピロに感謝したい。なお,引用文献で邦訳があるものでも,独自に訳出している。

　表題は,厳密には『神経症的キャラクターの精神療法』とすべきであったのかもしれない。しかし,有用な「神経症」という言葉がDSMの影響によって現場から消えつつあるので,原著者に許しを得て,本書の中心的内容である「自己欺瞞」を表題に使うことにした。その後執筆された自己欺瞞に関する論文を付録として収載したこともあり,本書の性格がよりいっそう明確になったと確信している。

　それにもかかわらず,本文中はともかくとして,「もくじ」を見ると,自己欺瞞という言葉が一度も顔を出さないことに驚かれる人もいるかもしれない。しかしながら,シャピロにとって神経症とはすなわち自己欺瞞のことを意味しており,自己欺瞞という主題が全体を貫く通奏低音になっているのが本書なのである。

　本書は難解な専門用語がほとんど使われておらず,全体が平易な言葉で書かれているので,初心者にも読みやすい一書である。ゼミナールのテキストとして,臨床心理学専攻の大学院生と輪読したこともある。流派を超えた,精神療法の普遍的な知恵を学ぶことができるはずである。もちろん第1章から読むのでもよいし,まず付録から読んで,自己欺瞞のアウトラインをつかむのもよいであろう。

　シャピロの略歴である。彼は1926年ニューヨーク市で生まれた。1945年にU.C.L.A.(哲学専攻)を卒業後,新マルクス主義の社会理論を展開したフランクフルト学派のマックス・ホルクハイマーとテオドール・アドルノがディレクターを務めるロス・アンジェルスのInstitute for Social Researchに,短期間,編集アシスタン

*231*

## 訳者あとがき

トとして従事する。まもなく，米国陸軍に所属することになるが（1945-1946年），退役後は臨床心理学を志すようになった。University of Southern California の大学院で臨床心理学を学び，1950年に Ph.D. を取得している。その後，1950年から1952年まで Los Angeles Psychiatric Service のスタッフ・サイコロジスト，1952年から1953年まで Austen Riggs Center のスタッフ・サイコロジスト，1953年から1960年まで同主任サイコロジストを務め，1960年からロス・アンジェルスで個人開業している。U.C.L.A. の社会福祉学部で教鞭をとりながら30年間開業していた彼は，1989年に故郷のニューヨークに移り，New School University の大学院で教員としていまも活躍している。

シャピロの主著と目されるのは，1965年に出版された力動的人格論の名著『神経症のスタイル』である。この著書は，精神分析はもちろんのこと，認知療法をはじめとするその他の領域の研究者たちにも引用されることが少なくない。文字通り，現代の古典であると言える（ドイツ語，フランス語，イタリア語，スペイン語でも読むことができる。オーディオ・カセット版もある）。本書『自己欺瞞の精神療法』は，その『神経症のスタイル』と整合する精神療法論として，はじめて公にされたものである。『神経症のスタイル』から数えると，四半世紀の時を経て，文字通り満を持して書き下ろされたものである。出版された1989年は，シャピロが60歳台の前半であったから，人生行路の途上にて，おそらく知が結晶となる頃であったのかもしれない。もちろん本書も，力動的な精神分析関連の著書をはじめとして，実にさまざまな領域の著書において引用されている。米国では，影響力のある一冊である（イタリア語の部分訳もある）。その他の著書や論文については，デイヴィッド・シャピロ『ロールシャッハ色彩論』(2005，大学教育出版刊) に付した，「著作リスト」を参照されたい。

シャピロは基本的に力動的な立場の研究者であり，臨床家である。ヴィルヘルム・ライヒ (Reich, 1949) の最良の部分が，防衛分析で著名なシャピロの師ヘルムート・カイザー (Kaiser, 1934 ; Fierman, 1965) を通じて継承されているのである。しかしながら，自前の思索でものを考える人，特定の流派に属さないで独力で自分の道を切り開いてきた人でもあり，精神分析学の本流には位置づけられないのかもしれない。たとえば，ハインツ・ウェルナーやジャン・ピアジェなどの発生的心理学（発達心理学）と心理言語学，ジョン・オースティンやジョン・サールの言語哲学などが臨床的なかたちで取り入れられていて，精神分析学の枠組みを超えているからである。本書はそのような意味で，シャピロ独自の精神療法論になっている。

私見ではあるが，ライヒの性格分析の系譜にあってシャピロのスタイルに類似しているのは，「情け容赦のないヒーラー」を自認する，短期集中力動精神療法のアビーブ・

# 訳者あとがき

デイヴァンルー（Davanloo, 1978, 1980, 1990, 2000）であろうか。両者に共通するのは，「外柔内剛（iron hand in a velvet glove）」と形容し得る腰のある姿勢であると思う。けれども，デイヴァンルーはシャピロのコミュニカティヴな治療的態度を超えていて，さらに直面化が強いようである。厳密に言えば，デイヴァンルーに教えを受けたパトリシア・コフリン・デラ・セルバ（Selva, 1996; Selva & Malan, 2006）が，あるいはヨセフ・ローレンス（Lawrence, 1995）が，よりシャピロに近いのかもしれない。というのは，デイヴァンルーよりも，全体として暖かみや共感が強調されているように思われるからである。

ここでシャピロの師であるヘルムート・カイザーについて，少しだけ触れておく。カイザーはもともとライヒなどに師事しながら精神分析家としてスタートしたが，晩年には独自の立場を切り開いた臨床家である。ロロ・メイとアーヴィン・ヤーロム（May and Yalom, 2005）は，カイザーを実存的精神療法の立場にあった臨床家であると述べている。その非指示的アプローチや，純粋なコミュニケーションの強調などは，来談者中心療法のカール・ロジャーズの姿勢ときわめて類似しているように思われる。ヤーロム（Yalom, 2002）やブゲンタール（Bugental, 1992）といったマスター・セラピストにも引用されており，日本では無名であるが偉大な臨床家であったことに疑いはない。

では，自己欺瞞について解説しよう。本書では自己疎外という言葉が多用されているが，もちろんこれは自己欺瞞と不可分の鍵概念である。自己欺瞞という概念は，従来的なフロイト派においては，無意識的防衛，検閲，抵抗などの説明に付随して言及されていただけであり，自己欺瞞それ自体が研究の対象とはなっていなかった。というのは，現代的に全体としての人間（person）を扱うモデルではなく，人間を自我，超自我，エスといった心的装置に分解して理解する，機械論的なメタサイコロジーのモデルに依拠していたからである。無意識のモデルではなく，現代的な意識のモデルによって神経症者を理解しようとすれば，われわれは彼らのふるまいを，つまり全体としての人間が営む行為を理解する必要がある。そこで，要素的な無意識的防衛機制ではなく，全体的な自己を欺く（言語）行為そのものが研究の対象となるのである。

さらに自己欺瞞について説明を続ける。ナラティヴという言葉がはやりだしている。患者は自分の物語をつむぎ，治療者はそれに耳を傾ける。語りに耳を傾けることは，われわれの基本である。だが，そこには落とし穴がある。ナラティヴの内容を聞き取ることばかりに傾倒すると，話し手そのものが見えなくなってしまうのである。本書の副題としたが，「ナラティヴの背面」には，そのようなかたちで盲点となりやすい自己欺瞞がある。われわれの日常臨床においては，従来的な意味で傾聴してはならな

## 訳者あとがき

い一群の人たちが少なからず存在しているし，あるいはそうしてはならないときがどんな患者でもあるのである。

　治療者として，このような患者と出会ったことはないであろうか。みずから来談したにもかかわらず，いざ耳を傾けると自分が何を悩んでいるのか分からない，でも苦しいことだけは確かなようである，そのような患者である。何かについて尋ねると，はっきり覚えていないというのだが，いわゆる解離性健忘のような類のものには思われない，そのような患者である。切迫して訴えるにもかかわらず，その話し方にはどこか不自然なところがある，そのような患者である。あるいは，本人はみずから摂食障害であると宣言するのであるが，こちらから見ると摂食障害の症状があたかも借り物として利用されているだけであるような，そんな患者である。

　このような患者について，シャピロは「自己欺瞞」をキーワードにして読み解いていく（私の視点から言えば，「内言（inner speech）」と「自己指向的外言（outer self-directed speech）」からなる自己欺瞞の断片的な「セルフトーク（self-talk）」に注目する）。自己欺瞞とは，自分のアクチュアルなフィーリングの覚知を歪曲することである。アクチュアルなフィーリングを覚知すれば不安に見舞われるので，神経症的なキャラクターはそれに気がつかないようにふるまうことになる。よって，患者の不安は弱まるのである。このような人たちに対して，「どんな感じがしますか」と尋ねることにはあまり意味がない。というのは，ナラティヴそれ自体が自己欺瞞のダイナミクスから発するものだからである。同じ理由で，症状や症候性のリアクションについて，もっぱら幼児期の体験と結びつけるようにして発生論的解釈（ナラティヴの内容解釈）を行うことも，批判されることになる。さらに，本書第8章で少しだけ言及されている社会的構築（構成）主義あるいはリフレーム主義に対する批判（スペンスに対するものである）も，一考に値するであろう。ナラティヴの背面でうごめく自己欺瞞，その精神療法が本書の中心的な論点なのである。

　この自己欺瞞は，意図的に行われるものではない。かといって完全に無意識的なものでもない。前意識ということではないが，シャピロが注目しているのは，半ば意識的であり，なおかつ無意識的でもあるような，両義的な意識の層である（ただしパラドキシカルなものではない）。神経症的パーソナリティの自己欺瞞のダイナミクスが現われるのは，不自然な話し方やふるまい方のうちであるが，本人は自分がそうしていることに気がついてはいない。やはりここでも行為の責任主体が不明確になったままであり，患者の主観的体験は未分化にとどまっている。

　精神療法によって神経症が治癒するためには，一定の態度を身につけた治療者のパースペクティブと働きかけが必要である。治療者は，患者のナラティヴの内容だけ

## 訳者あとがき

でなく，その話し方やふるまいにも注意を払って，患者を自分自身へと，つまりその主観的体験のダイナミクスへと導き入れなければならない。そうすることによって，患者の主観的体験は分節化し，自己疎外感は減り，ひいては自己欺瞞が解消するのである。

　自己欺瞞のナラティヴを積極的に傾聴しても，精神療法はいたずらに長期化するだけである。改善されるべき患者の自己欺瞞と治療者が共謀してしまい，それが強化されてしまうからである。ずっと会い続けているが何の進展も認められない患者がいれば，シャピロの自己欺瞞の視点から治療関係をぜひ見つめなおしてほしい。おそらく，そこかしこに自己欺瞞のふるまいが発見されて，驚くのではあるまいか。自己欺瞞とは，程度の差こそあれ，人間に認められる普遍的な行為なのである。そのためには，各自がまずこの視点を身につけることが急務であろう。

　神経症の効果的な精神療法を目指そうとすれば，われわれは，ナラティヴを介して患者が問題として提示するものだけでなく，患者本人も治療マテリアルであるということを忘れてはならない。シャピロが伝えたかったもっとも大切なこと，それはカイザーを通じてライヒから受け継がれた，「言葉だけでなく話し手にも注意を払うこと」という，シンプルなモットーに凝縮されている。

　精神科の臨床で汗を流していた頃の私を導き，大学の教員をしているいまもなお，行く手に明かりをともしてくれるのが本書である。シャピロの臨床的な英知によって，心理臨床家を志す学生から精神療法を究めようとしているベテランまで，大いにインスピレーションが与えられることであろう。

　また，神経症者のナラティヴに興味をもつ臨床家のみならず，オースティンやサールに代表される言語哲学に興味をもつ読者や，デイヴィドソンなどの行為と言語の哲学に興味をもつ方々にも本書を勧めたい。自己欺瞞は哲学の重要な研究分野であるから，それについて臨床心理学ないし精神病理学の立場から論じた本書は，大いに参考になるはずである。

　最後に，本書の初版は，北星学園大学後援会の「学術出版補助」を受けて発刊された。心からの謝意を表します。また，本書の編集に尽力し，的確な助言をくださった，北大路書房編集部木村健氏にお礼申し上げます。

　　　2008年5月17日　　　生を授かったよき日に，病とともに生きる札幌にて
　　　　　　　　　　　　　　　　　　　　　　　　　　　　　訳者記す

訳者あとがき

## 文　献

Bugental, J. F. T. (1992) *The Art of the Psychotherapist*. Norton.
Davanloo, H. (1978) *Basic Principles and Techniques in Short-Term Dynamic Psychotherapy*. Spectrum.
Davanloo, H. (1980) *Short-Term Dynamic Psychotherapy*. Aronson.
Davanloo, H. (1990) *Unlocking the Unconscious*. Wiley.
Davanloo, H. (2000) *Intensive Short-Term Dynamic Psychotherapy*. Wiley.
Della Selva, P. C. (1996) *Intensive Short-Term Dynamic Psychotherapy*. Karnac.
Della Selva, P. C. and Malan, D. (2006) *Lives Transformed: A Revolutionary Method of Dynamic Psychotherapy*. Karnac.
Fierman, L. B. eds. (1965) *Effective Psychotherapy: The Contribution of Hellmuth Kaiser*. Free Press.
Kaiser, H. (1934) Probleme der Technik. *Internationale Zeitschrift Für Psychoanalyse*, 20, 490-522. English translation by Nunberg, M. in (M. S. Bergmann and F. R. Hartman eds.) *The Evolution of Psychoanalytic Technique*. pp.383-413, 1976, Basic Books.
Lawrence, J. (1995) *Balancing Empathy and Interpretation: Character Analysis*. Aronson.
May, R., and Yalom, I. (2005) Existential Psychotherapy. In Corsini, R. J., and Wedding, D. (eds.): *Current Psychotherapies*. Thomson Brooks/Cole Publishing Co., pp. 269-298.
Reich, W. (1949) *Character Analysis*. Orgone Institute.
Yalom, I. D. (2002) *The Gift of Therapy: An Open Letter to a New Generation of Therapists and Their Patients*. Harpercollins.（岩田真理訳（2007）ヤーロムの心理療法講座―カウンセリングの心を学ぶ85講．白揚社．）

■著者紹介■

デイヴィッド・シャピロ（David Shapiro）
　1926年ニューヨーク市に生まれる
　南カリフォルニア大学にて Ph.D. を取得し，オースティン・リッグス・センター主任サイコロジスト，個人開業などを経て，現在はニュー・スクール大学大学院心理学名誉教授。
　クリニカル・サイコロジスト（ニューヨーク州，マサチューセッツ州，カリフォルニア州）
　専攻：精神病理学，臨床心理学
　著書：Neurotic Styles（Basic Books, 1965），Autonomy and Rigid Character（Basic Books, 1981），本書 Psychotherapy of Neurotic Character（Basic Books, 1989），Dynamics of Character（Basic books, 2000）

■訳者紹介■

田澤安弘（たざわ・やすひろ）
　1964年北海道に生まれる
　北海道大学大学院教育学研究科教育学専攻修士課程を修了。メイプル病院など精神科病院勤務，北海道教育大学旭川校助教授を経て，現在は北星学園大学社会福祉学部福祉心理学科准教授，同大学心理臨床センター長および学生相談センター長。臨床心理士
　専攻：臨床心理学
　著書：『人間科学における個別性と一般性』（共著，ナカニシヤ出版，2007）
　主要論文：「心的距離の観点から見た精神分裂病―ロールシャッハ・テストを媒体として」
　　　　　　　（単著，臨床精神病理，16巻3号，1995）
　　　　　　「複合型 PTSD の箱庭療法」（単著，アディクションと家族，17巻3号, 2000）
　　　　　　「痛みと心理療法―ウィトゲンシュタインの言語ゲームとの関連において」（単著，心理臨床学研究，19巻4号，2001）
　翻訳：エディス・ジェイコブソン著「女性政治囚に及ぼす投獄の心的影響についての観察」
　　　　　（単訳，アディクションと家族，15巻4号，1998）
　　　　デイヴィッド・シャピロ著「ウィルヘルム・ライヒ性格分析の理論的考察」
　　　　　（単訳，アディクションと家族，21巻3号，2004）
　　　　デイヴィッド・シャピロ著『ロールシャッハ色彩論』（単訳，大学教育出版，2005）
　　　　スティーヴン・E・フィン著『MMPIで学ぶ・心理査定フィードバック面接マニュアル』（共訳，金剛出版，2007）

## 自己欺瞞の精神療法
―ナラティヴの背面へ―

| 2008年9月1日 | 初版第1刷印刷 | 定価はカバーに表示 |
| 2008年9月20日 | 初版第1刷発行 | してあります。 |

著 者　D. シャピロ
訳 者　田澤　安弘

発行所　(株)北大路書房
〒603-8303　京都市北区紫野十二坊町12-8
電　話　(075) 431-0361(代)
FAX　(075) 431-9393
振　替　01050-4-2083

ⓒ2008　印刷・製本／亜細亜印刷㈱
検印省略　落丁・乱丁本はお取り替えいたします。
ISBN978-4-7628-2616-0 Printed in Japan